LA PHTHISIE

et les autres Maladies de la Poitrine

TRAITÉES

PAR

LES FUMIGATIONS DE GOUDRON

ET LE

MEDICINAL NAPHTHA.

PARIS. — IMPRIMERIE D'ALEXANDRE BAILLY,
RUE DU FAUBOURG-MONTMARTRE, 10.

LA PHTHISIE

ET

les autres Maladies de la Poitrine

TRAITÉES

PAR LES

FUMIGATIONS DE GOUDRON

ET LE

MEDICINAL NAPHTHA;

Par le Dr SALES-GIRONS.

> Si jamais on trouve un remède spécifique contre la phthisie, c'est par les voies respiratoires qu'il doit pénétrer l'organisme du poitrinaire.
>
> MASCAGNI.

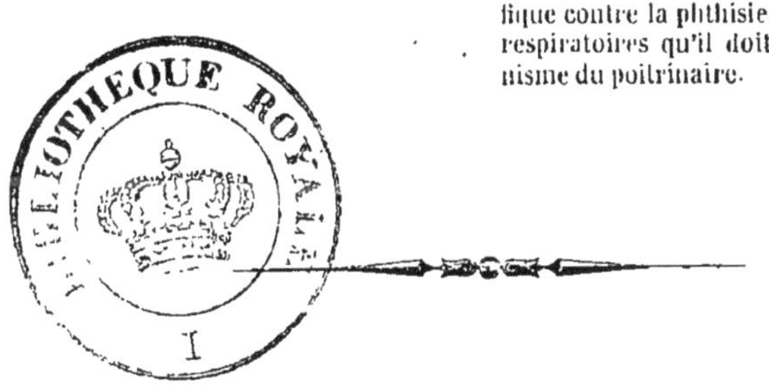

PARIS.

LABÉ, LIBRAIRE DE LA FACULTÉ DE MÉDECINE,

4, PLACE DE L'ÉCOLE-DE-MÉDECINE.

1846

MONSIEUR LE MINISTRE,

Permettez-moi de présenter ce livre à Votre Excellence: c'est le fruit d'un voyage médical en Angleterre et en Allemagne, ayant pour objet scientifique la recherche et l'étude des nouveaux modes de traitement appliqués à la cure de la phthisie et des autres maladies chroniques de la poitrine.

Monsieur le Ministre, votre prédécesseur, par une lettre datée du 28 janvier 1845, autorisait l'auteur « *à correspondre avec le Ministère de* « *l'Instruction publique et à lui communiquer* « *le résultat de ses découvertes à l'étranger.* »

Je serai trop heureux, Monsieur le Ministre, si Votre Excellence daigne trouver que mon travail justifie la protection et répond à l'honneur que j'ai reçus du ministère.

Je suis avec le plus profond respect,

Monsieur le Ministre,

De Votre Excellence

Le très-humble et très-obéissant serviteur,

Dr SALES-GIRONS,

26, cité de Trévise, à Paris.

A Monsieur le Ministre de l'Instruction publique.

AVIS AUX MÉDECINS.

Nous prions instamment ceux de nos confrères de Paris et de la province qui voudront mettre en pratique notre traitement des maladies de poitrine, de rédiger en rapport les résultats qu'ils en obtiendront, et de nous envoyer (*franco*) leur manuscrit, s'ils tiennent à le voir imprimé et publié. C'est par ce concours bienveillant que nous espérons arriver à un ensemble de faits assez imposant pour détruire les préventions et vaincre les difficultés que les partisans de l'incurabilité ne manqueront pas de soulever. Mais nous devons avertir les praticiens que nous ne prendrons en considération que les expériences qu'ils nous assureront avoir été faites avec les médicaments qui portent notre approbation : il importe trop à l'humanité et à la science que le *medicinal naphtha*, surtout, soit authentique, et nous ne reconnaissons ce titre qu'à celui que nous avons déposé à la pharmacie de M. Moussu, place Vendôme, n° 2. Nous en disons autant pour le sirop antiphthisique au *medicinal naphtha*, le Goudron et ses diverses préparations pectorales.

INTRODUCTION.

(Première Partie.)

Ce volume est le résultat d'un voyage médical exécuté sous la protection de M. le ministre de l'instruction publique, et exclusivement dirigé vers la recherche et l'étude des nouveaux modes de traitement employés contre la phthisie chez les deux nations les plus sujettes à cette cruelle maladie. La rédaction littéraire du livre, sa composition scientifique, son procédé didactique, enfin, marquent assez qu'il a une double destination : j'ai travaillé à la fois pour les médecins et les malades de mon pays.

Que ceux qui seront préssés de voir ce qui les concerne, et de savoir si nous disons quelque chose qui intéresse leur étude ou leur maladie, consultent d'abord la table des matières; elle les guidera à cet égard. Ce volume fût-il encore plus petit, nous regretterions le temps qu'il aurait fait perdre à celui qui n'y doit rien trouver pour son propre compte. Quoique tout se tienne et s'enchaîne pour nous, dans cet ensemble, nous avons fait en sorte que chaque chapitre, et lorsqu'il a été possible, que chaque paragraphe pût être séparé et avoir son objet particulier. Nous croyons cependant que notre livre traitant du Goudron sous toutes les formes thérapeutiques, il est peu de malades qui n'y trouvent un remède à prendre, et peu de praticiens qui n'y trouvent un remède à donner.

Notre entreprise médicale n'est pas une tentative à la nouveauté thérapeutique, ni un appel à la curiosité des malades. Les éléments de notre œuvre sont déjà vieux, et les preuves déjà faites. Que les grands médecins qui s'en souviennent la condamnent sous prétexte d'empirisme; que ceux qui n'en ont jamais ouï parler la révoquent sous prétexte d innovation, nous laisserons la contradiction se détruire elle-même, persuadé que les vertus médicinales du Goudron forment un ensemble assez imposant pour défier l'ignorance des uns et l'indifférence des autres.

Nous n'avons rien découvert, nous n'avons rien inventé : on ne demande pas le pays d'où sont originaires les arbres de la famille des conifères : il y en a partout. Les produits naturels ou factices du pin, du sapin, du cèdre, etc., sont universellement connus et utilisés; leurs propriétés curatives, celles du

Goudron surtout, sont consignées dans les livres de la science, et conservées dans les traditions pratiques des peuples. Ici, un auteur le recommande sous telle forme dans tel cas, pour tel organe; là un usage vulgaire le recommande sous telle autre forme, contre telle autre affection morbide; nous n'avons fait que recueillir toutes ces recommandations éparses, toutes ses propriétés diverses; nous les avons liées en faisceau, espérant ainsi déconcerter la malveillance qui les eût attaquées isolées, et forcer le prejugé savant qui rirait des unes à respecter les autres.

Notre entreprise n'est pas non plus une idée de la veille, à laquelle nous n'espérions pas de lendemain, comptant, comme tant d'autres, que pourvu qu'elle ait la vogue éphémère du présent, cela doit suffire pour réaliser une fortune individuelle. Disons en peu de mots comment cette idée nous est née, comment elle s'est développée, comment elle est devenue un but, comment enfin nous avons aujourd'hui le droit de la compter d'avance au rang de ces études que la science adopte et que la pratique doit justifier.

En cherchant il y a près de dix ans les éléments nouveaux d'une histoire abrégée de la philosophie sur les philosophes eux-mêmes, je dus m'arrêter un instant sur Berkeley. Je trouvai, avec tant d'autres, que le savant métaphysicien s'était posé comme le plus vaillant adversaire de Locke et des opinions sensualistes ; mais plus curieux qu'un historien exclusif, je voulus lire après *l'Aciphron* et *les Dialogues d'Hylas et de Philonoüs*, où l'auteur nie la matière, le livre qui a pour titre : *Recherches sur les vertus de l'eau de Goudron*. Les historiens, me dis-je, n'ont pas encore signalé cette contradiction, j'y en découvrirai peut-être encore d'autres. En effet, pour un philosophe qui ne reconnaît d'existence qu'aux idées pures, que doit être le *Goudron ?* Je ne voulus pas conclure avant d'avoir lu. Aujourd'hui que cette lecture se représente à moi comme un souvenir dégagé de ses mille détails d'érudition nécessaires à la confection d'un ouvrage, j'ose avancer que c'est dans ce livre que le pieux évêque de Cloyne se montre dans l'admirable ensemble de toutes ses facultés. Dans ses autres écrits, il n'est que philosophe transcendantal, dans celui-ci, il est à la fois naturaliste, médecin et théologien ; il semble que la pensée d'être matériellement utile à l'humanité élève son âme jusqu'à la science de la divinité. L'étude toute terrestre du sapin et de ses productions, qui ouvre le livre, le conduit à une démonstration brillante de la Ste. Trinité, qui le clôt. Il semble que la longévité de cet arbre lui donnne l'idée de l'éternité divine et de l'immortalité humaine ; que son feuillage, partout et toujours vert, lui donne l'idée de l'immutabilité divine et de la santé humaine ; que la lumière et le feu que cet arbre recèle à un si éminent degré lui inspire l'idée de la volonté divine et de l'activité humaine ; et tous les termes de cette étude, où la réalité semble matérialiser un emblème, ou l'emblème voiler une réalité, se tiennent et s'enchaînent avec tant de logique, que Berkeley a pu sous-intituler son livre *syris* du mot grec Σειρις, série ou enchaînement d'idées ; enfin, selon nous, quand on le voudra, le livre de Berkeley pourra servir d'explication complète au mythe ingénieux et profond qui consacre le pin à Jupiter, le père de la vie, et justifier le nom vulgaire de *main de Dieu* que les enfants donnent à l'embryon du *pinus pinea*.

Ayant résumé toutes les vertus salutaires de la végétation dans le sapin, Berkeley est induit à chercher qu'elle est la partie qui résume toutes les vertus du sapin lui-même. On devine sans peine que c'est le *Goudron*, qui en est la secrétion la plus parfaite. Ainsi, le Goudron, que l'antiquité égyptienne employait pour conserver les morts, va servir rationnellement, après un empirisme universel, à conserver les vivants.

Jamais, depuis Paracelse, une substance n'avait été étudiée à ce point de vue scientifique et religieux; jamais une plante n'avait été ainsi constituée dans ses rapports avec l'homme corporel et la divinité toute spirituelle. Je vis un instant le Goudron s'élever aux vertus d'une panacée; c'était du temps où je regrettais de n'être pas né contemporain d'Albert le Grand ou de Raymond-Lulle pour croire à un *alkaest.* Je ne pouvais pas me persuader alors que la maladie fût entrée dans le monde par le fruit d'un arbre, et ne pût en sortir par le fruit d'un autre arbre. Je suis moins enthousiaste aujourd'hui, et pourtant, je me demande encore parfois, comment les médecins qui ont imaginé et pratiqué jusqu'à la transfusion, n'ont pas songé à faire un extrait de cèdre, voilà un élixir de longue vie; mais l'extrait de cèdre c'est le Goudron.

Après quelques moments de cette fièvre de devouement pratique comme en a le jeune-homme le plus égoïste, je repris mon excursion dans les champs des systèmes philosophiques : c'était mon goût. Mais le germe était semé; au milieu de mes plus chères occupations je me promettais de poursuivre un jour l'idée thérapeutique du Goudron. J'avais mon titre de medecin, cela pouvait devenir ma spécialité pratique.

Depuis cette époque de ma vie, quelque abstraction médicale qui m'ait occupé, je puis dire qu'il ne s'est pas passé un seul jour que je n'aie rêvé, comme à un but de mon activité sociale, au bien que réalisa Berkeley, et au Goudron qui lui servit de moyen pour le réaliser. Il est dommage que cette substance, qui n'a contre elle que son nom, n'ait pas pris, en passant dans les derniers temps par l'alambic des savants, un nom plus scientifique, un mot tiré du grec ou d'Aristote. Je pourrais dire alors en termes moins vulgaires que j'adoptai, de ce jour, le Goudron pour ma spécialité médicale, et n'attendis qu'une heureuse circonstance pour la mettre en œuvre.

En attendant, j'aimais à rencontrer quelque vieille femme qui dût à l'eau de Goudron ses cheveux blancs, quelque anglais ridicule qui lui dût son épanouissement, quelque vieux dispensaire qui en eût conservé la formule, quelque nouvelle pharmacopée qui l'eût gâtée sous prétexte de la rajeunir ou de la perfectionner; ces illusions passagères servaient d'aliment à mes espérances et me donnaient la patience d'attendre.

Trois ou quatre ans après, en arrivant à Paris, j'apprenais que l'hôpital Saint-Louis avait transformé le Goudron en onguent et l'appliquait, avec un succès inespéré par la méthode endermique pure, contre les affections les plus rebelles du tissu cutané; contre le psoriasis lui-même, qui n'avait encore cédé à aucun autre traitement ; inutile de dire qu'il vient à bout de toute espèce de dartres : qui peut le plus, peut le moins. Ce fut l'occasion de la réflexion suivante.

Employé en dissolution ou sous la forme liquide dans l'eau de Berkley pour les affections abdominales, appliqué sous la forme presque solide de l'onguent ou de l'emplâtre contre les affections de la peau, à l'hôpital Saint-Louis, l'analogie était facile et pressante : ne pourrait-on pas utiliser le Goudron sous la forme gazeuse contre les maladies de poitrine ? J'eus un mouvement de transport, je me crus un instant inventeur ; mais j'avais déjà subi tant de déceptions en ce genre, que j'aimai mieux attribuer mon invention à quelque prédécesseur plus illustre que moi ; je fis sagement.

En effet, obéissant à mon opinion première que les vapeurs de Goudron avaient été inventées et appliquées, je recourus à l'ouvrage de M. Louis, le plus parfait et le plus complet des ouvrages sur la phthisie, espérant au moins les y trouver nommées si elles existaient. J'accuse aujourd'hui ce savant professeur de n'avoir failli à la perfection de son livre que par l'oubli calculé (je n'ose pas dire l'ignorance) des fumigations de Goudron, le plus célèbre des spécifiques anti-phthisiques, et du nom de M. Crichton, le plus illustre représentant de la médecine dans le nord de l'Europe. Aucun autre auteur que je sache, imprimé depuis vingt-cinq ans, ne s'est rendu coupable d'une telle injustice; si ma conviction eût été moins profonde, je m'en serais rapporté à l'autorité de M. Louis, et je me serais posé l'inventeur de ces fumigations, plus de vingt ans après leur découverte et leur application à la cour de l'empereur de Russie.

Ainsi lorsque j'avais épuisé les principales formes de la substance médicamenteuse, lors, dis-je, que j'avais suivi le Goudron dans ses trois états, solide, liquide, gazeux, j'avais embrassé dans ma thérapeutique les trois principaux centres de la vie purement organique de l'homme : l'enveloppe cutanée, l'abdomen et la poitrine; les trois grands foyers de la maladie et de la santé humaine.

Je pouvais connaître sur place la préparation, le mode d'administration et les effets curatifs de l'eau de Goudron ; je pouvais suivre au jour le jour le traitement endermique par l'onguent de Goudron à l'hôpital Saint-Louis; mais je cherchai vainement longtemps un savant médecin qui pût me fournir des notions précises concernant l'indication, l'usage et les bienfaits des vapeurs de Goudron sur les voies respiratoires. Les livres qui en parlaient en français, signalaient la chose et m'envoyaient à Saint-Pétersbourg ou à Berlin pour de plus amples renseignements.

Je partis pour Berlin muni d'une lettre de recommandation du ministre de l'instruction publique qui m'autorisait à correspondre avec le ministère pour tout ce qui se rattacherait à l'histoire médicale des spécifiques de la phthisie. Il eût paru trop exorbitant d'avouer qu'on se déplaçait en plein hiver, pour aller étudier les vapeurs du Goudron à l'hôpital royal de la Charité de Berlin; mais, en vérité, je ne pensais guère aux autres spécifiques en partant.

En attendant une meilleure occasion pour leur témoigner notre reconnaissance, nommons ici les hommes sans l'érudition et les services desquels notre zèle et nos frais eussent été perdus.

Le professeur Homberg nous décrivit de souvenir le plan et la distribution du local qui fut affecté pour cette expérience, que les annales de la science conserveront à la gloire des professeurs Hufeland et Neuman; cinquante-quatre phthisiques répartis dans plusieurs chambres construites et appropriées à cet effet, furent soumis aux fumigations de Goudron, et c'est après cette épreuve, qui dura cent dix jours, que Hufeland écrivait: « Un cinquième des phthisiques a manifesté « une amélioration notable, un dixième a été

« guéri ; voilà une proportion plus que satis-
« faisante pour le praticien si mal habitüé
« aux réussites de ce genre, elle surpasse
« tout ce qu'on a réalisé de mieux jusqu'à ce
« jour. » En résumé, conclut ce grand homme:
« Notre expérience aura démontré que les
« vapeurs de Goudron peuvent être placées
« au rang des remèdes les plus efficaces qui
« nous soient connus. Offrons au digne M.
« Crichton nos plus sincères hommages ; no-
« tre conviction intime est que sa découverte
« mérite de devenir vulgaire. L'usage de ces
« fumigations sera continué dans l'hôpital de
« la Charité où nous laissons des chambres
« appropriées à cet effet, que nous avons
« établies nous-mêmes. » *(Trad. du journ.)*

C'était en 1818. Trois jours après la mort de l'illustre professeur peut-être, il ne restait plus rien de ce qu'il avait édifié avec tant de sollicitude : il n'y a pas de pire ingratitude que celle des enfants de la famille des Asclépiades modernes; le père vit toujours trop pour le respect qu'on porte à ses volontés ; mais poursuivons.

Le savant publiciste, Spicker, conservateur de la bibliothèque du roi, considérant dans le voyageur autant le recommandé du ministre que le neveu de Ch. Nodier son ami, nous ouvrit à discrétion toutes les richesses médicales de ce palais, modèle d'ordre et d'intelligence.

Le docteur Münter, bibliothécaire, dont l'érudition et la patience me guidèrent avec tant de précision dans le choix des ouvrages où je devais trouver, sinon tout ce que je désirais, au moins tout ce qu'il y a d'écrit ou de traduit en langue allemande sur la matière qui faisait le sujet de nos recherches.

J'indiquerai, si je ne puis les reproduire dans le corps de cet ouvrage, les fruits de cette moisson abondante à laquelle il n'eût rien manqué, si j'avais trouvé le livre même du docteur Crichton. J'en trouvais des citations, des extraits, des analyses, des exégèses critiques, des répétitions pratiques; je ne pus jamais arriver à la découverte de l'original qui avait fourni les uns et inspiré les autres (1). Je puis affirmer, après tant de soins, que la bibliothèque ne le possède pas. Plus tard, j'ai dû considérer cette lacune, dans une collection aussi complète, comme un fait providentiel; car, si j'avais trouvé le livre, je ne me serais jamais enquis de l'auteur, que j'avais le droit de croire mort sur la date biographique de sa naissance.

Un jour que j'exprimais le regret de mes vaines recherches au docteur Spicker:

— Que cherchez-vous tant l'ouvrage, lorsque je puis vous présenter à M. Crichton lui-

---

(1) An account of some experiments made with the vapour of Boiling tar in the cure of pulmonary consumption. 1817.

même; le médecin de l'empereur de Russie, est en ce moment de passage à Berlin, me dit-il.

Je crus que je touchais au terme de ma mission; je courus aussitôt à l'hôtel indiqué avec une lettre d'introduction qui produisit à l'instant son effet.

Aux premiers mots par lesquels j'expliquai le motif de ma visite au noble étranger.

— C'est mon oncle *sir Alexander* que vous cherchez, je m'appelle sir William Crichton; mais votre homme est plein de vie et de santé, il passe son hiver à Bath, en Angleterre; je lui ai succédé à la cour de Russie où j'ai eu mainte occasion de mettre à profit ses vapeurs de Goudron; j'aurais même quelques beaux résultats a ajouter au chapitre de ses guérisons... Dans ma prochaine lettre, je lui parlerai de l'honorable visite que je reçois aujourd'hui pour lui, et je remercierai personnellement le docteur Spicker de l'erreur par laquelle il m'a procuré l'avantage de vous connaître.

— Puisque sir Alexandre Crichton existe, et que voulez bien lui parler de moi, ajoutez, je vous prie, que le médecin français venu à Berlin pour voir les restes de l'expérience d'Hufeland, se rendra bientôt au fond de l'Angleterre pour lui porter les témoignages de son admiration, et achever auprès de lui le voyage dont il est le véritable but.

Sir William me le promit et me tint parole ; car deux mois après, en arrivant à Bath dans le cabinet de sir Alexandre, je fus dispensé d'expliquer le motif de mon voyage et de ma présence.

— Je vous attendais plus tôt, mon cher monsieur, me dit le noble vieillard en me voyant.

Ce jour-là, je le quittai le plus tard possible ; je fus invité à déjeuner pour le lendemain ; ce fut enfin cinq jours de conversations que je maintins exclusivement sur le Goudron en général, comme médicament, et sur les vapeurs en particulier, comme spécifique de la phthisie. Mon hôte y mit la plus généreuse bienveillance, d'ailleurs le sujet était de son goût, il se sentait rajeuni de plus d'un quart de siècle.

— Voyez mon livre, me dit-il, je n'ai pas une assertion à y corriger, j'ai des cures et des soulagements à y ajouter ; j'ai vu les fumigations de goudron réussir autrefois chez les riches, elles réussissent aujourd'hui chez les pauvres, je ne fais plus de la médecine que pour eux. Le Goudron est le remède des malheureux ; c'est pour cela sans doute que la Providence a semé le sapin sur tous les points de la terre. Allez, soyez persévérant et ayez confiance. Ce fut comme une sorte de bénédiction paternelle que le savant vieillard jetait sur l'avenir d'un jeune médecin qui devait perpétuer son œuvre en France. La veille il m'avait présenté au docteur James Watson, son disciple bien-aimé qui doit la perpétuer en Angleterre.

Je repartis pour Londres chargé d'une lettre à l'adresse du célèbre professeur Forbes, qu'il priait de me fournir toutes les facilités possibles pour visiter les établissements spéciaux de la capitale. Londres est la ville qui possède le plus grand nombre de ces fondations, asiles de charité publique ou privée, destinés au soulagement des maladies de poitrine, et la Grande-Bretagne est la nation où l'étude de ces affections et la recherche de leurs remèdes a le plus grand nombre de représentants. Triste privilége ! on devine aisément, à la fécondité des précautions, que c'est le pays le plus cruellement frappé du fléau de la phthisie; c'est là, en effet, que l'exagération de M. Louis, savoir : que sur cinq morts il y a quatre tuberculeux, est presque une vérité. Il ne manquait à Londres qu'un hôpital sur le fronton duquel on lût cette destination exclusive : *for Consumption*, il existe depuis l'an passé dans le faubourg de Chelsea.

C'est là que, selon la pensée des fondateurs, doit avoir lieu, nous a-t on dit, l'inventaire universel de tous les spécifiques que la médecine et même l'empirisme ont inventé et préconisé ; c'est là que, sans préjugé défavorable, doivent être remises à l'épreuve toutes ces substances ou préparations médicinales depuis l'ecclegme d'Hippocrate jusqu'au naphtha du docteur Hastings, en passant par les vapeurs arsenicales de Galien et les fumigations de Goudron du docteur Crichton. Quoi qu'il en soit de l'indépendance systématique qui présidera à ces expériences, il n'en sera pas moins vrai que cette institution, par son double but scientifique et humanitaire, est la pensée la plus complète et la plus vaste en son genre que le médecin philosophe eût pu imaginer, si on lui avait donné pour objet la thérapeutique des affections de poitrine.

Sur l'expression de mon désir, M. Forbes écrivit deux lignes au professeur Walshe qui me répondit en me donnant rendez-vous pour le lendemain audit *hospital for Consumption*. Mais la réalité a été faite pour tuer l'imagination : les commencements devraient, au moins, simuler l'intention de l'œuvre; je ne vis rien qui indiquât la spécialité de cet établissement, si ce n'est seulement l'inscription dorée de la porte. M. Forbes, qui en est le directeur, ne croit pas à la guérison de la phthisie; M. Walshe ne croit pas aux spécifiques, il n'a distingué dans sa pratique des médicaments recommandés comme tels que l'huile de foie de morue que je ne lui ai pas entendu prescrire. Je ne connais pas les autres professeurs... Je me retirai en méditant ce que deviennent les institutions de la charité la plus éclairée, lorsqu'elles sont livrées pour l'exécution entre les mains de ceux que nous avons trop habitués à n'avoir aucun compte à rendre de leur conduite, aucun devoir à remplir que le bon plaisir qui les rend médecins célèbres.

Et puisque j'ai nommé le *médicinal naphtha :* une guérison opérée par cette substance sur un phthisique de haut rang vient de mettre en émoi la Cour de la reine ; les médecins, en titre de la duchesse de Kent, ont été obligés d'assister au triomphe du docteur Hastings ; le bruit de cures nombreuses se répand de toutes parts dans la ville et la province ; l'inventeur fait à la hâte une brochure pour en enseigner l'usage ; le jeune professeur Hocken publie une étude chimique et une expérience clinique de ce remède qui ne laissent rien à désirer ; on ne parle enfin que du *médicinal naphtha* et de M. Hastings ; croyez-vous que l'*hospital for Consumption* s'empresse d'en tenter un essai ? Les grands professeurs et les établissements modèles ne s'abaissent pas à l'imitation ; ils sont là pour poser et non pas pour repéter ; en attendant, on y fait comme partout : on poursuit les symptômes faciles, on calme la toux, on dérive l'irritation interne, et on regarde passer la maladie comme si les annales de la thérapeutique n'avaient jamais rien signalé qui pût l'arrêter dans sa marche fatale. On répondra peut-être que la maison ne fait que de commencer, et que le service n'est pas bien organisé; mais où sont les garanties de l'avenir? Encore une fois, je ne vois que l'inscription du dehors, des phthisiques et la médecine symptomatique au dedans; en un mot, rien de spécial dans l'établissement que l'emploi des spécifiques doit distinguer des hôpitaux ordinaires.

Peu nous importeraient les défauts ou les vices des Anglais, mais en parlant de médecins, il n'est pas d'exceptions nationales : ils sont partout les mêmes, et ce que nous voyons à l'hôpital for Consumption de Londres, nous l'avons vu en pareille occurrence à l'hôpital de la Charité de Berlin, nous le verrions enfin, le cas analogue échéant, à l'hôpital Saint-Louis de Paris. Nous verrons, dis-je, ce que fera M. Lugol des vapeurs de goudron et du médicinal naphtha que nous lui recommandons avec tant d'humilité.

Je viens d'insinuer implicitement que j'ai introduit le médicinal naphtha dans la thérapeutique française. Disons en peu de mots comment j'ai eu cet honneur, nous terminerons naturellement par là le récit historique de notre mission scientifique.

Un médecin qui voyage pour le Goudron et contre la phthisie, ne passe pas impunément à travers une ville où les journaux publient les effets spéciaux du naphtha sur la poitrine. Je voulus voir le professeur Hastings ; j'en reçus un bienveillant accueil ; il me parla sans enthousiasme de sa découverte et de ses succès. Peu surpris, avec sa connaissance des lieux, que le naphtha fût encore inconnu ou méconnu en France, et désireux, comme un honnête homme, que les bons remèdes se propagent, confiant enfin dans un médecin qui a fait cinq ou six cents lieues pour aller voir le docteur Crichton, l'inventeur des fumigations de Goudron, M. Hastings m'offrit son livre et son spécifique avec une telle franchise que je promis aussitôt de les traduire l'un et l'autre en français. Il y a six mois de cet engagement, il y a trois mois que je suis rentré à Paris : le *naphtha médicinal* est déjà déposé à la pharmacie, 2, place Vendôme, où, grâce à l'intelligente activité de M. Moussu, il prospère à souhait, et je me dispose à faire imprimer le livre sous peu : j'aurai donc bientôt rempli ma double promesse.

Cette préface ne décrit uniquement que la ligne que j'ai parcourue pour atteindre mon but, mais le livre dira les petits sentiers qui la bordent et qui m'ont souvent détourné; quand on poursuit un objet scientifique, l'on a beau faire, être exclusif ou pressé, on rencontre cent menus détails intermédiaires qui s'y rattachent et qui vous distraient. Si on me fait donc un reproche d'avoir ramassé en route un butin qui n'entrait pas dans notre plan de campagne, nous nous excuserons comme ces alchimistes du moyen-âge, qui cherchaient de l'or et qui prenaient de l'argent et du cuivre quand il en venait; je m'explique plus clairement :

En cherchant les fumigations de Goudron comme spécifique de la phthisie, j'ai rencontré tant d'autres spécifiques de cette maladie sur ma voie, que je pourrais justifier la confiance du ministre qui m'autorisait à lui en faire une histoire. L'homme de bien verrait avec plaisir dans ce long catalogue la preuve du zèle qu'a déployé la médecine spéculative et pratique contre ce fléau de l'espèce humaine ; mais le cadre de ce volume me prescrit un choix, je ne signalerai que ceux qui ont une analogie chimique ou naturelle avec le Goudron : ainsi, les résines, les beaumes, les cires, les huiles, tous les carbures d'hydrogène. Le *médicinal naphtha* sur les vertus duquel j'insiste avec une certaine complaisance, n'est autre chose qu'un carbure d'hydrogène, que Liebig appellerait un *hydrate d'oxide de methyle* et que nous appellerions un *ether pyroacétique.* La thérapeutique me devra son introduction en France, c'est ce qui justifie l'espace que je lui ai donné. J'ai cru devoir signaler aussi les spécifiques qui ont une analogie artificielle avec les vapeurs de Goudron : ainsi les fumigations d'eau pure, d'herbes sèches ou humides, de chlore, d'arsenic, de soufre, d'iode, etc. Dans notre adoption générale du goudron et des maladies auxquelles il peut être avantageusement appliqué, expliquons notre préférence particulière pour le goudron sous la forme gazeuse et pour la phthisie.

En cherchant les formes diverses sous lesquelles la médecine peut utiliser le goudron, la forme gazeuse est celle qui m'a paru la plus intéressante par l'organe auquel il s'adresse en cet état. Je n'ai jamais oublié ces paroles de Mascagni : *Si jamais on découvre un spécifique contre le phthisie, c'est par les bronches qu'il devra pénétrer l'organisme.*

En cherchant toutes les vertus du Goudron, je l'ai vu briller, dans sa presque universalité, par celle qu'il possède comme spécifique de la phthisie.

En cherchant dans le catalogue des maladies celles qui cèdent à l'application du Goudron, dans ce grand nombre la phthisie est celle qui, par son importance et sa gravité, a captivé spécialement mon attention.

Ainsi, l'homme devant toujours avoir une

prédilection, lors même qu'il se consacre à la multiplicité des buts et des moyens, j'ai payé mon tribut à la nature humaine : les fumigations de Goudron m'indiquaient la phthisie, la phthisie m'indiquait les fumigations de Goudron; j'ai adopté le remède pour mon spécifique, et j'ai choisi cette maladie pour ma spécialité. D'ailleurs, mon opinion la plus arrêtée est que la médecine et la maladie réclament dorénavant des hommes spéciaux, et je vais consacrer le premier chapitre de mon livre à prouver cette vérité qui n'est encore qu'une vue sur l'avenir, prise des tendances du présent.

Première Partie.

—

VUES THÉORIQUES.

I.

La Spécialité en Médecine pratique.

Il y a toujours eu dans le monde médical, deux catégories de praticiens : celle des médecins qui prétendent à la thérapeutique universelle des maladies humaines, et celle des médecins, plus modestes, qui n'adoptent pour objet de leur activité qu'une seule espèce de maladie. Peu marquée au temps où la médecine était un art, cette dualité pratique se tranche de jour en jour à mesure que la médecine devient une science. Cherchons impartialement dans ce chapitre lequel de ces deux hommes, de l'universaliste, dis-je, ou du spécialiste, rend et peut rendre des services plus réels à l'humanité ; en d'autres termes, cherchons la valeur respective de chacun.

Etre utile en médecine se traduit guérir. Pour guérir, il faut avoir la science du mal et du remède ; ceci est à la portée des enfants. Or, le mal se divise en un si grand nombre de maladies, et le remède en un si grand nombre de médicaments, que lorsque deux universalistes se regardent en face, dans un moment de bonne foi, ils doivent rire comme les augures de Cicéron. Que dans l'ordre des sciences exactes l'homme prétende à la connaissance de tous les objets qu'elles traitent, rien de mieux : dans une science toute faite, Pierre ne verra pas autrement ni mieux une chose que Paul. Malheureusement il n'en est pas de même en médecine : science d'observation permanente et successive, celui qui aura le plus longtemps étudié, le plus souvent observé, verra autrement et jugera mieux que les autres. En arithmétique, par exemple, l'enfant qui sait que trois fois quatre font douze, le sait aussi bien que celui qui aurait employé quarante ans à le savoir ; ici le temps et la réflexion exclusive n'ajoutent rien à la connaissance ; mais en pathologie pratique les termes du problème, les éléments d'une maladie je veux dire, varient et se compliquent en cent façons diverses ; dès lors le médecin qui aura une plus longue habitude de la maladie, de ses variations et complications, sera moins sujet à l'erreur que celui qui les observe pour les premières fois. En un mot, les mathématiques n'exigent pas rigoureusement l'expérience ; et le génie, que nous ne nions pas, ne saurait la suppléer en médecine. Je n'entends pas certainement qu'il n'y ait rien de fixe dans le fond d'une affection; ce serait là une légèreté qui rendrait la médecine impossible ou vaine; mais c'est précisément parce que je sais que chaque maladie affecte un caractère formel, constant, et même que les complications et variations qui la modifient le font d'une manière qui a sa régularité; en un mot, c'est parce que je sais qu'il y a des lois cachées dans l'essence et les circonstances d'une maladie, que je proclame la supériorité d'une observation spéciale, et l'insuffisance de ce coup d'œil magistral qui est obligé par *universalité* de fournir vingt-cinq diagnostics et autant de formules à l'heure, chaque jour que Dieu fait.

Ainsi considérée au point de vue de la pathologie, la médecine nous offre plus de garantie de vrai savoir, et nous assure une plus grande somme de services réels de la part du praticien qui s'est voué à l'étude d'une seule espèce de maladie, que de la part de celui qui prétend à la connaissance de toutes les maladies.

Considérée au point de vue de la matière médicale ou de la science des remèdes, la médecine ne nous donnerait pas une conclusion plus avantageuse pour le praticien universel, ni moins favorable pour le praticien spécial. Ici, comme dans toute science d'observation, celui qui regarde un grand nombre de choses les voit chacune dans le vague; il y a bien assez de vague dans toutes les branches de la médecine, bon Dieu, pour qu'on souhaite que le jour de la distinction se lève; en d'autres termes, pour désirer que la spécialité remplace la multiplicité.

Je lisais, naguère, dans un journal amusant, la description des sept plaies en médecine. La septième et dernière était intitulée : *Le grand nom du spécialiste.* Je sais qu'il n'est pas de despotisme comparable à celui qu'exerce un grand nom de médecin sur l'humanité : ne comparez pas, en effet, le médecin de grand renom à un tyran de l'histoire, si absolu qu'il ait été ; les annales de l'infaillibilité et du droit divin ne donnent que l'idée de tant de puissance. Sous le monarque le plus absurde, l'homme a au moins gardé le droit de rire en obéissant, et le droit de mépriser en se courbant. Mais le grand médecin paraît auprès d'un malade, il va parler, silence ! il voit, juge, formule, prescrit ses volontés, et part laissant en sa place le respect, la confiance et le zèle. Le lendemain le malade est mort ; le grand médecin dit : *C'est bien ; il serait bien plus mort sans mon ordonnance ;* et la famille se répète à demi-consolée : *Il serait bien plus mort...*

— *Le jeune homme avait-il été saigné hier, Madame ?* demandait Broussais.

— *Oui, Monsieur, à blanc.*

— *Alors il est mort guéri.*

Et la mère répond : *Mon fils est mort guéri !* ce qui la console un peu.

Voilà des traits naïfs de l'omnipotence incontestée du grand nom en médecine ; c'est une plaie, j'en conviens; mais n'en est-ce une que lorsqu'il distingue le spécialiste, et n'en est-ce pas une plus véritable lorsqu'il s'attache au praticien universel? D'ailleurs, plus routinière encore qu'aveugle ou capricieuse, la renommée conserve ses préférences traditionnelles pour le savant qui professe la multiplicité. Et quand même j'accorderai, par condescendance, qu'il y a plaie dans le cas où la renommée répand ses faveurs exceptionnelles sur le spécialiste, ici j'ai au moins quelques raisons pour justifier son infidélité à l'universaliste. Voyez :

1° Le spécialiste a probablement adopté une spécialité de son goût, et j'ai bonne espérance des œuvres de goût, j'aime les produits des aptitudes natives.

2° Le spécialiste, pour ne pas mal étreindre, n'a pas trop embrassé, persuadé qu'il est du reste que le champ de la médecine est trop vaste et trop divisé pour être le domaine d'une activité et d'une intelligence individuelles.

3° Le spécialiste arrive à l'aperception des nuances morbides qui constituent le caractère différentiel de sa maladie, ce que ne pourra jamais faire le praticien général, forcé d'oublier une affection en présence d'une autre, un symptôme rare en présence d'un symptôme ordinaire.

4° Le spécialiste peut poursuivre le fil d'une idée synthétique, et arriver à une formule pathologique de la loi fondamentale de sa maladie.

Comment cela serait-il possible à l'universaliste? Autant dire d'un faucheur de profession qu'il est fait pour saisir les lois de la germination des ivraies ou de la formation de l'ergot.

Tout ce que je viens de dire de la maladie en faveur du spécialiste, je vais le répéter du remède. Et en effet; qu'on cherche dans l'histoire de la thérapeutique un seul remède spécifique qui nous vienne d'un praticien universel, à moins qu'il ne soit voué, pour un temps, à l'observation et au traitement exclusif de la maladie à laquelle il l'adresse; en d'autres termes, à moins qu'il ne se soit fait spécialiste. Il y a des hasards, il n'y a pas de découverte médicale digne de ce nom pour l'homme qui ne se fixe pas de bornes dans l'étendue de la pathologie universelle. Ainsi, tout bien calculé, le grand nom médical est une plaie moindre lorsqu'il distingue la spécialité, que lorsqu'il distingue l'universalité. Je dis plus, si tant est qu'il y ait des grands noms en médecine, ils ne peuvent être vrais que du spécialiste.

Il est une vieille définition dérivant d'une antique opinion que j'estime plus funeste encore que la plaie du *grand nom*. C'est la définition qui fait de la médecine un *art*, et du médecin un homme d'intuition. Tant que cette manière de parler durera, l'état conjectural du diagnostic et de l'action du remède persistera; tant qu'elle durera, l'observation sera inférieure à l'inspiration, et l'étoile vaudra mieux que l'étude; la réputation prévaudra sur la science, et il vous sera impossible de détourner la confiance publique de l'une pour la guider vers l'autre. Tant que la médecine sera un art, vous verrez des choses étonnantes : la nuit la garde-malade corrigera les prescriptions du médecin ordinaire de la maison; le matin, le jardinier le suppléera avec des simples; un beau soir, enfin, la servante s'endormira somnambule, et le congédiera en rêvant; et tout cela, parce que la médecine est un art, et que l'art est impersonnel ou *spontané*, comme parlent les philosophes du jour, ce qui veut dire, indépendant de toute instruction préliminaire.

Mais le jour où vous aurez détruit cette expression funeste, vaincu cette opinion qui justifie tant de désordres; lors, dis-je, que vous aurez élevé la médecine à la valeur d'une science, ce qui est son plus beau titre, tout sera rentré dans l'ordre; mais, dès ce jour, vous chercherez en vain le médecin universel, vous ne trouverez que le médecin spécial, celui qui peut suffire à son œuvre.

Qui est-ce qui osera s'en plaindre? Ce praticien, peut-être, qui veut encore qu'on naisse médecin pour avoir le droit de s'inspirer ou de tenter son génie, lorsqu'on l'appelle devant une maladie où son savoir reste court; ce ne sera pas le praticien spécialiste, et les plaintes des autres nous intéressent peu. Hypocrate lui-même n'eût pas soutenu qu'on naît médecin universel ; la nature de l'homme n'est pas assez vaste. Que la médecine ait pour ses enfants de prédilection une étoile qui préside à la connaissance et au traitement des affections de la poitrine ou de l'abdomen ou de l'encéphale, passe; mais toute étoile médicale, serait-ce même une constellation, porte ses vertus particulières, et ne peut donner qu'une spécialité, c'est-à-dire l'aptitude à une espèce de maladie.

Ainsi la vanité fait les praticiens généraux, la nature ne fait que des praticiens spéciaux; et cette loi ne s'étend pas seulement sur la médecine, mais sur toutes les autres sciences. Suivez dans ces études ce jeune homme fou de la médecine en général; vous le voyez, impatient, chercher son objet particulier, s'y livrer tout zèle lorsqu'il l'a trouvé; est-ce telle affection? sa vocation personnelle est fixée; est-ce tel organe? sa carrière pratique est marquée : il sera médecin de cette maladie. Il en eût été ainsi de tous ces grands artistes de la multiplicité, répondant aujourd'hui à l'appel de toutes les affections et de tous les organes, si l'orgueil ne s'en était mêlé et si la renommée ne s'était jouée à leur envoyer l'univers; car la volonté ne peut pas et la nature ne veut pas faire un homme universel sans le faire superficiel.

II.

Les trois Instincts.

Interprétons maintenant les instincts de notre époque, et voyons s'ils sont conformes à la raison que nous venons d'interroger, et qui s'est si explicitement prononcée en faveur de la spécialité.

Nous avons sous les yeux trois manifestations instinctives ; je n'aurai besoin que de les signaler pour les rendre évidentes aux esprits les plus préoccupés. A notre sens, leur interprétation n'est pas douteuse ; elles tendent à la distribution du travail et à la pratique spéciale de la médecine.

1° Voyez-vous ce grand nombre d'intelligences qui se tournent vers la médecine, et cette foule d'élèves qui se présentent pour la profession ? Les vieux se sont effrayés de ce flot de jeunesse, ils ont pris leur aveuglement pour de la prévoyance paternelle ; car ils ont prévu qu'il n'y aurait pas assez de malades pour tant de médecins. En conséquence de cette sollicitude, on a élevé des barrières, multiplié les difficultés, inventé des rigueurs pour décimer le nombre des étudiants. Mais quel est donc le danger, pour les malades, qu'il y ait beaucoup de médecins ? Je ne le vois pas, en vérité. Demandez-vous, au contraire, quel serait l'avantage de ce même accroissement, et vous trouverez aussitôt qu'il est la source des spécialités. Nous avons certainement trop de ces *omnis-hommes* qui embrassent toute la pathologie, toute la thérapeutique, ils se nuisent entre eux; car partout où deux médecins, se rencontrent, il y en a déjà un de trop: un de trop pour la vanité de l'autre, un de trop pour les intérêts de l'autre, un de trop enfin pour le malade lui-même, qui, ordinairement, ne gagne rien à cette association de lumières vagues quand elles ne sont pas contradictoires; et, en effet, le raisonnement dit que dix médecins également universels ne peuvent pas mieux valoir qu'un seul. Ce qui fait que le père en appelle plusieurs auprès du lit de son fils, c'est qu'il espère que, dans le nombre, il s'en trouvera un qui ait des connaissances spéciales de la maladie; il joue à la probabilité et, au fond, vise à la spécialité.

Tous ces inconvénients sont impossibles si on permet à la spécialité de se développer à son aise; et, pour cela, il ne faut que favoriser le zèle des élèves au lieu de le maltraiter. Les maux qui affligent le genre humain sont assez nombreux et assez répétés pour occuper tout le monde: l'occuliste ne porte pas envie à l'accoucheur, non plus qu'à l'argent qu'il gagne; aussi n'essaie-t-il pas de le désapprécier pour l'exclure.

Pour faire plus court, comparez par la pensée, auprès d'un lit de malade, une consultation de spécialistes à une consultation d'universalistes, et dites-moi la lumière qui doit jaillir de cette réunion d'hommes spéciaux, en comparaison de ce demi-jour produit par les médecins universels.

Je conclurai par deux lignes de chiffres: 1° les

mille médecins universels de Paris, s'exerçant indistinctement sur toutes les maladies, donnent mille médecins par maladie; car l'un vaut l'autre, et la preuve, c'est que l'un cherche à exclure l'autre, ce qui est la source de toutes ces rivalités qui procèdent par la médisance, la calomnie, par le charlatanisme enfin, quand tout le reste ne réussit pas.

Les mille médecins de Paris, divisés en cinquante catégories de maladies, et il y en a plus que cela, donnent vingt médecins par catégorie; ce n'est pas assez, bien s'en faut : la catégorie des maladies de poitrine demanderait deux cents praticiens à elle seule, les affections de l'utérus en en demanderaient deux cents, les gastrites vraies autant, les maladies de cœur cent, les rhumatismes deux cents. Voyez ce qui vous reste pour les maladies des enfants, des vieillards; maladies de la puberté, des femmes enceintes, du retour, des hommes de lettres, maladies des professions, etc. La dentition des enfants, un vrai fléau, n'a pas encore son médecin!

Après la spécialité des maladies, fournissez aux spécialités de traitement et de remèdes, allopathes, homœopathes, hydropathes, magnétiseurs, pneumatiques, camphriers, orthopédistes, etc. En résumé, Paris fait vivre de misère, au jour le jour, cinq cents médecins sur mille, les cinq cents autres mènent grand train; cependant les premiers soignent des milliers de pauvres, les autres traitent quelques mille riches. Que les philanthropes y songent, la spécialité médicale est le remède de toutes ces injustices et de tous ces désordres, la spécialité est un besoin de notre époque; la Providence travaillait à le satisfaire, en suscitant un plus grand nombre de vocations pour la médecine. On n'a compris ni l'un, ni l'autre; on a craint un débordement de médecins, et il aurait fallu y applaudir; mais l'instinct providentiel passe par-dessus les obstacles, et, sauf un peu de retard, la médecine aura assez d'enfants dévoués pour réaliser la spécialité qui nous est nécessaire.

Quand les ouvriers d'une industrie se sont trop multipliés, il s'opère naturellement une division du travail. Autrefois un seul et même ouvrier faisait une épingle de toute pièce; mais un jour il y eut vingt ouvriers pour fabriquer ce même objet. Qu'arriva-t-il? la misère, dirait un médecin universel. Point du tout, l'épingle se divisa en vingt façons différentes et fournit du travail et du pain à tout le monde. Or, c'est en médecine que la matière offre surtout des divisions naturelles; voyez les classifications de Pinel, de Tourtelle et de tant d'autres nosologistes.

J'entends déjà les récriminations et les objections savantes de tous ces *omnis-hommes* de la médecine: croyez vous donc, disent-ils, qu'on puisse ainsi détacher une maladie dans un système malade, que l'on puisse isoler ainsi un organe affecté dans un organisme vivant? Le corps humain est un ensemble harmonique où tout se tient et s'influence, etc. Je vous entends, vous, dis-je, matérialistes par système, vous vous faites ici spiritualistes par contradiction; hier encore vous ne voyiez dans le corps vivant que des parties indépendantes, physiologistes, vous localisiez tout, aujourd'hui vitalistes, vous ne voyez qu'un ensemble et vous associez tout. Je vous réponds de mon spécialiste qu'il étudiera d'abord l'organisme du point de vue de l'organe qu'il a choisi pour objet; la splangnologie, par exemple, du point de vue du viscère qu'il veut observer, la pathologie du point de vue de la maladie qu'il veut traiter; sa méthode a pour formule de procéder: *le général pour le spécial*. Le spécialiste sait que l'homme a partout son centre comme la nature, il en choisit un pour objet de son activité, et puis il fait tout mouvoir autour de ce centre. C'est ainsi que nous instituons une spécialité médicale; signalez maintenant ce que peut avoir de supérieur en pratique votre universalité.

Je ne sais pas si je proclame l'analyse ou la synthèse, vos discussions en cette matière m'importent peu, et cela importe encore moins au malade. Je sais que cette méthode est le seul moyen de bien étudier et de bien connaître, et j'en augure une bonne pratique. Il vous plaira peut-être de qualifier mon spécialiste du nom d'idéal; moi j'en trouve la réalité distincte au milieu de vous. Regardez M. Louis, le spécialiste des maladies de la poitrine : voyez l'esprit de son livre qui est sa méthode elle-même, et vous pourrez le résumer dans ces deux mots : *tous les organes pour les poumons, toute la pathologie pour la phthisie.* Que dis-je, la phthisie ne lui livre pas seulement l'homme comme champ de recherches, elle lui fait faire le tour du monde : les eaux, les airs et les lieux, l'origine, la transplantation, l'héritage, la profession, la constitution, le temps et l'espace, la vie et la mort, tout cela est étudié du point de vue de la phthisie, comme les lésions organiques l'ont été du point de vue des tubercules pulmonaires. Faites croire à ce grand spécialiste que sa maladie n'est pas incurable et qu'il doit exister un remède spécifique pour la guérir, et vous aurez en lui la personnification la plus parfaite de la spécialité médicale. Chacun fera un jour dans son espèce, ce qu'il a fait et comme il a fait dans la sienne. En attendant, nous posons ce praticien comme un exemple, et son livre comme un modèle. Laissez donc passer la spécialité, c'est l'instinct et le besoin de notre époque.

2° La seconde manifestation de cet instinct c'est la direction que prend de nos jours l'esprit philosophique de la médecine. A ne voir, en effet, que superficiellement les velléités idéalistes de ces organiciens de la veille, on croirait que la science va répéter une de ces ocillations séculaires qui la balancent entre la matière et l'esprit depuis bientôt deux mille ans ; mais regardez-y plus attentivement, et vous verrez que ces essais ont un autre caractère. Nous venons de subir l'effet d'une contradiction sans exemple dans les fastes de la science : le matérialisme qui, de son essence logique divise, vient d'aboutir à une unité morbide, la *gastrite ;* or, cette unité n'est en vérité qu'une confusion qui a trop duré, et les philosophes de la médecine le sentent mieux qu'ils ne se l'expliquent ; car l'instinct précède la conscience, et de ce sentiment comme d'une source sortent toutes ces tentatives.

Ne cherchez pas, si nous passons de l'organicisme au vitalisme, du doute à la foi, cette question intéresse trop peu les malades ; nous sortons de l'unité matérialiste de la gastrite pour entrer dans la diversité spiritualiste des maladies. Sous le régime qui s'en va, le fond de toutes nos affections était le même, l'irritation, le principe de toutes nos maladies était identique, l'*inflammation intestinale.* Sous le régime qui se prépare, chaque affection aura son fond spécifique, et chaque maladie son principe primitif, propre et absolument distinct. Nous cherchons, dis-je, les *espèces* des maladies. Ce mot *espèce*, par une sorte de spiritualisme de réaction, arrivera à la valeur logique que lui donnaient les scolastiques du moyen âge, ce sera la *nature*, la *quiddité*, l'essence, le *quod quid est* de la maladie, comme disaient les disciples chrétiens d'Aristote. Or, lorsque chaque maladie sera reconnue avoir sa *quiddité* ou son espèce, il s'opérera une division de travail dans le domaine de la pathologie : chacun voudra approfondir une espèce d'affection selon l'espèce d'aptitude native dont il sera doué, et comme chaque maladie peut devenir centre pathologique de l'organisme, une seule suffira pour remplir toute l'activité d'un savant ou d'un praticien, et voilà la spécialité réalisée. D'autre part, les mots ont leur conséquence rigoureuse; le mot *espèce*, dans la spéculation, doit aboutir à la *spécialité* dans la pratique. Je dis plus, la maladie ayant son *espèce*, évoquera son remède *spécifique* et son médecin *spécialiste*. Si vous ne croyez pas à mes déductions logiques ou prophétiques, il vous sera au moins difficile de nier que du jour où la connaissance de *l'espèce* morbide aura dissipé le vague qui enveloppe et confond toutes les maladies dans une certaine unité, le médecin universel, à qui ce chaos plaît tant, n'ait fait son temps, heureux s'il a fait sa fortune.

Ainsi par sa deuxième manifestation, l'instinct de notre époque tend encore ici à la spécialité médicale.

3° Mais la troisième manifestation suffirait à elle seule pour déterminer l'avénement de cette spécialité. Le malade ne demande plus le médecin, il demande *son* médecin, et la maladie appelle *son* remède. Or, les désirs de malades sont des principes de conduite pour le pathologiste, et les appétits de la maladie sont des indications thérapeutiques pour le praticien. Il faudra les satisfaire, l'honneur et la fortune en dépendent. Voyez, en effet, la foule qui s'inscrit dans les sales d'attente du spécialiste qui brûle le pavé pour suffire aux appels du dehors. Les universalistes, ceux mêmes qui ont cru que les malades ne seraient pas en assez grand nombre pour fournir à la subsistance du médecin, se sont déjà aperçus de cette vogue, et l'imitation est devenue une spéculation pour eux, ils passent à la spécialité: en conséquence, si universel que l'on soit, on cherche à faire dominer son savoir sur une affection particulière; ainsi, tel professeur veut bien encore connaître de toute la pathologie, voir de toute espèce de malades; mais il veut qu'on sache qu'il connaît mieux et traite plus spécialement les maladies de l'utérus; ou les palpitations du cœur, ou les fistules lacrymales, etc. Les exigences du malade sont là impérieuses comme l'argent des honoraires, et l'artiste universel sacrifie volontiers à la spécialité.

Mais comprenez-vous la position de ce médecin ordinaire d'une maison qui soigne les indigestions et les coryza de la famille, et devant qui on fait appeler et passer un spécialiste du dehors, lorsque madame est hydropique, lorsque mademoiselle a craché du sang, lorsque le grand papa a la goutte? Pour l'honneur de la profession, j'aimerais à me dire que ce médecin a aussi spécialité à lui qui le relève à ses propres yeux de l'affront que l'on fait à son universalité; et je justifie par là l'heureuse idée qu'ont eue tous ces docteurs multiples de faire résonner au milieu de leur généralité le grelot sonore d'une spécialité.

Tout gravit vers la spécialité médicale, ceux mêmes qu'elle entraîne n'ont pas conscience de ce besoin de notre époque, ils y cèdent instinctivement; mais du jour où on leur aura dit le mot, ils répondront que c'est le secret de la comédie. Peu importe à celui qui le leur aura révélé; son amour-propre sera suffisamment satisfait si leur conduite ultérieure prouve qu'ils ont enfin compris ce que demande la médecine et ce que demandent les malades, en un mot ce qu'exige le temps qui marche droit à la spécialité.

Reconnaissons franchement, avant d'en finir, la seule difficulté qu'on nous puisse objecter. On dira : que Paris occupe cent spécialistes divers et plus, la population le permet; mais la petite ville de province, de cela qu'elle peut offrir les cent espèces de maladies, devra-t-elle ou plutôt pourra-t-elle entretenir autant de médecins? Je réponds : dans la province comme dans la capitale, la spécialité aura pour effet immédiat : 1° de diviser l'œuvre; 2° de prévenir les envahissements de la concurrence; 3° de réduire l'universalisme des artistes à sa juste valeur, à peu de chose. Ainsi, dans telle ville où nous voyons six médecins universels, deux qui regorgent, deux qui vivotent et deux qui meurent de faim, supposez que la pathologie, dans un commun accord, eût été divisée en sixièmes et que chacun eût pris le sien, et vous verrez qu'il y a du travail, de l'aisance et de l'honneur pour tous les six; or, qui oserait soutenir que les malades ne se seraient pas mieux trouvés de ce partage, et la médecine plus glorifiée de cet accord inoui. Je ne prétends pas que les divisions pratiques de la médecine puissent être aussi nombreuses au village que dans Paris; mais je dis que, la proportion gardée en tout, la spécialité réserve à la province autant d'avantages qu'à la capitale.

Quand je me représente dans l'avenir le temps où la pratique spéciale de la médecine aura remplacé l'universalité de tous ces artistes de la mort, je vois Paris, centre d'expériences et foyer de lumières, rayonner sur la France le résultat de toutes ses activités diverses.

Les médecins s'y sont classés, selon leurs aptitudes respectives et les besoins particuliers de la science, en autant de catégories qu'il y a d'espèces bien tranchées de la maladie.

Chacune de ces catégories comprend un nombre de spécialistes praticiens, proportionnel à la fréquence et aux exigences des affections qui leur reviennent; ce qui permet un nombre de médecins triple de celui d'aujourd'hui.

Leurs recherches thérapeutiques n'ont qu'un même but dicté par la spécialité pathologique elle-même : la découverte des remèdes spécifiques et rien de moins.

Aussitôt que, dans son espèce, un spécialiste croit avoir trouvé un spécifique, il est mis en demeure d'en faire, non pas son secret ou son monopole comme aujourd'hui, mais un essai dans la salle spéciale de l'hôpital national.

Si le spécifique a été jugé digne d'entrer sous ce titre dans le formulaire de la catégorie, l'inventeur part en mission médicale répéter, dans chaque ville du royaume, le procédé de sa médication en présence des confrères provinciaux, auxquels il laisse le spécifique avec le mode d'administration, et rentre à Paris recevoir le diplôme de son invention, qui sera un grade distinctif dans le doctorat.

Alors le ministre l'encourage à porter aux étrangers le remède dont il vient de gratifier la patrie.

Alors la gloire du médecin ne sera pas un leurre universel ; mais une vérité spéciale.

Tant que le médecin continuera de tirer son salaire de chaque maladie (ce que l'usage a justifié), au lieu d'avoir une prime sur chaque santé, il n'y aura de garantie de science ni sauvegarde de moralité dans un corps aussi nombreux et aussi recommandable que par la spécialité.

—

Nous venons de lire le rapport de certain artiste médecin au Congrès médical, de M. A. de Latour ; l'habile orateur a pris l'assemblée sous sa robe doctorale et lui fait exprimer *le vœu d'une limitation nécessaire dans le nombre des médecins.* Comprenez-vous un cordon sanitaire ou une sorte de quarantaine insupportable contre la propagation de la médecine? C'est le monde renversé! « Examinateurs, dit l'honorable rapporteur, vous êtes cinq professeurs contre un pauvre élève, ce serait bien le diable si vous ne trouviez pas de quoi l'embarrasser dans ses examens: excluez et renvoyez jusqu'à ce que le désespoir s'en mêle. Nous sommes déjà trop nombreux. »

Mais vous n'êtes trop nombreux que pour vos intérêts, vous n'êtes trop nombreux que parce que vous êtes tous universels, que parce que vous faites tous la même chose et que l'un vaut tous les autres; regardez si vous êtes trop nombreux par rapport au malade. Le système de Malthus appliqué à la médecine! ce sera le monument de la vanité doctorale de notre siècle. Malthus a été réfuté: la médecine est comme la terre, prenez-la dans ses divisions naturelles, cultivez-la avec le soin particulier que demande chacune de ses divisions, et promettez, de sa part, de l'honneur et du pain à tous ses enfants.

C'est tenter une exception ridicule en faveur de la médecine que de s'opposer à la division du travail qui fait la prospérité et la perfection de tous les arts et de toutes les industries modernes. Il me semble entendre une théorie musicale prophétisant que la confusion et la misère arriveront le jour où chaque musicien cesserait de savoir jouer des soixante-dix instruments à vent, des trente-six instruments à cordes, sans compter les instruments à percussion.

Au fait, que prenons-nous tant de peine! Si la division du travail en médecine, autrement dit si la spécialité médicale est vraiment la loi du progrès, comme nous l'avons démontré par la manifestation des trois instincts de notre époque, la loi passera sur l'obstacle et la spécialité s'établira au delà.

III.

Le Spécifique.

Le mot mène à la chose, la spéculation à la pratique, le primitif engendre ses dérivés; c'est une loi facile à constater sur l'histoire. Or, de toutes les conséquences logiques que l'homme peut voir passer devant lui, la plus impérieuse est celle des mots : un terme se lève dans le monde de l'intelligence, comptez d'avance qu'il ne se couchera pas qu'il n'ait épuisé tout ce qu'il renferme en son sein; heureux s'il n'enveloppe que des éléments bons et utiles. Il y a, enfin, comme une loi de germination et de floraison dans les mots. Expliquons ceci par un exemple:

Voyez de nos jours : un mot que nous avions presque perdu depuis plus de cent ans nous revient de par delà le Rhin, dit M. Lherminier, d'autres disent sur l'aile du génie qui préside aux cycles progressifs de l'humanité, d'autres disent..., mais qu'importe? C'est le mot IDÉE. Eh bien, suivez l'idée dans son éclosion logique, vous la voyez reproduire l'*idéal*, l'*idéalité*, l'*idéaliste*, l'*idéalisme*, etc., c'est le premier temps; suivez l'idée dans son développement pratique, vous la voyez passer à la réalité, à la personnification, à l'acte : ainsi il y aura des hommes qui seront *idéalistes*, des conceptions humaines qui seront des idéalités, des systèmes qu'on appellera idéalismes, etc. A ce degré de la pratique, n'était le bon sens français qui nous sauve des extrêmes, nous ferions comme les Allemands : en Prusse, l'idéalisme, après avoir envahi la science, a absorbé la matière, et se traduit aujourd'hui dans l'exercice le plus vulgaire de la vie. Nous avons entendu un disciple fort modéré de Hegel, dire de Schelling qui passait : *Voilà une idée salariée du pouvoir*, et de son cours de théologie : *C'est une forme subventionnée du gouvernement.*

A Berlin, l'idée s'est réellement faite chose, ainsi que chacun des dérivés qu'elle a produits.

Rappelez-vous ce que produisit le mot *sens* ou *sensation*, qui nous vint, il y a près d'un siècle, de par delà la Manche. Allez, par la pensée, aux bornes du possible, vous ne trouverez pas d'excès spéculatif au sensualisme que le sensualiste n'ait vu se traduire dans la pratique de la vie.

Le mot *sens* nous rappelle le mot NATURE des philosophes français du XVIIIe siècle. Ce terme venu dans une époque spiritualiste, nous eût donné tout ce qu'il y a de beau et de bon dans la nature de l'homme; introduit dans la science sous le règne du matérialisme, il fut affecté du vice même du milieu qui le reçut; bientôt après, il produisait toutes les extravagances que la pratique put en tirer. Le sensualisme, dis-je, introduisit la *nature* dans la science, dans la poésie, dans la politique; nous verrons comment il en fit une religion: en un instant, tout devint *naturel:* loi naturelle, droit naturel, raison naturelle, médecine naturelle, etc. Le sensualiste qui, par un reste de respect humain, n'avait pas osé se faire un dieu, n'ayant, au fond, d'autre culte que celui du *ventre*, accueillit avec empressement le *naturalisme*, l'éleva au titre de religion naturelle; du fait, la *nature* se personnifia en divinité; divinité nominale ou spéculative jusque-là, si vous voulez; mais il est encore, au milieu de nous, telle grand'mère pieuse qui rougit au souvenir d'avoir servi de déesse sur l'autel de la patrie, pour mieux réaliser le mot *nature* en face d'une autre femme qui réalisait le mot *raison*.

Voilà un temps où les mots, produisant rapidement leurs dérivés, devenaient promptement des choses. Qu'on nous pardonne ces exemples, nous ne les évoquons que parce que, pour prouver une thèse aux indifférents, il faut le faire par les extrêmes. Pour prouver notre thèse à l'homme attentif, nous n'avons, certes, pas besoin d'un temps si passionné, ni d'une logique aussi rigoureuse. Le médecin intelligent comprend facilement que les mots aient leurs conséquences pratiques, et les idées leur développement réel en ce monde ; le médecin, surtout, doit se rappeler l'histoire, toute récente, du mot *irritation* proféré par Broussais dans un moment de vanité systématique. A-t-il manqué quelque chose à la réalité pratique de ce mot? l'irritation ne s'est-elle pas fait ses hommes, son système, son diagnostic, son traitement et son remède; tout n'est-il pas devenu *irritation* dans l'organisme : la vie, la maladie et la mort? toute la thérapeutique n'est-elle pas devenue un système d'antiphlogistiques? Serait-il donné à un homme, si passionné qu'il fût, de faire sortir d'un mot un tel absolutisme pratique? Sans Broussais, l'*irritation* n'eût peut-être pas fait un système ; mais sans l'*irritation*, Broussais n'eût pas fait un systématique.

Si, après tant d'exemples frappants de la conséquence invariable des mots et de leur passage de l'état spéculatif à l'état de réalité positive, je venais signaler le mot *espèce* qui se lève à l'horizon philosophique du monde médical, me laisserait-on prédire, sur tant d'analogies répétées et pour un prochain avenir, 1.° du mot *espèce* comme radical, la déduction logique de tous ces dérivés possibles ; 2° de tous ces dérivés comme théorie. la réalisation pratique de tous, ce qu'ils impliquent ou signifient? Ainsi, le mot *espèce*, une fois écrit dans une page de philosophie médicale pour exprimer l'essence différentielle ou propre de chaque maladie, engendrera logiquement la *spécialité*, le *spécialiste* et le *spécifique*. Trois jours après, ces termes vides prenant leur réalité respective, nous verrons le médecin *spécialiste*, enfant légitime de l'*espèce* pathologique, adoptant pour mode de procéder la *spécialité* thérapeutique, chercher le *spécifique* et ne s'arrêter satisfait que lorsqu'il l'aura trouvé.

Dans cette trop longue digression préparatoire sur le développement logique des mots et leur passage à la chose, nous avons voulu constater une loi qui justifiât nos prévisions, lorsque nous avons dit que le mot *espèce*, une fois introduit dans la médecine, doit amener ou produire le *spécifique*. Mais que devient tout notre travail, si le *spécifique* n'est qu'un mot sans réalité correspondante? en d'autres termes, si le remède spécifique n'existe pas, comme l'ont prétendu nos médecins modernes, contrairement à l'opinion des médecins antiques et du moyen âge, qui ne cherchaient jamais que cela? On répondra que les hommes de ces temps ne sont que des songe-creux. Cette manière de traiter nos pères en tout genre a fait son temps; regardons notre butin scientifique et pratique, nous sommes pleins de leurs songes creux. Mais voici le moment et le lieu de rechercher s'il peut y avoir des remèdes spécifiques. Posons-en d'abord une définition, de cette définition dépendra leur existence; car si nous les définissons comme une chimère, il est clair qu'il n'en existera pas en réalité; or, un remède ne peut pas se passer de réalité matérielle.

Mais pour dire ce que c'est que le remède, il faut d'avance avoir dit ce qu'est la maladie qui le précède; pour dire ce que c'est que le spécifique, il faut avoir déterminé ce que c'est que l'espèce morbide qui le provoque. Ce chapitre ne peut donc avoir son complément final qu'à la fin du chapitre de la maladie.

Toutefois, jetons ici une notion résumée de ce que l'on entend et de ce que nous entendons par le mot remède *spécifique*.

Quand nous avons dit que le remède ne peut pas se passer de réalité matérielle, nous avons assez fait entendre que c'est du médicament que nous voulons parler.

Or, le médicament est une préparation matérielle de substances prises dans les trois règnes de la nature, que le médecin formule et qu'il prescrit au malade en vue de le soulager ou de le guérir de sa maladie.

Je veux qu'il y ait des médicaments généraux qui influencent l'organisme dans tout son ensemble, pour que l'on m'accorde qu'il y en a de particuliers qui influencent spécialement un organe de cet ensemble. Or, voilà déjà quelque chose de spécial dans ce médicament. Ce n'est donc pas la spécificité médicamenteuse des substances que l'on peut me contester, toute la puissance du médecin se fonde sur la connaissance de cette spécificité, toute bonne classification de *matière médicale* se fonde sur elle. Comment la nier lorsqu'elle se manifeste aussi évidemment? comment nier la spécialité de la scille sur le système urinaire, de la digitale sur l'appareil circulatoire, du médicinal naphtha sur les poumons qui l'exhalent dans la respiration et les crachats, de l'iode sur le système lymphatique, etc, etc. Ainsi, la spécificité de certains médicaments peut être considérée comme un fait au-dessus du doute. Que nous manque-t-il pour appeler les substances des *spécifiques*. Le voici au dire des savants pharmacopeistes :

— Le mot *spécifique*, en passant par la langue des médicastres de l'antiquité et du moyen âge, a pris une valeur chimérique qui justifie son exclusion moderne, il signifie : 1° remède qui ne manque jamais son effet, quelles que soient les circonstances de constitution, d'âge, de degré, etc. Cette toute-puissance curative absolue est absurde ; 2° il implique que la substance a des *vertus* contre la cause du mal elle-même, ce qui constitue le comble de l'absurdité de la part de nos anciens. La substance n'a ni vertu ni efficace sur le mal, elle agit sur l'organisme, et celui-ci, modifié par elle, propage ses modifications sur la maladie ; ainsi s'opère la guérison ; l'organisme est toujours intermédiaire entre le mal et le remède. Exemple : votre médicinal naphtha ingéré par les voies digestives, arrive dans le torrent de la circulation, où il modifie le sang ; celui-ci parcourant l'organisme en cet état, y apporte des conditions contraires au développement des tubercules pulmonaires et la phthisie guérit.

Remarquez bien là différence : le médecin du moyen âge aurait dit : Le médicinal naphtha a des vertus contre la phthisie; le médecin moderne dit : Il agit sur le sang, puis sur les poumons, puis sur le tubercule, puis sur les parois ulcérées des cavernes, puis sur une infinité d'autres milieux, sur le mal enfin qu'il attaque et détruit par tous ces intermédiaires. Le médecin du moyen âge aurait dit bonnement : Voilà un spécifique antiphthisique ; le médecin moderne dit savamment : Ce n'est qu'une substance au contact de laquelle l'organisme se détermine à se guérir lui-même de la phthisie. Et vous ne vous étonnez pas, lecteur, de la supériorité du temps où vous vivez ! Comme Rhazès, le Galien du moyen âge, eût été petit auprès de nos colosses de contemporains !

— Cette substance a des *vertus*, des *propriétés* antimorbides. C'est comme si, pour diviser le travail de votre journée, vous disiez le soleil se lève, le soleil se couche, vous perpétuez l'ignorance et l'erreur du passé, vous caressez peut-être, sans y songer, l'absurdité des spécifiques. Ce n'est pas l'iode qui guérit les scrofules, c'est par l'iode que l'organisme guérit ses glandes scrofuleuses ; il y a entre ces deux expressions toute la différence de la nuit au jour. Le quinquina n'est pas un fébrifuge, c'est tout au plus un tonique, à l'occasion duquel le système organique prend un ton qu'il s'en va communiquer au siége de la fièvre. — Mais, grands docteurs, si je veux appeller le quinquina *antipériodique*, comment ferez-vous pour me convaincre d'absurdité? Quel est l'appareil médiateur qui va utiliser la substance, pour que j'aie ou que je n'aie pas mon accès à heure fixe ? Est-ce que l'organe aussi connaît le cadran de vos horloges, les jours pairs ou impairs de vos calendriers, pour se conduire avec la précision que vous savez à l'égard des tierces, des quartes et de tant d'autres genres de périodicité qu'affecte la fièvre ?

Vous avez compris tous les termes du procès intenté aux spécifiques, vous avez pesé la force de ce jugement qui les condamne à l'absurdité perpétuelle. Je vais le résumer : les spécifiques en médecine sont absurdes, mais il y a des substances qui ont leur spécificité, qui sont spéciales ou, comme l'on dit, en *matière médicale*, qui sont des *spéciaux* ou des *espèces* : spéciaux de l'appareil circulatoire, de l'appareil respiratoire, spéciaux du système nerveux ; *espèces* béchiques, antisiphilitiques, antipsoriques, etc., tout ce que vous voudrez, si près que vous voudrez du spécifique, jamais le spécifique ; car il ne faut pas que la médecine puisse jamais entendre de la bouche d'un de ses enfants : Tel médicament guérit telle maladie, soulage telle souffrance, le médicament ne fesant au plus que solliciter l'organisme à la guérison ou au soulagement de l'organe affecté.

Profitant de cet entêtement scientifique de nos grands docteurs, l'homœopathie se sépare et se définit la *médecine des spécifiques*, comme si l'allopathie universelle n'était point cela ; comme si le mot *contraires* d'Hippocrate n'impliquait pas le mot *analogues* de Paracelse et d'Hahnemann.

IV.

La Médecine et le Médecin.

Hippocrate, dans son traité *des Airs*, *des Eaux et des Lieux*, a défini la médecine l'art *d'ajouter et de soustraire convenablement dans l'organisme*, et Galien a répété : *Medicina est additio et detractio*. Cette définition, vraie dans le fond, supporte avec peine le renversement voulu par Aristote : Qui est-ce qui devinerait, en effet, que l'art d'ajouter et de soustraire à propos dans le corps humain c'est la médecine? Il me semble qu'on nommerait trois ou quatre sortes d'arts avant d'arriver à cette science. Il est vrai que toute pratique, travaillant pour le nécessaire ou l'agrément de l'homme, rentre dans la médecine pour Hippocrate; mais alors nous sommes en droit de regarder sa définition comme trop vaste. Or, nous en voulons une qui implique plus clairement la moralité et la distinction formelle de notre science.

Je cherche donc l'objet final sur lequel on puisse partout et toujours définir la médecine; je n'en trouve pas de plus prochain que la maladie qu'elle suppose, et de plus, plus éloigné que la santé qui la requiert. Définie donc du point de vue de la santé, la médecine est l'hygiène ou la science de conserver l'état de l'homme qui se porte bien; définie du point de vue de la maladie, la médecine est la thérapeutique ou la science de guérir l'homme malade.

Ainsi la médecine se réduit finalement à la thérapeutique et à l'hygiène.

Je cherche , en second lieu , un criterium invariable devant lequel on puisse partout et toujours citer et juger le médecin, et je n'en trouve pas de plus infaillible et de plus immédiat que la *pratique :* on connaît l'arbre à son fruit et l'homme à son œuvre réelle ; de ce point de vue, qu'elle est donc la mission finale du médecin ? C'est prévenir la maladie en son absence, la guérir lorsqu'elle est présente.

Prenant donc pour but unique l'humanité en tant que saine ou malade, la médecine se réduit positivement à deux branches pratiques, toutes les autres n'atteignant pas immédiatement leur but ; et le médecin se réduit à ces deux mêmes branches pratiquées.

Je sais que l'on va se récrier de toutes parts : Que deviennent désormais les autres nombreuses divisions de la science ? vont me dire ceux qui se complaisent à la subdiviser tous les jours. Je réponds franchement : l'échelle de leur valeur est facile à établir ; elles vaudront d'autant moins qu'elles seront plus éloignées de la pratique et plus près de la spéculation pure ; elles vaudront d'autant plus qu'elles seront plus près de l'homme malade et plus loin des études accessoires ou latérales, et les savants seront comme leurs branches respectives.

Je ne m'inscris pas contre les divisions de la

science, je les provoque, au contraire, sachant qu'elles sont signe et moyen de progrès pour elle ; mais il est, dis-je, exhorbitant que le naturaliste qui s'est fait une de ces divisions éloignées du but final, qui s'est longtemps renfermé avec elle pour la mieux approfondir, s'élance un beau matin hors de son cabinet pour aller satisfaire les exigences d'une renommée qui a pris occasion d'un traité sur les champignons ou la cochenille, pour faire à son auteur, qui est médecin, une réputation de thérapeutiste universel. Qui ne connaît M. le docteur un tel, et qui ne sait que du jour où il eut publié son beau travail d'ostéologie, les hydropiques du royaume ne purent plus se passer de ses formules ? Qui ne sait que si le docteur Gannal avait voulu profiter de son titre d'embaumeur des morts, il aurait une pratique millionnaire de malades. Ce ne sont donc pas les divisions et les divisionnaires de la science que je poursuis ; je voudrais seulement que le docteur ne profitât pas du titre vague de médecin, qui enveloppe mille spéculations différentes, pour arriver sans transition à la pratique en partant de quatre coins de l'histoire naturelle.

Plus la médecine est une science problématique dans son diagnostic, dans ses prescriptions et dans ses résultats, plus on devrait prendre garde que son exercice ne passât en des mains fort habiles d'ailleurs, mais occupées jusque-là à des travaux qui n'ont d'autre rapport à la pratique des maladies que le grade de docteur ; titre qui, pour le vulgaire, implique toujours la capacité de traiter et de guérir tous les maux.

Pour ces raisons, il est temps de fixer les droits et la valeur du médecin sur l'utilité immédiate qui résulte de ses actes auprès du lit des malades. C'est une nécessité que sentiront sur tout ceux qui voient avec peine la *médecine* justifier, par la compréhension trop vaste qu'on a fait prendre à ce mot, la vanité du botaniste ou du chimiste qui se font praticiens, et l'erreur du public qui les appelle, parce qu'ils sont docteurs de la faculté. Le pharmacien lui-même ne peut pas refuser des poisons à la formule d'un romancier qui soussigne Docteur. On croira que j'invente, mais en bien cherchant, nous trouverions des noms propres à mettre au bas de tous ces exemples, afin que l'invention devînt de l'histoire.

Au reste, tant s'en faut que la médecine et le médecin soient estimés et consultés au titre de leur valeur thérapeutique, qui est pourtant leur objet final, que vous voyez ce gros docteur rengorgé dans sa cravate, membre de l'Institut historique de France, correspondant de plusieurs Académies de province et qui voudrait bien dire aux passants : « J'ai fait un livre sur les diathèses réelles ou possibles, et je rêve en ce moment le plan d'une statistique morbide pour servir à l'histoire du bas empire; avec cela je compte multiplier ma gloire et ma clientèle deux choses inséparables dans le monde médical dont je fais partie. » Voilà une appréciation de la médecine faite du haut de la vanité du médecin.

Tant s'en faut vous dis-je que la médecine et le médecin soient jugés au titre de leur utilité pratique, que tel savant pour avoir publié un livre qui conclut à l'impuissance des remèdes, et avoir fait une brochure sur la sagesse de la thérapeutique expectante, devient médecin de la couronne, officier de plusieurs ordres, professeur de plusieurs cliniques, chef de plusieurs missions orientales, etc., et le public ebahi applaudit; étonnez-vous ensuite que le malade, trompé par tant de marques de distinction, prenne toutes ces récompenses pour autant de mérites humanitaires, et n'accoure échanger un pronostic fatal ou une formule innocente pour une somme d'argent proportionnelle à la gloire du docteur. Voilà pourtant une appréciation de la médecine faite du bas de l'ignorance publique.

Mais qu'importe, c'est le public qui est malade et qui paie; les titres honorifiques ne seraient que feuilles mortes, s'ils n'étaient appât de consultations dorées. Le malade est par état sujet à l'illusion ; vous lui en faites, vous trompez donc sa confiance facile; n'ayant pour guide d'autre enseigne que le grand nom que vous avez fabriqué, il court où vous l'adressez. Le médecin des pauvres qui guérit en un jour plus de maladies que votre illustration n'en guérit en un an, se plaint avec raison, que vous conspirez contre l'humanité et que vous avez conjuré sa misère.

Le terme de tous ces désordres se trouve dans la définition que nous avons posée de la médecine; celles qu'en ont données les savants sont trop indépendantes de l'homme qui l'exerce, la nôtre implique surtout l'œuvre et la moralité du médecin.

N'espérant pas changer subitement un état d'abus, que les plus puissants sont trop intéressés à perpétuer, la médecine et le médecin continueront d'être une foule de choses, avant d'être une science et un savant qui guérissent l'un avec l'autre ; c'est pourquoi jetons l'ébauche d'une classification de docteurs où l'on reconnaisse ceux que notre définition recommande aux malades.

En attendant donc que l'avenir ait corrigé le présent, il y aura :

1° des médecins universels, répondant au nom de toutes les maladies; ils seront considérés comme les artistes de la science ; car nous ne pouvons pas comprendre une pareille multiplicité dans un homme, si le génie ou l'intuition ne s'en mêlent : nous les recommandons aux malades qui regrettent l'astrologie.

2° Des médecins aux sciences accessoires. Tels sont tous mécaniciens, physiciens, chimistes, botanistes, zoologistes, etc., et au fond docteurs : savants fort estimables dans leur branche respective, que nous supplions les malades de ne pas déranger de leurs travaux.

3° Des médecins aux sciences moyennes ou préparatoires : physiologistes, anatomistes, droguistes, bandagistes, etc. savants indispensables aux praticiens, et dont nous prions les malades de respecter les moments précieux.

4° Des médecins amateurs : philosophes, théoriciens, classificateurs, critiques, littérateurs, bibliographes, bibliophiles, etc., hommes de conseils pour leurs confrères, complétement nuls pour les malades.

5° Des médecins opérateurs : chirurgiens, orthopédistes, accoucheurs, remetteurs, etc. classe de praticiens spéciaux, qui ont tort de repondre à l'appel des malades qui sont travaillés de la goutte, de la gravelle ou d'une fièvre quelconque.

6° Médecins à spécialité. Les seuls vrais médecins ; ils ont pour devise : qui tout embrasse, rien n'étreind. Aussi la théorie pathologique de l'organe qu'ils ont adopté leur en permet la pratique thérapeutique et *vice versa*. Devoués à la conquête de la maladie qu'ils ont prise pour but de leur activité, ils peuvent la suivre dans ses variations, nuances et complications ; ils peuvent en étudier les remèdes jusqu'à la découverte du *spécifique* dont ils ne désespèrent jamais. Le spécialiste enfin est le médecin que l'avenir appelle, que les malades cherchent, que la médecine attend, que la Providence prépare. Laissez-le passer, il vient justifier, pour sa part individuelle, la signification du nom de la science qui lui a fait son titre, remplir la mission de la médecine et du médecin au milieu de l'humanité.

V.

Qu'est-ce que la Maladie en général ?

Après de longues méditations et de nombreuses comparaisons sur cette question qui est la pierre d'achoppement de la science sans autorité, nous sentons le besoin de déclarer que la *vie* et la *mort*, la *santé* et la *maladie* n'ont de vraie définition que dans le sein de la doctrine chrétienne.

Le dogme chrétien a défini la *maladie* une *altération* de l'organisme ; et les médecins depuis Hippocrate ont répété invariablement le mot *altération*, sans se demander la signification radicale de ce mot ; sans voir s'il rendait ou s'il contrariait l'opinion ou l'idée systématique qu'ils se faisaient de la maladie. Les annales de la médecine ne témoignent pas à l'homme sérieux d'une légèreté plus grande en aucun autre genre. Le mot *altération* qui primitivement implique l'action d'un *autre*, d'un principe étranger à l'organisme, a fini de corruption en corruption par signifier un simple changement dans l'organisme lui-même. L'effet a pris la place de la cause ; le changement en mal qui est le fait de l'élément extérieur, ennemi de l'organisme ne l'a pas même présupposé.

Dites à l'horloger que votre montre a subi une altération. Je veux qu'il comprenne que le mécanisme a changé ; mais il ne s'arrête pas là, il cherche la cause étrangère à l'instrument qui a causé l'altération.

Dites au jardinier que ses fruits *s'altèrent* avant la maturité, il comprendra qu'ils changent en mal ; mais il va plus loin chercher le principe ennemi qu'il accuse de ce changement.

Pour avoir le droit d'être philosophes, les médecins n'ont pas le devoir d'être conséquents comme le jardinier ou l'horloger : vouloir qu'il n'y ait pas d'effet sans cause, d'*altération* sans une *autre*, c'est bon pour des artisans. Or, les médecins sont des savants ; laissons-les dans l'orgueil de leur profonde science et procédons sans eux.

L'homme se compose en vérité de trois principes de vie, 1° un principe d'intelligence, l'entendement, 2° un principe de morale, la volonté, 3° un principe organique, le corps vivant. Nous abandonnons les deux premiers aux psychologues purs, nous parlerons du principe organique comme médecin.

Le corps vivant ou l'organisme, Hippocrate l'appelle *enormon*, Boerhaave l'a traduit *impetum faciens*, Van Helmont *archée*, Stahl *âme physique*, Barthez *principe vital*, d'autres l'ont appellé *force motrice*, *principe d'activité*, *nature*, *nisus formativus âme corporée*, etc. Autant de variantes pour désigner le principe substantiel qui préside aux fonctions de la vie organique, en d'autres termes, qui est le sujet de la santé et de la maladie ; car c'est lui qui jouit de l'une ou qui souffre de l'autre, sans jamais perdre dans ces divers états son identité fondamentale.

Par sa constitution primitive, j'entends au sortir

des mains du Créateur, le corps ne pouvait que jouir, Dieu lui ayant fait la santé en partage; et s'il n'eût pas existé dans la création de principe ennemi de l'homme, cet état eût continué indéfiniment. En d'autres termes, sans l'existence d'un élément étranger, sans l'intervention funeste d'un principe de mal, d'un *autre* enfin, l'homme n'eût jamais souffert d'*altération*.

Le principe humain une fois atteint ou affecté de ce vice *originel*, la santé a été attaquée dans son principe, elle n'est plus pure et stable, le principe n'étant plus simple et intégre; la cause doit avoir son effet.

Les théologiens et les poëtes diront toute la profondeur de la chute de l'homme ; pour nous médecins, contentons nous d'en constater quelques résultats organiques :

Par l'introduction de l'*autre* principe, de l'élement mauvais dans la créature humaine, il s'est fait une sorte de dualité intestine, de duel permanent dans l'homme : la vie qui eût été une ACTION, si l'homme fût resté pur, est devenue une RÉACTION; la santé qui eût été l'état de cette action est devenue l'état de cette réaction. Ce qui fait qu'elle est toujours dans une espèce d'équilibre instable; déjà altérée primitivement, quand on l'a dit bonne, surchargée et fléchissant sous le poids de toutes les autres forces de la nature qui l'environne, quand on l'a dit mauvaise pour dire que le corps est malade. *Infirmitas omnibus morbis patet* dit Celse : la faiblesse de l'homme donne prise à toutes les maladies. C'est très-profond pour un païen ; le chrétien va encore plus loin, il se demande la cause de la faiblesse, et il l'a trouve dans l'occupation du principe vital par le principe du mal.

Je me figure parfois l'organisme dans l'état que nous appellons de santé, comme le groupe de deux ennemis qui luttent à bras le corps ; or, imaginez qu'en cette opposition de forces égales, qui se suffissent pour la résistence, il survienne du milieu qui les entoure une force nouvelle qui les attaque ; si faible qu'elle soit, elle incline et renverse le groupe ; d'où l'homme malade.

Je me figure aussi l'organisme en santé comme un fruit hâtif qui résiste aux efforts d'un ver qui s'est établi dans sa pulpe ; avant l'introduction de cet ennemi, la nature n'avait que des éléments et des forces prospères pour le fruit ; depuis son introduction, la rosée du matin qui le raffraîchissait, le corrompt, les rayons du soleil qui lui apportaient la couleur et l'arome, hâtent sa corruption.

Voilà l'image de l'homme organique : avant l'introduction du ferment funeste dans l'agrégat vivant, la nature n'avait que des faveurs pour lui ; depuis, elle n'a que des forces qui l'épuisent et l'altèrent jusqu'à ce qu'elles le renversent.

Otez par la pensée du sein de l'organisme dont il tient toutes les puissances en échec, cet hôte ennemi, vous rendez à l'homme corporel toute son énergie primitive ; vous le réconstituez dans son unité et sa simplicité ; vous le rétablissez du coup dans sa domination sur toutes les forces de la nature. L'homme fut fait pour régner sur toute la création inférieure ; regardez-le aujourd'hui, il la subit bien mieux qu'il ne l'impose. Tout ce qui semble mystère aux savants est là : l'organisme qui est tout occupé à la résistance interne doit être très-susceptible aux provocations extérieures, très-faible contre les forces du dehors. Ainsi nous accorderions aux physiologistes que toutes nos maladies nous viennent des causes externes ; mais il leur reste a expliquer pourquoi ces causes ont plutôt des effets funestes que des effets favorables ; pourquoi, dis-je, la nature est ennemie de l'organisme ? Ils rient faute de réponse. Elle en est l'ennemi, je le répète, parceque l'homme s'est mis à son égard dans la position d'un athlète aviné que le vent fait chanceler et que l'enfant fait tomber sur la voie ; que pourraient le vent et l'enfant, si la force de l'athlète n'était intérieurement tout occupée à resister à l'action du vin ? Ainsi, au fond, ce n'est pas la nature qu'il faut appeller ennemi, c'est l'élément primitif, qui lui livre l'homme sans force ; c'est le principe du mal qui a envahi et qui occupe toutes les facultés du principe vital. Tout est rebelle à celui qui n'a plus rien pour se défendre quels que soient d'ailleurs ses moyens propres ; tout est soumis à celui qui conserve avec sa royauté les forces libres qui en sont l'apanage. Hélas ! si l'homme conserve sa royauté, convenons qu'elle n'est guère que traditionnelle ou nominale.

Il n'y a donc réellement plus de santé pour l'organisme, ce que nous appellons de ce nom, c'est l'état de réaction ou de résistance interne ; c'est un état d'affection permanente ; c'est le résultat de la dualité antipathique du principe du bien qui eût fait la santé primitive, et du principe du mal qui l'a vicié pour faire la santé actuelle, état que les médecins chrétiens du moyen âge désignaient si profondémment par les mots : *lues*, *labes* ou *tabes*, dont nous avons détourné le sens, et perdu la valeur scientifique, ce qui fait que nous expliquons si pauvrement les maladies ou les fièvres surnommées *essentielles*.

Mais si ce que nous prenons pour la santé, est déjà une maladie, que faut-il entendre par ce que nous appelons maladies ? Nous allons répondre à cette question.

Jusqu'ici le mot nature n'a servi qu'à désigner l'ensemble des forces du dehors auxquelles l'organisme est en proie. Mais cette nature extérieure suppose une nature interne, humaine, par laquelle l'homme est un petit monde, un résumé de l'univers, un microcosme comme disait Paracelse. Or, dans le petit monde, depuis que l'unité en a été altérée par le vice originel, il peut se passer un ordre de choses analogues à ce que nous avons vu entre l'homme et l'univers.

1° L'homme, dis-je, peut se trouver raillé en lui-même par ses propres forces et devenir malade par le fait. Est-ce l'effet des eaux, des airs, des lieux et des substances qu'ils contiennent? Point du tout; c'est tout simplement une évolution organique qui s'opère; les développements de la créature sont à ce prix, il n'y a pas de progrès organique sans crise intestine: la naissance, la dentition, la puberté, la virilité et le retour, tous ces passages marquent autant d'époques critiques dans la vie. A chacune de ses transitions, l'organisme doit se rappeler durement qu'il est divisé, et qu'il doit reconstituer une sorte d'unité passagère dans son agrégat. J'appelle ces états critiques des maladies *nécessaires*. Ici la médecine n'a qu'une œuvre expectante: laisser faire, si les forces du bien dominent les forces du mal, et applaudir aux phases de la lutte, prêt à les aider si elles demandent des secours extérieurs pour être victorieuses.

Règle générale, ces maladies ayant leur cause morbifique interne, le remède ou la force curative doit être interne, et l'organisme doit se suffire à lui-même pour effectuer son évolution, à moins qu'il n'y ait complication ou conspiration de la part des agents environnants: je veux dire, par exemple, que la dentition s'opérera avec l'effort ordinaire du sujet; mais que l'enfant soit exposé aux excès ou défauts d'un milieu trop sec ou trop humide, trop ou trop peu éclairé, trop ou trop peu aéré, trop chaud ou trop froid, que sa constitution héréditaire soit plus ou moins viciée, le médecin verra autant d'ennemis à combattre qu'il y a là d'éléments étrangers à la germination et à la naissance des dents. Ainsi, pour les maladies nécessaires au développement du corps lorsqu'elles sont pures, le médecin n'en a que le spectacle et la méditation.

2° L'exercice vital de l'organisme qui, dans son état d'unité et de pureté primitive, était destiné à s'exécuter simplement, *simpliciter*, comme disait le physiologiste du moyen âge, ce qui signifie, avec le ton et la précision organiques voulues pour une santé inaltérable; cet exercice, dis-je, après un certain temps de régularité passable s'altère; il semble que les humeurs se soient épaissies ou avariées, que les solides se soient affadis ou émoussés, que les fluides se soient épuisés ou accumulés, que sais-je encore, si je voulais répéter toutes les hypothèses des pathologistes pour expliquer la cause des maladies *essentielles;* le fait est que le jeu de la machine est lourd et que les fonctions accusent un état de saburre ou de pléthore qui demande dégagement, purification ou rétablissement d'équilibre. Tel est le résultat des fonctions organiques depuis que l'homme est déchu.

En cet état de choses que va faire l'organisme? Il va susciter lui-même un mouvement de purification: voilà les *fièvres essentielles.* N'en cherchez pas le lieu, ni le siége, elles opèrent généralement sur chaque partie constituante de l'agrégat. Ici la médecine cesse d'être expectante: le médecin sachant que l'organisme est altéré par des restes de tous les aliments mal élaborés que la force interne demande à expulser, va s'influencer des indications de la nature organique, la suivre et l'aider de tous les moyens que la thérapeutique met à son service pour dégager le plus promptement les surfaces engorgées, et rendre à chaque ressort son activité nécessaire. Ici, enfin, le médecin verra une lutte de forces internes contre des éléments extérieurs qui n'ont pas été convenablement assimilés, et il agira en conséquence.

Il nous reste à examiner un troisisième genre de maladies, j'entends celles que les pathologistes modernes considèrent comme purement locales, et qui, en vérité, le sont plus ou moins.

3° Nous savons que les forces extérieures, les agents naturels, les eaux, les airs, les lieux et les propriétés qu'ils recèlent sans être précisément ennemis de l'homme, peuvent exercer sur l'organisme une action funeste. De plus, nous savons que ces forces et propriétés, qui assiégent le corps humain, sont différentes entre elles, et quelques fois même opposées en intensité et en action; or, supposez:

A. Qu'un de ces agents extérieurs vienne à agir violemment contre l'organisme, non pas sur une portion, mais sur l'ensemble de l'organisme; comme ferait l'humidité ou une alimentation malsaine; le principe organique se sentant atteint d'une manière plus ou moins générale, va établir un foyer morbide sur une partie du corps, acculer le mal sur un organe, y concentrer toutes ses puissances vitales pour lui mieux résister et plus facilement l'expulser. S'il y parvient, la victoire lui reste, et l'organisme se rétablit peu à peu des épuisements de la lutte.

B. Qu'au contraire, l'agent extérieur au lieu d'agir généralement sur l'organisme, frappe ou affecte l'agrégat par une de ses parties, soit une lésion interne ou externe; c'est sur ce point que les puissances organiques vont porter leur conspiration active, cernant le mal qui tend à s'étendre de la partie sur le tout, et le forçant à restreindre les limites de son empire jusqu'à la victoire complète.

Tel est le procédé de l'organisme vivant pour opérer son rétablissement ou la guérison. Ici le médecin devient le serviteur intelligent de la nature humaine: coopérer à la réduction locale de l'affection générale, coopérer à l'évacuation de l'affection partielle. Concourir avec le principe organique pour empêcher le mal localisé de propager sa corruption à l'agrégat, ce qu'il tend à faire pour arriver à sa fin, qui est la mort; voilà l'œuvre sommaire du médecin: en général spectateur paisible lorsque les forces du bien l'emportent sur celles du mal, très-souvent spectateur agissant quand c'est l'inverse, ce qui est malheureusement trop fréquent.

Résumons cet exposé : La vie organique actuelle étant une réaction, la santé qui en est l'exercice est déjà un état morbide, et les phases nécessaires du développement corporel qui en sont les âges, sont des époques critiques. Voilà la condition de l'homme en soi. Voyons la condition de l'organisme en rapport avec les éléments extérieurs qui l'environnent : L'activité interne à l'égard des choses qu'elle élabore, étant imparfaite, l'assimilation et l'excrétion sont incomplètes ; les aliments, dit-on, sont *incrassants* ou *ecpictiques*, pour dire que leur usage émousse ou charge la machine ; de là la nécessité par intervalles d'une conspiration intérieure, de mouvements généraux, de la *fièvre* en un mot, qui épure, expulse et rende au jeu du système son acuité temporaire. Enfin, l'organisme incessamment occupé par mille résistances diverses est-il contraint de subir l'attaque partielle ou générale d'une force extérieure ? il en localise l'effet par le moyen des énergies dont il peut encore disposer, et présente le spectacle intéressant d'un être qui sait et qui enseigne au médecin le moyen de vaincre un ennemi puissant, tantôt en le réduisant à une petite surface, tantôt, au contraire, en le laissant s'étendre et s'éparpiller comme pour délayer sa puisance.

Voilà les cinq états généraux de l'existence actuelle : la vie organique, la santé, les évolutions critiques, les fièvres essentielles, les affections localisées ou locales ; ce sont en vérité cinq catégories pathologiques, le champ et les limites de la médecine. La mission finale du médecin consiste donc à prendre parti pour le principe organique, c'est-à-dire à l'aider dans les efforts qu'il fait vers sa pureté primitive.

Dans la doctrine catholique qui définit la vie entière une réaction, la santé et la maladie actuelles n'ont pas une définition essentiellement différente : l'une est un état de réaction facile, l'autre de réaction pénible. Du jour de sa conception à l'heure suprême de sa mort, l'organisme lutte incessamment contre des forces ennemies ou contraires. De la maladie à la santé actuelle, il n'y a donc que la différence du plus ou moins d'effort contre les agents extérieurs ou les forces internes gagnées au service du principe étranger.

Moralement parlant, de quel avantage peut être la définition chrétienne de la maladie ? L'homme sensé ne demande jamais à quoi peut être bonne la lumière de l'Evangile ; il sait que tout est ténèbres sans elle. Je signalerai pourtant un avantage entre tous les autres : Le médecin devenu chrétien par cette seule définition reconnaît avec Saint-Paul, que le mal est entré dans le monde par le péché, et que les maladies de l'homme sont le fait et la conséquence d'une chute primitive qui a brisé l'unité organique ; or, le péché étant réparable, *toute maladie est curable*, chaque affection, dis-je, a son remède et son spécifique trouvé ou à trouver. Par conséquent la *phthisie*, pour n'en citer qu'une, ne doit plus être un objet de désespoir pour le médecin non plus que pour les familles qu'elle désole.

Ce chapitre est encore moins un cadre pratique qu'une profession de foi pour le médecin. Je voudrais que le praticien avant même de détacher sa spécialité d'élection du vaste domaine de la maladie, eût la conviction de cette vérité : c'est que l'organisme est *altéré* dans sa source et par suite de cette altération originelle livré à toute sorte d'antagonismes qui font autant d'espèces morbides. Il n'en faudrait pas davantage pour dissiper le chaos qui fait de la médecine une science sans principe et sans méthodes, du médecin un savant sans conscience et sans but, du remède enfin un agent empirique lorsqu'il n'est pas jeté au hasard.

VI.

Qu'est-ce que la Maladie en particulier?

Dans le chapitre précédent, nous venons d'étudier la maladie en général ; nous l'avons, dis-je, considérée dans l'humanité plutôt que dans l'homme, dans la condition formelle de l'organisme plutôt que dans la constitution particulière de l'agrégat corporel ; nous l'avons expliquée dans ce qu'elle a de commun plutôt que dans ce qu'elle a de spécial, dans ce qu'elle a d'identique et de permanent plutôt que dans ce qu'elle a de différentiel et de passager ; en un mot, nous nous sommes élevé au-dessus des faits variables pour n'en voir que le fond constant ; et nous croyons avoir fait ce que ne font plus les savants modernes, par je ne sais quel dédain d'auteur qui cache peut-être l'impuissance : nous avons cherché une formule de la maladie dans les lois vitales de l'organisme actuel. Ce sera, si l'on veut, une abstraction spéculative, comme toutes ces vieilles méthodes logiques qui allaient chercher un principe pour procéder légitimement dans la voie des conséquences ; mais, selon nous, cette abstraction, toute théorique qu'on l'accuse d'être, aura le mérite d'être nécessaire et indispensable à l'explication de la réalité pratique.

Je sais qu'il est bon nombre de célébrités médicales qui se vantent gravement de se passer d'explication ; nous n'en sommes pas arrivé à ce degré d'indépendance ; la renommée ne nous dispense pas encore de ces minuties. En attendant, ce qui distinguera notre livre de toutes ces œuvres modernes qui prétendent avoir donné le dernier mot de la science médicale, c'est le chapitre précédent qui en donne le premier ; non pas que nous croyions l'avoir inventé, mais seulement renouvelé des anciens du moyen âge, le temps où la médecine a fait sa philosophie.

Tout ce qui va suivre dans ce travail n'offrira rien de particulier que tout autre livre n'eût pu dire, que tout autre médecin n'eût pu écrire ; sauf quelques différences qui sont le cachet de l'individualité distinctive entre un écrivain et un autre, tout auteur voulant parler d'une maladie spéciale et d'un remède spécifique l'eût fait comme nous. C'est donc ici, selon nos pathologistes modernes, que j'aurais dû commencer mon ouvrage ; mais je ne crois pas comme eux au temps perdu lorsqu'on l'emploie à la science générale, pourvu que l'on ait pour but préconçu d'en mieux étayer sa science spéciale et sa pratique réelle.

Un jour, Gœthe, le poëte de l'Allemagne, s'amusa, dans ses moments perdus, à composer une dissertation de quelques pages sur la botanique. D'un tel homme on n'attendrait guère mieux qu'une description poétique d'un végétal ou de la végétation à la manière de Bernardin de Saint-Pierre ; et si tant est que par exception il eût touché à la science, ce ne devait être qu'une découverte d'anatomie phitologique, une détermination nouvelle des vésicules du pollen, quelque particularité curieuse enfin qui l'eût intrigué au milieu de ses études dramatiques. Point du tout, le poëte s'était fait un instant philosophe, il avait jeté un coup d'œil transcendant sur le règne végétal, je ne sais trop par quelle préférence ; il n'en avait pas même vu une plante, tant il avait regardé de haut. L'idée panthéistique du développement universel, soufflée par Schelling et Hegel, avait fait tous les frais et fourni toute la trame de cette spéculation.

Lorsque la *Métamorphose des plantes* parut en 1790, le nom de l'auteur en recommanda la lecture ; mais les botanistes qui pensent qu'on ne peut guère mériter de la science qu'après avoir fait plusieurs tours du globe, le nez rasant la terre, s'écrièrent : Voilà bien un tour du génie allemand, paresseux et casanier de sa nature ; et mille autres critiques de cette force. La brochure, enfin, n'avait vu le jour que pour avoir le droit de mourir le lendemain. Vingt ans après,

Dupetit-Thouars et Turpin, pour ne parler que des Français, la ressuscitaient de l'oubli indigne, en justifiaient tous leurs travaux et en vérifiaient toute la botanique : — La plante tout entière, jusqu'à la fleur inclusivement, ne fut, en vérité, que le bourgeon primitif développé. — C'était le fond de la thèse de Gœthe.

Les botanistes voulurent relire le livre; la plupart nièrent l'avoir jamais lu, inventant même pour excuse un *alibi* aux Cordilières lors de son apparition.

Si bien, enfin, qu'après cette seconde lecture, tous ces batteurs en grange, ces collecteurs d'herbiers, ces physiologistes à microscope, ces classificateurs à fantaisie, auraient volontiers échangé tout leur butin analytique pour la rêverie synthétique du poëte de Weimar.

De la botanique le bruit de la révolution retentit dans toutes les sciences naturelles : l'application ou la transposition était facile ; je ne m'explique pas même comment Gœthe ne la fit pas, n'ayant que le mot de *plante* à changer par celui d'*animal* ou de tout autre chose à son gré ; car tout se développe et part d'une monade primitive pour arriver au terme de son *procès*, comme on dit au delà du Rhin : l'artiste voulut laisser quelque chose à faire aux savants. Les savants devinèrent donc, dans un moment d'enthousiasme propre, — que les planètes n'étaient qu'un développement du noyau qu'elles avaient promené et élaboré du temps qu'elles étaient des comètes errantes, — que l'animal n'était que le développement d'un globule élémentaire, — que tous les os des vertèbres n'étaient que le développement d'une vertèbre, etc. Enfin, chacun dans son genre scientifique transposa l'idée de Gœthe, et l'on peut s'assurer que tous les termes du progrès moderne qu'on a attribués à l'histoire naturelle dans toutes ses branches diverses, sont dus à cet opuscule, qui n'a d'autre mérite, à nos yeux, que celui d'avoir propagé le levain funeste du panthéisme, mais de l'avoir fait avec une formule abondante en applications et par une méthode dérivée d'un principe spéculatif. Il n'y a que les livres à principes qui aient une véritable destinée; il n'y a que l'idée qui soit lettre vivante; il n'y a que la loi qui soit féconde en résultats pratiques. Heureuse la science dont le principe et la loi vont prendre leur source au sein de la vérité.

La moralité de cette citation est facile à comprendre : Nous avons tenté en médecine ce que Gœthe a fait en botanique : nous avons cherché et posé une formule générale de la maladie, avec cette différence que nous ne l'avons pas subie de l'influence passagère d'un système philosophique; mais que nous avons été la puiser à la source de la révélation, pour sauver notre faiblesse et justifier notre témérité. Les dédains qui nous attendent comme Gœthe pour cette élucubration nouvelle sont prévus, l'espérance nous les rendra faciles à supporter quand ils ne seront pas dignes d'une réponse. Voyez plutôt à l'horizon du monde médical ; il s'y manifeste des velléités de spéculation, des instincts de méthodes, des tendances philosophiques enfin ; la médecine se pique d'honneur, elle cargue ses voiles pour le *progrès* des progressistes ; selon nous, il vaudrait mieux cingler pour le progrès des chrétiens qui revient prendre son vent et ses vivres en arrière. Voilà le motif et l'intention de notre chapitre précédent ; inviter les philosophes médecins à revenir en arrière, puisqu'ils n'ont pas engagé leur science dans ces voies modernes où ont sombré tant d'autres vaisseaux scientifiques ; il y a vraiment quelque chose de providentiel dans l'ignorance et l'écart où la médecine s'est tenue par rapport au système du progrès, elle qui de tout temps s'est approprié, la première, le bénéfice et l'application des systèmes philosophiques.

Mais reprenons notre sujet. Qu'est-ce que la maladie en particulier ? la réponse est facile. Si la maladie en général est l'état d'antagonisme de deux principes ou forces contraires dans l'organisme, une maladie est un de ces états d'antagonisme ; n'oubliant jamais que la possibilité de cet antagonisme, soit général, soit partiel, provient de l'*altération* primitive du principe organique par le principe du mal ; provient, dis-je, de la chute de l'homme, laquelle est la cause logique *sine quâ non* de toute maladie.

Cette définition primordiale justifie tous les tableaux nosologiques des auteurs ; tandis que sans elle toute classification manque de base et part pour ainsi dire d'à moitié chemin; avec elle, toute classification pathologique a sa raison et son point de départ à la source même de la maladie. C'est là l'état morbide le plus général, et il faut que tout tableau méthodique l'exprime ou avertisse qu'il le sous-entend; sans cela il n'y a pas de classification valable ou vraiment scientifique; car toute science implique un principe au delà duquel l'intelligence ne puisse rien demander.

Or, jetez un coup d'œil sur la meilleure des classifications reconnues, soit celle du savant professeur Tourtelle; vous voyez que le plus haut degré de la généralisation, est la division de la maladie en cinq classes : Les *pirexies*, les *flux*, les *suppressions*, les *nevroses*, les *cachexies*; or, ces cinq divisions expriment seulement la forme extérieure qu'affecte la maladie; mais avant de prendre une forme matérielle, la maladie a une essence primitive. Que diriez-vous d'un antropologiste qui croirait avoir bien défini l'humanité, en disant, les *noirs*, les *blancs*, les *cuivrés*, les *Français*, les *Esquimaux*, etc., une classification bien faite est une définition graduelle qui va du général au particulier ou du particulier au général? Essayez cette règle sur le tableau du professeur Tourtelle. Qu'est-ce que le torticolis? c'est une maladie de l'ordre des spasmes fixes, de la classe des névroses. Le tableau ne va pas plus loin; mais l'intelligence vous demande encore ce que c'est que les névroses; puis vous dites d'emblée que le torticolis est une maladie;

je voudrais bien savoir ce qu'est la maladie.

A l'avenir, il faut donc que toute classification expose ou suppose celle-ci :

Maladie? Antagonisme de deux principes contraires dans l'organisme.	La vie actuelle La santé actuelle Le développement actuel Les affections essentielles Les maladies locales	organiques

Après cela peuvent suivre toutes les divisions qu'il a plu et qu'il plaira aux savants d'établir dans le champ de la douleur humaine, nous les acceptons toutes avec quelques préférences qu'il est peu important de signaler. Nous croyons sans orgueil avoir reconstitué le commencement de la science médicale, avoir ajouté aux médecins et à leurs travaux ce qui leur manque ; que nos confrères ne méprisent pas ce que nous leur apportons, tandis que nous estimons ce qu'ils ont apporté. La théorie et la pratique, la tête et la queue du serpent d'Esculape, se cherchent pour se réunir ; ne vous opposez pas à ce mouvement qui vous promet l'unité de lamédecine, depuis trop longtemps, à l'état fragmentaire.

Nous ne voyons plus que des individualités morbides, des organes affectés, il semble que les livres n'auraient plus rien à dire si leurs chapitres ne commençaient pas par le nom d'une femme ou d'un homme. Mais avant de voir Pierre ou Paul malades, il faudrait avoir dit ce qu'est l'homme malade, et expliqué la possibilité de la maladie dans l'humanité. Avant de décrire un organe affecté, il faudrait avoir établi ce qu'est l'affection dans l'organisme; il faudrait faire de même dans l'étude des remèdes. Point du tout, l'analyse nous absorbe en pathologie comme en thérapeutique, et, chose singulière, ces observations fractionnaires, partielles, qui devraient immédiatement aboutir à la spécialité pratique du médecin, en sont aussi loin que de la généralité spéculative. La médecine flotte entre ses deux extrémités logiques, et semble ne pas se douter qu'elle a un principe philosophique pour source et un but pratique pour terme final : tant il est vrai que nous faisons de la science indigne de ce nom !

Qu'est-ce qu'une inflammation d'intestins ? Réponse : une *entérite* : et du péricarde ? une *péricardite* : et de la conjonctive ? une *conjonctivite* : et de l'oreille ? une *otite*. Qu'est ce qu'une douleur de nerf sciatique ? une *sciatique* : et du nerf facial ? une *névralgie faciale*. Qu'est ce qu'un ongle qui rentre dans la chair ? c'est un *ongle rentré dans les chairs*. Vous convenez que si la médecine s'arrêtait là de sa philosophie , il faudrait rire du titre de docteur. Nous savons qu'elle s'élève plus haut dans ses élans de généralisation : elle va de l'*espèce* au *genre*, du genre à l'*ordre* et enfin à la *classe* ; mais à ce point elle s'arrête essoufflée, et le médecin qui l'y a poussée, est pris de vertige transcendantal. Criez lui ce que c'est que le *diabétès sucré ?* Il vous répond : c'est une *espèce* du *genre* diabétès, qui tient à l'*ordre* séreux de la *classe* des flux. Arrivé au flux, le pathologiste perd la tète et sent le besoin de venir secouer sur la terre le nuage où il l'avait perdu.

Vous croiriez peut-être que le livre va confesser la faiblesse de son auteur. Vous connaissez peu la gent médicale; la préface pose un défi orgueilleux au passé, au présent et à l'avenir de monter jamais au delà d'une pareille conception de la maladie humaine. Le premier et le dernier mot de la médecine, l'alpha et l'oméga scientifique sont là : Bichat et Broussais ont tout dit; nous n'avons plus qu'à répéter indéfiniment. Du Broussais et du Bichat ! en voilà de la profondeur et de l'abstraction! Ce sont là pourtant les deux génies transcendants des temps modernes.

La légèreté de nos auteurs se manifeste sur tous les points cardinaux de la science: ainsi la médecine n'a sans doute rien de plus profond que son aphorisme : *Contraria contrariis curantur.* C'est là évidemment la formule thérapeutique et pathologique la plus générale. Or, cherchez combien d'entre ces auteurs qui fondent sur elle leur allopathie théorique et pratique ont eu la conscience de ce fondement.

En vertu de cet aphorisme, en effet, 1° lorsque la nature interne se suffit à elle-même pour se guérir d'une affection primitive, cela suppose au moins une force contraire à une autre dans l'homme. Il existe donc une dualité antipathique ou allopathique dans l'unité de l'organisme; dualité morbifique tant qu'il souffre, dualité curative tant qu'il guérit ; ils ne se doutaient pas de cette conséquence implicite; 2° Lorsque la nature de l'homme a besoin du secours d'agents extérieurs pour se guérir, cela suppose au moins dans les substances du dehors des vertus contraires à l'élément morbide interne; il y a donc une dualité allopathique, contradictoire entre telle force externe et telle force interne; ils n'ont pas réfléchi jusque-là. La preuve qu'ils n'ont pas acquis la conscience de la signification de l'aphorisme qu'ils répètent, c'est que cette contrariété directe de la force morbifique et de la force médicatrice est la source de la spécialité médicale, j'entends de la spécificité des remèdes. Le but de la thérapie universelle est de chercher la force directement contraire à celle du mal : supposez que le médecin la trouve, qu'à-t-il trouvé si ce n'est le spécifique? Or, la médecine nie les spécifiques, et du même coup nie la guérison possible de certaines maladies, telles que la phthisie.

Si les médecins eussent été bien pénétrés de la valeur scientifique de cet aphorisme, il est infaillible que leur pensée ne s'en fût agrandie jusqu'à comprendre la nature universelle comme un vaste système de forces et de propriétés où celles qui servent à produire le mal dans l'organisme ont des analogues contraires qui servent à produire la guérison. Qui peut douter que cette vue spéculative du philosophe, n'eût été vérifiée par l'expérience consécutive des praticiens. Ainsi, chaque espèce morbide ayant son espèce médicamenteuse, chaque élément morbifique ayant dans la nature son élément médicateur, *l'a priori* proclamait l'existence des spécifiques, ce que *l'a posteriori* aurait justifié. En principe, est-ce que la Providence peut avoir permis un mal, une maladie sans en semer le remède? Il faut avoir voué son intelligence à la mort pour arracher cette conviction à la vie. *Contraria contrariis curantur* : indiquez-nous les exceptions à cette loi qu'ont établie les pères de la médecine? Quel est l'espèce pathologique à laquelle ils n'ont pas reconnu d'espèce thérapeutique? Quel est le mal qui n'a pas de contraire, tant que l'organisme conserve l'énergie pour s'en approprier les vertus? Il a plu a quelques modernes de se distinguer par l'opinion de l'incurabilité absolue de la phthisie; malgré leur autorité médicale, les malades ont continue d'espérer; malgré leur autorité scientifique, l'observation a continué ses recherches et démontré la vanité de leurs pronostics sans appel.

Un jour, sans utopie, l'aphorisme arrivant à son intégrale compréhension, la nature sera considérée comme un foyer rayonnant incessamment tous les éléments de la pathologie en même temps que tous les éléments opposés de la thérapeutique; chaque rayon morbifique aura son prolongement diamétral ou son rayon opposé qui fournira le remède. La boussole du médecin sera complète car elle est déjà ébauchée. Ne pouvons-nous pas, en effet, opposer aujourd'hui même au rayon naturel qui produit les *fièvres périodiques*, le rayon naturel qui fournit le *quinquina*? au rayon des *maladies psoriques*, le rayon du *souffre*? au rayon pathologique des *scrofules*, le rayon thérapeutique de *l'iode*? au rayon morbide de la *phthisie*, le rayon spécifique du *Goudron*? et plusieurs autres *oppositions* que nous fournirait principalement l'homœopathie qui les appelle *analogues* ou *semblables*, faute d'avoir bien compris les termes de l'aphorisme qui les appelle *contraires*? Or, cette roue médicale fondée en théorie sur l'existence des *spécifiques* attend pour remplir ces vides nombreux, l'avénement de la *spécialité* pratique qui se manifeste de toute part.

INTRODUCTION.

(Deuxième Partie.)

—

Ceux qui voudraient que notre livre commençât ici sont l'objet d'un sentiment tout spécial de notre part, nous voudrions de grand cœur pouvoir leur rendre le temps qu'ils ont perdu à lire ce qui précède ; mais nous leur recommandons la lecture de ce qui suit car nous l'avons écrit pour les malades et les empiriques qui se passent volontiers de savoir ce qu'ils sont et ce qu'ils font pourvu que le mal disparaisse. Désormais, en effet, il n'y a plus de différence entre notre travail et celui de tout ces pathologistes modernes qui ont pour thèse l'étude et le traitement de la phthisie. Je me trompe cependant, nous y avons répandu partout la conviction que la phthisie est curable, susceptible de guérison, c'est ce qui fait la teinte générale de notre dissertation, et l'élément qui a soutenu nos efforts, contrairement à ces gros volumes dont on se demande quel intérêt à pu soutenir les auteurs pour arriver à la conclusion que la phthisie est incurable.

Quant à ceux qui portent encore quelque zèle

à ce que la médecine soit vraiment une science, nous n'avons pas besoin de les avertir qu'il n'y aurait plus que la paresse ou la routine qui les dispensât de lire et de méditer notre première partie.

Nous y avons posé avec quelques développements, les définitions de la vie et de la santé, de la maladie et du remède; nous en avons déduit la définition scientifique de la médecine; tout cela au point de vue de la doctrine catholique. La connaissance des temps où nous vivons nous à réduits à compter sur la curiosité pour captiver l'attention; la religiosité que les savants affectent amènera peut-être un jour la religion. C'est notre espérance.

Pour mettre dans cette seconde partie la théorie de la première en pratique, nous avertissons que nous allons nous livrer à la spécialité. Prenant donc l'espèce pathologique des affections de poitrine, nous allons procéder à l'étude, à la découverte et à l'adoption d'un remède spécifique. La mission médicale que nous avons remplie à l'étranger, n'a pas eu d'autre objet que la phthisie et son remède. Si entre tous, nous avons jeté notre préférence sur un seul spécifique, on verra quels sont les motifs déterminants de cette préférence. Homme d'autorité fondée sur les siècles d'expérience, nous avons vu une substance médicamenteuse dont le nom suit depuis plus de deux mille ans le nom de la phthisie. Nous avons été vaincus malgré nous, et nous nous rendons le témoignage que tout autre à notre place l'eût été par cette unanimité thérapeutique qui a traversé les âges, avec quelques modifications qui ne sont au fond que des développements, des applications variées de la même chose. Le pin préside à la vie, ses produits servent à la santé, le Goudron protége la poitrine, les fumigations du Goudron sont le remède topique des tubercules pulmonaires ; voilà ce que nous allons démontrer par tous les moyens que la science permet, que la médecine justifie.

Quoique la phthisie soit l'objet principal de notre livre, nous ne laisserons pas de jeter en passant un coup d'œil sur les autres maladies qui peuvent affecter la poitrine : les bronchites, les pneumonies, les catharres, les pleurésies, etc.; mais l'étude de ces affections ne sera faite qu'en vue de l'état chronique, c'est-à-dire lorsqu'elles sont arrivées à cet état ou le Goudron peut leur être adressé avec certitude de guérison.

Le mal précédant le remède, la pathologie de la phthisie doit en précéder la thérapeutique ; c'est la marche rationnelle, nous la suivrons. Si nous abrégeons l'exposition des caractères nosologiques de la phthisie afin de nous ménager plus d'espace pour l'exposition du traitement spécifique, c'est parce que le temps est venu de moins briller par le savoir théorique que par l'utilité pratique, par la science du mal que par celle du remède.

Deuxième Partie.

—

PATHOLOGIE SPÉCIALE
DE LA PHTHISIE.

CHAPITRE Ier.

Maladie de Poitrine.

Maladie de poitrine: Expression vulgaire comprenant un ensemble de maladies internes qui ont leur siége dans les poumons ou leurs appendices; expression devenue nécessaire de la part du médecin qui doit, auprès du lit des malades, dissimuler la réalité d'une affection terrible sous le nom vague d'un état morbide qui, ne spécifiant rien, ne donne pas grand chose à redouter.

Le mensonge est devenu une nécessité dans la bouche du médecin, le fait est constant. D'autres apprécieront l'utilité de l'illusion qu'on doit faire aux malades; pour nous, cherchons les raisons de cette cruelle nécessité.

Appelé, toujours trop tard, au milieu des familles pour donner son avis sur l'état d'un de ses membres, le praticien constate une phthisie au troisième degré, ce qui n'est plus difficile : il faut qu'il cache la vérité de son diagnostic au patient, il faut qu'il la voile aux parents, il faut qu'il la dérobe à toute la maison. Qu'adviendrait-il donc, si le médecin déclarait la vérité? Hélas chacun le sait : le désespoir éclate dans la famille : mon fils est poitrinaire ou phthisique, s'écrie la mère éplorée, il est perdu sans ressource. Pourquoi ce désespoir en face de l'homme qui a mission de porter remède à tous les maux? C'est que ce même homme vient de déclarer avec la vérité que la médecine est impuissante contre une telle maladie. Si la phthisie est incurable, le médecin est inutile ; le désespoir de la mère est facile à comprendre, et le mensonge du médecin facile à expliquer. Aussi en pratique civile, au moins il n'y a plus de phthisie, il n'y a plus de poitrinaires. Les malades crachent la matière tuberculeuse la plus pure et la mieux cuite, le praticien ne parle jamais que de *rhumes* ou *catharrhes chroniques*, le mot *bronchite* est arrivé fort à propos pour varier l'expression. Il finit par se faire illusion à lui-même, spectateur vraiment inutile, il assiste au progrès fatal de la maladie, et il prescrit les fleurs et les pâtes pectorales, les sirops pectoraux, abuse des dérivatifs jusqu'à la torture, le tout sans espoir et pour l'acquit de sa conscience. Quelle conscience !

Ainsi la phthisie est devenue un sujet de désespoir et d'alarmes, parce que le médecin a pris sur lui de la déclarer incurable au nom de la médecine. Heureusement que la médecine n'est pas responsable de tous les jugements que lui font porter la vanité et la paresse de ses représentants. Fille de la Providence qui veille sur l'homme déchu, elle proclame l'aphorisme primordial qui la fonde, savoir : *que toute maladie doit avoir son remède*, et ne reconnaît vraiment pour ses enfants que ceux qui cherchent les substances spécifiques dans le sein de la nature, avec la conviction qu'elles y sont, et l'espérance de les y trouver.

Contradiction providentielle ! il y a trois siècles que le médecin dit et écrit que la phthisie est incurable, et ces trois siècles ont produit plus de travaux sur la maladie, plus de recherches, et plus de découvertes en remèdes spécifiques, que les mille ans qui les avaient précédés. Laennec qui a nié la guérison de la phthisie en a déterminé le principe organique. Que diriez-vous d'un homme qui fonde sa gloire sur l'invention et l'usage d'un instrument propre à découvrir l'existence, l'état et les circonstances d'un mal auquel il ne veut pas reconnaître de remède ? Le stétoscope c'est la contradiction glorieuse de Laennec.

Il faut que cette contradiction cesse. Il faut que le mensonge des médecins et l'illusion des malades deviennent inutiles. Vous annoncez bien la gravelle et la goutte, sans que vous ayez les remèdes ; il y a un remède contre la phthisie, nommez-là donc par son nom, lorsque son diagnostic l'accusera. Mascagni a dit : *S'il est un spécifique contre la phthisie, c'est en topique qu'il doit agir, c'est par les bronches qu'il doit pénétrer l'organe malade.* Vous avez les fumigations qui remplissent cette intention. Il est oiseux de répéter l'objection des difficultés de traiter un ulcère interne ; l'ulcère des poumons est en rapport permanent avec l'extérieur, en rapport immédiat avec l'atmosphère, préparez-lui une atmosphère factice. D'autres ont dit qu'il faut attaquer la cachexie dans le vice des humeurs ou des tissus qui est son principe: empiriques, consultez les annales de l'expérience, et voyez si le pin et ces produits ne fournissaient pas déjà, du temps d'Hippocrate, le spécifique qui possède cette vertu. Il ne faut pas crier à la nouveauté, le Goudron est vieux comme la médécine; il ne faut pas dire que nous renouvelons des grecs, le Goudron n'a pas cessé de servir les praticiens de tous les siècles. Donnez-le en vapeur, en eau ou en pilules, donnez-le solide, liquide, gazeux; il se prête à toutes les formes pharmaceutiques, à toutes les formules thérapeutiques. Voilà le remède spécifique. Désormais vous pouvez dire la vérité et sauver le malade, au lieu de le laisser mourir dans une vaine illusion.

Une critique mesquine pouvant traduire notre pensée sur le Goudron, de manière à lui faire signifier que comme spécifique, cette substance ne doit jamais faillir à la guérison de la phthisie; nous devons rappeler que la médecine ne veut pas de miracles; le Goudron agit toujours sur l'état pathologique des poumons; mais le mal peut avoir produit un tel degré d'épuisement général, que l'organisme ne puisse plus servir les vertus du remède. Tout médicament a ses conditions d'action et d'éfficace sur le mal; mais entre tous, le Goudron est le moins exigeant; présentez-lui une phthisie pure ou sans complication trop grave : fièvre hectique, diarrhée colliquative, expectoration tuberculeuse et tout ce qui constitue la troisième période, dans les premiers temps de son début, et ayez confiance; car la phthisie n'est incurable que lorsque les forces vitales ne peuvent plus répondre aux sollicitations, ou réaliser les propriétés de la substance médicinale ; or, les ravages de la phthisie n'offrent pas d'ordinaire jusqu'au commencement du troisième degré, un tel état d'affaiblissement. L'estomac des phthisiques, par un privilége qui aurait dû frapper les praticiens spéciaux, conserve malgré le voisinage des organes affectés, un ton et une régularité d'action, qui permettent d'espérer jusqu'aux derniers jours l'effet des agents thérapeutiques. Il n'y a pas de maladie enfin, qui laisse aux centres vitaux de l'organisme autant d'intégrité que la phthisie. Le cœur, lui-même, qui vit au milieu du foyer de la désorganisation durant des années ne porte pas trace à la mort des désastres qui l'environnaient pendant la vie ; d'après M. Andral le péricarde et l'endocarde sont constamment sains. Le cerveau, le diaphragme centres de l'activité intellectuelle et animale donnent les mêmes résultats à l'observation. Je n'ignore pas la propagation des tubercules, mais le phthisique ne meurt jamais de ceux qui ont envahi les tissus autres que le tissu pulmonaire ; il est rare, dis-je, qu'ils y parviennent à l'état de coction. On chercherait en vain à s'expliquer le désespoir des médecins, à l'égard de la phthisie, lorsque tout *a priori* eût pu les conduire à l'opinion de la curabilité que d'ailleurs l'expérience confirme.

Nos précautions sont prises, nous pouvons procéder à l'étude de l'affection qui fait l'objet spécial de notre livre : la médecine dit que toute maladie a son remède, le médecin peut dire que la phthisie à le sien. Nous ne prétendons pas que le Goudron soit le dernier et le meilleur ; d'autres recherches, lorsque la spécialité médicale sera établie, pourront amener d'autres découvertes, ou des modes d'administration plus avantageux ; mais, jusqu'ici le Goudron a l'autorité des temps et des lieux, l'autorité des grands hommes, l'autorité d'une thérapeutique non interrompue de plus de deux mille ans, constatant les vertus pectorales, béchiques, anti-phthisiques des substances végétales de la famille des conifères, dont le produit le plus concentré et le plus riche en propriétés médicinales est le Goudron.

La Phthisie.

Autrefois le mot *phthisie*, comme l'indique son origine (phtheo, je dessèche, je flétris), servait de nom générique à toute maladie qui s'accompagnait du symptôme de l'émaciation, du marasme ou de l'amaigrissement: aussi jusqu'à Morton et Sauvages, fallait-il donner une épithète à la phthisie, pour déterminer l'espèce dont on voulait parler. Il y avait des phthisies de toutes les parties du corps. Aujourd'hui il y aurait pléonasme à dire phthisie pectorale ou pulmonaire, ce mot ne désignant plus que l'affection qui a son siége dans les poumons.

On se figure aisément le nombre d'hypothèses ingénieuses et mystiques, auxquelles dans l'ère spiritualiste du moyen âge dut donner lieu cette maladie mystérieuse. Qu'elle pouvait être la cause de ces langueurs et de ce dépérissement dans l'âge de la force et de la vie ? Au temps où la bible devait fournir l'explication de tous les faits soumis à l'observation de l'homme, on cherchait le genre d'expiation que la phthisie devait remplir ici-bas. Les opinions variaient, mais elles étaient toutes poétiques : c'est qu'il n'est pas d'affection humaine qui prête plus abondamment à la poésie que celle-ci. Le duel de la vie et de la mort, qui a tant de formes variées dans l'organisme, offre-t-il de spectacle plus profondément intéressant que celui du phthisique ? Le *ver rongeur* de l'Ecriture, ce mite du mal sur la terre, fut le plus souvent, on le pense, accusé de ces ravages de l'organe ; il y avait en effet trop d'analogies entre la consomption pulmonaire et la corruption du fruit précoce que l'insecte dévore intérieurement. On appelait la phthisie de tous les noms propres à la langue de l'expiation : *lues*, du verbe *luere*, payer ; *labes*, du verbe *labere*, déchoir ou tomber ; *tabes*, du verbe *tabescere*, se vicier, se tacher, se corrompre ; *miasma*, souillure par contagion. Alors la poésie desservait la science ; aujourd'hui la science a répudié la poésie et n'en est pas plus savante. Quand le médecin moderne à dit, que la cause de la phthisie est le tubercule pulmonaire, il croit avoir prononcé le dernier mot de la médecine ; nos aïeux, tout poëtes qu'ils étaient, se seraient encore demandé la cause du tubercule, et quand ils l'eussent trouvée dans un vice organique des forces vitales, des humeurs ou des tissus, selon qu'ils étaient nominaux ou réalistes, humoristes ou solidistes, ils auraient encore voulu savoir la raison de ce vice lui-même. Ainsi la science de ces temps fidèles allait se perdre, c'est-à-dire, prendre sa source dans le dogme religieux qui explique et console à la fois; aujourd'hui nous consolons peu et nous n'expliquons point. Nos définitions modernes ne sont que de grossières descriptions anatomiques. *La phthisie est le dépôt et le développement des tubercules ;* nous restons à moitié chemin dans l'échelle des causes et nous prétendons avoir défini d'une manière absolue ; quand nous n'avons fait que traduire un fait par un autre, quand nous n'avons que reculé la difficulté d'un degré, nous défions le passé. Mais serions-nous capables, dans l'état de la science, de dire si c'est le tubercule qui est la cause de la phthisie, plutôt que la phthisie la cause du tubercule ? Qu'on y réflechisse, et on sera moins orgueilleux de nos progrès, moins vaniteux de nos découvertes microscopiques ; le scalpel et le microscope ne peuvent tout au plus que déplacer l'objet de la question, mais la question reste intacte : qu'est-ce que la phthisie ? Autrefois on eût médité comme des mystères de la Providence les caprices de cette cruelle affection ; aujourd'hui nous en dressons imparfaitement des calculs de probabilités ; les chiffres ont dévoré le sentiment qui est l'âme de la médecine et le mobile moral du médecin.

Sans évoquer avec regret le temps où elle était trop un art, nous sommes en droit de nous plaindre que la médecine soit devenue par réaction une science sans vie et sans principe, une science qui prétend à l'observation et n'observe que le cadavre pour formuler les lois physiologiques du corps vivant.

Si nos anciens revenaient, ils ne seraient pas aussi injustes envers notre anatomie pathologique que nous sommes ingrats pour leurs hypothèses spiritualistes : ils prendraient les descriptions matérielles résultant de nos autopsies, et cela ne les empêcherait pas de jeter leur coup d'œil philosophique sur les caractères singuliers de la maladie. La diagnose scolastique est riche et éloquente : il me semble assister aux méditations profondes de l'un de ces Iatres chrétiens du XIVe siècle, prenant pour texte de ses pensées la phthisie et ses mystérieuses préférences :

« Maladie de toutes les classes, elle affectionne la « maison des riches ; maladie de tous les âges elle « s'attache à la jeunesse ; maladie des deux sexes elle « choisit la femme !

« Maladie trompeuse qui prête toujours un charme « à sa victime : donne des roses à la figure, une ex- « pression suave à la pâleur, une douceur angélique au « regard, un son mélodieux à la voix.

« Quelle est donc cette maladie de pourriture qui « respecte les lieux humides et les parages marécageux « pour sévir dans les régions saines et les villes civili- « sées ? Est-elle donc attachée aux priviléges de la « nature et aux progrès de la civilisation ?

« Qu'est-ce donc que cette maladie que le père « transmet à sa famille comme sa fortune et ses ver- « tus ?

« Quelle est cette maladie qui se dissimule du- « rant la grossesse de la femme, comme un chasseur « spéculant, pour faire double curée de la mère et de « l'enfant ?

« Quelle est cette affection qui n'attend pas la « naissance de ses victimes, pour les marquer de son

« sceau fatal, et de quelle espèce de justice a-t-elle reçu « la mission de frapper l'innocence ?

« Qu'est-ce que cette maladie qui envahit l'or- « ganisme sans avertir ; qui dévore sans faire souffrir, « et tue en attachant à la vie ?

« Qu'est-ce donc que cette maladie qui s'attache « aux belles destinées de l'intelligence et de l'art, de « l'amour et du devoir, comme si elle dédaignait les « âmes vulgaires et les conquêtes sans éclat ?

« Qelle est cette maladie qui hâte le printemps « pour avancer l'automne ; qui développe avant la « saison pour fouler avant le terme ?

« Maladie envieuse qui intéresse l'univers à la « jeune fille pour la ravir plus cruellement aux baisers « de son père ; qui lutte d'affection avec la mère et « finit bientôt par emporter le fils bien-aimé.

« Qu'est-ce que cette maladie qui sème au matin « l'espérance dans la famille où elle répandra le deuil « avant la nuit ?

« Maladie mystérieuse qui marque les anges de « la terre ainsi que des proscrits sur la rive étrangère, « comme si elle était faite pour rendre justice aux exilés « d'ici bas. (1)

« Qu'est-ce que la phthisie, grand Dieu ! »

---

(1) La poésie et le proverbe ne pouvaient pas manquer d'exprimer cette prédilection de la phthisie pour les créatures d'élite : qui ne sait ce vers classique ? « Elle était de ce monde où les plus belles choses ont le père destin ; » qui ne sait le vers romantique ? « Il faut des roses au trépas ; » qui ne sait, enfin, le proverbe ? *Il avait trop d'esprit, il ne pouvait pas vivre* ; » et bien d'autres citations que nous pourrions faire pour justifier chacune de ces réflexions.

Quelle monographie de la maladie! Comparez ce prélude nosographique de la phthisie avec les tableaux étiologiques de nos auteurs modernes, et dites où est la vie scientifique, où est le rayon d'Appollon? Ils ont la patience d'observer, durant des années, les doigts *hippocratiques* pour expliquer l'incurvation des ongles du poitrinaire; quel avantage donnerez-vous à ces descriptions minutieuses sur la méditation de notre revenant. Celles-là sont matérielles, dites-vous; d'où leur excellence : moi, je dis que celles-ci sont spirituelles et je me crois à pair... Mais j'ai promis, dans l'avertissement de cette seconde partie de faire un livre de médecine comme tous les autres et je m'aperçois que je cède à mon penchant et ne tiens pas ma parole. Ce qui est écrit est écrit, je ne l'effacerai pas, mais je vais mieux faire à l'avenir. Voici donc de la science dans le goût moderne.

Qu'est-ce que la phthisie?

La phthisie est une maladie qui a pour cause (ou pour effet) la formation, le dépôt et le développement dans les poumons d'un produit morbide, accidentel, qu'on appelle tubercule.

D'où l'étude de la phthisie se réduit, étiologiquement parlant, à l'étude du *tubercule*, et la question ci-dessus revient à celle-ci : Qu'est-ce que le tubercule? C'est une petite globule résultant, d'après des témoignages compétents et célèbres, d'une petite concrétion sanguine; d'abord à l'état miliaire, simple et isolé dans le parenchyme des poumons, disent les uns; à l'état de granulation grise, demi transparente jaune, disent les autres; déposé par grappes, d'aprés tel observateur; déposé en *poussière* mycroscopique, d'après M. Andral; toutes ces variantes nous importent peu, nous les regardons comme des différences, accessoires dépendant probablement du degré de développement dans lequel on a observé le tubercule lui-même, et puis aussi de la complexion organique différentielle des sujets qui en sont affectés. S'arrêter à discuter la préférence de celle de ces formes sur les autres, ne nous paraît pas plus raisonnable que de chercher si les cheveux noirs sont plus vrais que les cheveux blonds, et c'est peut-être une raison analogue qui fait les tubercules gris et les tubercules jaunes.

Au fond de toutes ces observations il reste un fait incontestable, c'est l'existence dans les poumons d'un corps qui ne s'y trouve pas à l'état naturel ou sain. Maintenant les lois physiologiques de l'organisation disent assez que lorsque ce corps est nouveau, il peut être plus simple, plus petit, plus rond, plus transparent, plus gris que lorsqu'il est déposé depuis un temps considérable : en attendant donc que de nouvelles observations viennent trancher le nœud de cette grande difficulté scientifique, le bon sens nous suffit.

Les opinions des savants sur la formation et la structure intime des tubercules dans l'état primitif ou de crudité, doivent peut-être leurs divergences aux mêmes raisons que ci-dessus. Dans l'incertitude microscopique où elles se trouvent toutes, il nous semble avantageux de ne rapporter qu'une hypothèse, la plus compréhensible de toutes, et de laisser là les beaux travaux de Van der Kolk, qui regarde ces tubercules comme des vésicules de lymphe coagulable qui se coagule et durcit;

De Dalmazone, Rouchoux et Kuha, qui ne les ayant jamais vus que concrétés et plus ou moins gros, les nient à l'état liquide voulu par Van der Kolk;

De Guillot, qui, prenant l'opinion intermédiaire entre l'état liquide de celui-ci et l'état solide ou concret des trois autres, les surprend à l'état de taches blanchâtres, demi-transparentes et demi-opaques, pour ne contrarier personne;

De Vogel, qui, pour se distinguer des autres, les voit toujours solides, mais convient qu'il est possible qu'ils commencent par être liquides;

De Lebert, qui, pour faire la part de tous les autres observateurs, et s'en laisser une, les trouve solides par l'enveloppe et liquides par leur noyau, etc. Imaginez encore quelque caractère dans le tubercule qui puisse distinguer une opinion, et vous êtes sûr, qu'en bien cherchant, vous trouverez qu'elle a son auteur et que vous n'avez rien inventé.

Entre toutes ces opinions, celle de M. C. Baron nous semble la plus simple et la plus facilement compréhensible; c'est ce qui nous détermine, non pas à la poser comme la vraie, mais à l'exposer comme pouvant le mieux donner l'idée de la formation et de la structure du tubercule. Nous cherchons moins, dans l'impossibilité où nous sommes de faire mieux, à exposer la vérité qu'à reposer l'esprit dans une hypothèse assez bien faite, sinon pour être l'explication au moins pour pouvoir en servir.

Supposez donc que, par une raison, dont les médecins modernes ne prennent guère souci, le sang, en passant par les vaisseaux pulmonaires, s'extravase en petites gouttelettes, par l'extrémité des veines les plus déliées, dans le parenchyme de l'organe respiratoire; vous aurez de petites globules rouges, infiltrées dans le tissu organique; c'est le rudiment primitif du tubercule.

Or, il va se passer là ce qui se passe pour tout épanchement sanguin dans toute espéce de tissu : il va se former dis-je un caillot par le fait consécutif de l'absorption de la partie liquide du sang. Ce caillot, dans l'espèce qui nous occupe, se fera une petite loge, une cavité qui le contienne; puis, par une suite du travail physiologique ordinaire, ce coagulum sanguin augmente de volume, s'enveloppe de pseudo-membranes blanchâtres, conservant au centre un petit amas liquide rougeâtre qui n'a pu être évaporé à cause des enveloppes, ou qui y a été absorbé depuis par une circulation propre au produit morbide; car on trouve de petits vaisseaux accidentels communiquant de la périphérie au centre de la concrétion globulaire; ce qui constitue comme une sorte de développement propre au tubercule qui devient ainsi un corps organisé étranger au milieu qui l'enveloppe.

Figurez-vous maintenant 1° que ce corps globulaire qui s'est fait une vie organique à lui, dépendante et parasite en quelque façon dans le parenchyme du poumon, rencontre dans son voisinage d'autres gouttelettes de sang extravasé, d'autres globules semblables à lui; vous aurez une grappe dont les grains suspendus à l'extrémité des veines pulmonaires détruiront en grossissant les cloisons membraniformes qui les séparent d'abord, et finiront ainsi par ne faire qu'un seul tubercule; 2° que ces granulations simples ou multiples se développent ensemble ou isolément; vous les verrez passer successivement de la grosseur de la gouttelette primitive à celle d'un grain de millet, d'un pois, d'une noisette, d'un grêlon, d'une noix, d'un œuf de pigeon, etc.; 3° que le noyau central qui enveloppe un liquide morbide s'altère de plus en plus; vous aurez toutes les transformations d'un sang vicié qui change de nature, de consistence, d'aspect, de propriétés, et vous arriverez à la génération du pus et à l'ulcération interne; vous parcourrez enfin toutes les périodes de la coction tuberculeuse; 4° suivez le grossissement progressif du tubercule, vous verrez la compression successive des parties saines qui l'environnent; or cette compression va gêner, empêcher, arrêter la circulation et la vie normale des tissus refoulés, lesquels vont s'enflammer et bientôt s'altérer pour concourir, eux aussi, à l'affection pathologique, en cédant à la contagion de ce corps étranger qui infecte tout ce qui l'approche; 5° achevez par la pensée le développement du tubercule jusqu'à ce qu'il arrive par un point de sa surface sphérique a un tronc bronchique qu'il enflamme; l'ulcération va s'en suivre et la communication avoir lieu du centre purulent avec les voies aériennes. Il ne faut plus que s'imaginer les lois de l'expectoration pour concevoir comment ce foyer va fournir le pus que les crachats vont expulser au dehors.

La méthode marque trois degrés tranchés dans le travail morbide depuis le dépôt du globule jusqu'à l'ulcération du tubercule. Ce procédé didactique a son utilité pour l'intelligence qui demande des moments de repos et des termes dans la succession; mais dans la maladie il n'y a en réalité rien de pareil : depuis le commencement jusqu'à la fin le mal poursuit ses progrès sans interruption, si rien de naturel ou d'artificiel ne vient supposer à la marche de l'affection, c'est-à-dire au développement du tubercule. Période de formation, période de ramollissement, période d'excavation; phase de crudité, phase de coction, phase de suppuration; premier degré de la phthisie, deuxième degré, troisième degré : autant de divisions nécessaires pour fixer les idées du praticien et faciliter les études des commençants; mais sans autre fondement réel que celui de la division de l'année en quatre saisons. Le soleil ou la terre dans sa révolution annuelle ne tranche pas plus le printemps, l'été, l'automne et l'hiver que le tubercule ne tranche les trois termes susdits dans son évolution pathologique. Depuis la formation du globule morbifique jusqu'à la suppuration et la mort du sujet, c'est toujours la phthisie; plus facile à vaincre dans son origine, que lorsqu'elle a ruiné les forces vitales de l'organisme; voilà tout ce qu'on peut dire en vérité. Elle a d'ailleurs cela de commun avec toutes les autres maladies de la créature.

Je ne m'enfoncerai pas dans la discussion systématique de savoir si le globule primitif se trouve déjà tout formé dans le sang, et s'il n'est que déposé dans le tissu pulmonaire sous forme de gouttelette sanguine. Je le crois, c'est tout ce qu'on peut répondre dans l'état actuel de la science : en effet, toute gouttelette de sang sain extravasé et coagulé dans une aréole du poumon ne donnerait pas lieu a un tubercule : donc la phthisie existe à l'état d'affection avant d'être localisée dans l'organe. C'est la conséquence de notre manière de voir, sans cela la contagion et l'héritage de la phthisie reconnus comme des faits malheureusement trop vrais ne seraient pas explicables ; il faudrait les nier, ce qui serait presque absurde.

Nous répondrons avec la même franchise à l'égard de la nature du tubercule : Est-ce un corps vivant ayant ses lois de développement, son organisation propre, sa vie enfin ; ou n'est-il qu'une matière amorphe, inerte, une sécrétion purulente particulière, le résultat grossier d'un acte morbide du tissu pulmonaire ? Nous croyons que le tubercule est un corps doué d'une existence propre, et nos observations positives, ajouteraient peu à cette opinion, quand on s'aura qu'elle appartient à Bayle, à Laennec et à M. Louis. On n'entendra pas sans doute que le tubercule, de ce qu'il a une organisation propre, soit dans l'organisme humain, comme un petit animal dans un grand ; mais ce n'est pas non plus un corps inerte, augmentant de volume par simple supra ou juxtaposition des molécules analogues ; c'est un produit spécial de l'organisme malade, qui a un système vasculaire, une circulation anormale, un pédicule délié qui le suspend, un développement propre qui n'intéresse physiologiquement, aucun des tissus qui l'environnent. Il a quelque chose du polype, quelque chose du kiste, beaucoup du cancer, et n'est ni l'un ni l'autre ; c'est le tubercule pulmonaire. Corps étranger, si l'on veut, aux organes où il est déposé et qu'il altère, en ce sens qu'il est venu du sang où il s'est primitivement formé ; sécrétion intime, si l'on veut, en ce sens, que les tissus ambiants lui fournissent, comme à un parasite des matériaux qu'il s'assimile pour se développer.

Si nous n'avions pas promis de parler pathologie comme la médecine moderne, nous hasarderions une hypothèse spiritualiste, sur la formation primitive du tubercule ; mais nous tiendrons notre promesse ; remarquons cependant, en passant, que le mal qui envahit l'homme organique, n'est pas le néant, comme on le pense communément, c'est un principe étranger, une force ennemie, dont les lòis subversives consistent à détourner les forces vitales de leur voie naturelle, pour leur faire produire la maladie. Dans le corps humain, le mal n'a rien d'organique en soi, il détourne seulement les lois de l'organisme auquel il veut nuire, et cela lui suffit pour atteindre son but, qui est la maladie et la mort, si la médecine ne le surprend et ne s'oppose à son jeu. De même dans l'entendement, le mal n'a rien de vrai en soi, il s'empare des forces ou facultés intellectuelles, les détourne de leur direction naturelle et leur fait ainsi produire l'erreur qui est son objet. En morale, il séduit les passions, qui sont des forces de la volonté, change leur direction en utilisant tout ce qu'elles ont de puissance, et voilà le pêché. Le mal, enfin, n'a que le pouvoir de fausser ce qu'il trouve ; dans l'organisme, il peut donc produire une organisation particulière, soit l'organisation du polype, du kiste, soit celle du tubercule : organisation fausse. circulation subversive , développement subversif, reconnaissez à ces signes toute la puissance du mal dans l'homme organique ; et toute cette puissance, je le répète consiste dans la subversion et l'utilisation négative des forces auxquelles il veut nuire. Reprenons.

Pour des pathologistes qui parlent avec l'opinion traditionnelle ou préconçue de l'incurabilité de la phthisie, qui marchent toute leur vie avec cette opinion, qui finissent leur carrière et leur livre par une conclusion qui constate leur impénitence finale, il serait par trop curieux, avant de terminer ce chapitre de reproduire ce qu'ils appellent la quatrième période du tubercule. La troisième période étant celle de l'ulcération, de la suppuration et de l'excavation, il est plus que probable que la quatrième est la mort du sujet. Eh bien, point de tout, le simple raisonnement vous induit en erreur; la quatrième période est *l'œuvre de réparation et de cicatrisation* du tubercule. Je copie ces mots dans les auteurs qui ont juré la terminaison nécessairement fatale de cette maladie ; nous allons résumer leurs découvertes particulières d'après MM. Rogée et F. Boudet qui viennent tout récemment de leur donner un ordre méthodique, l'un dans un *Essai*, l'autre dans une *Thèse* ayant pour objet de démontrer par les observations anatomo-pathologiques la curabilité de la phthisie et la manière organique dont elle s'opère.

La cicatrisation du tubercule présente quatre modes de procédé selon M. Rogée: 1° cicatrice sur les parois internes de l'excavation; 2° cicatrice par amas calcaire qui remplit l'excavation; 3° cicatrice fibro-cartilagineuse; 4° cicatrice celluleuse.

Selon M. Boudet, la réparation s'effectue de cinq manières différentes: 1° par séquestration; 2° par induration ; 3° par transformation ; 4° par absorption ; 5° par élémination des tubercules.

Selon M. Cruveillier, la guérison ou cicatrisation peut s'effectuer : 1° par froncement ou ratatinement des tissus pulmonaires ; 2° par induration mélanique ardoisée ; 3° par enkistement ; 4° par transformation du tubercule vif en tubercule mélanique ; 5° par caverne cicatrisée ou indurée intérieurement ; 6° par plusieurs de ces modes à la fois.

Laennec a constaté des guérisons par cicatrices à plis rayonnés, fistuleuses, calcaires, ossifiées, cartilagineuses, etc. etc.

Maintenant cherchez une voie nouvelle au moyen de laquelle l'organisme se débarrasse d'une maladie quelconque, qui ne soit comprise dans l'énumération des quatre modes de guérison de M. Rogée, les cinq de M. Boudet et les six de M. Cruveillier ; vous n'en trouverez pas. L'organisme a donc contre le tubercule toutes les ressources qu'il a contre les autres productions morbides qui peuvent l'affliger.

La cavité ulcérée peut se cicatriser, se ratatiner, se remplir de matière calcaire ou cartilagineuse ; le tubercule peut être séquestré, induré, transformé, absorbé, éliminé. Que peut-on exiger encore pour professer la possibilité de guérison du tubercule et partant de la phthisie dont il est la cause ? L'anatomo-pathologie décisive dans tous les cas, s'est-elle donc réservé une exception pour le cas de la phthisie ? toute maladie qui offrirait des traces de réparation comme le tubercule serait déclarée guérissable, l'affection tuberculeuse seule qui les a évidentes, ces mêmes traces, est incurable. Les systèmes peuvent différer et se contredire : il y a une autorité désolante en faveur de l'incurabilité de cette maladie.

M. Louis, Bayle et Laennec admettent la possibilité de la cicatrisation ; mais cette admission implique le développement nécessaire du tubercule : il faut, disent-ils, que ce produit vivant passe par les trois phases de crudité, de ramollissement et d'ulcération ; la cicatrisation présuppose la phase suprême. Donc, si la guérison est possible, il ne faut l'espérer qu'après que le mal est arrivé à l'apogée de sa puissance, c'est-à-dire lorsqu'il a envahi, compromis et altéré toutes les forces de l'organe qui en est le siége. Laissez passer le tubercule, vous ne pouvez l'arrêter qu'après le troisième degré ; les deux premiers narguent fatalement la médecine et le médecin. Voilà leur opinion.

M. Fournet, avec une audace digne d'un meilleur sort, se pose en face des trois célébrités médico-spéciales que nous venons de nommer, et s'écrie : la phthisie n'est curable qu'à la première période ou lorsque le tubercule est encore à l'état de crudité : vous croyez, dit-il à ses adversaires, avoir vu des cicatrisations, vous n'avez vu que des indurations ou des concrétions du tissu pulmonaire, des froncements, des dépressions de ce même tissu au centre desquels le globule est réduit à se dessécher faute de vie et de nutrition extérieure. Le troisième, non plus que le deuxième degré du tubercule ne sont pas à la puissance du médecin, mais seulement le premier. Il doit y avoir probablement quelque savant qui a pris pour sa part l'opinion exclusive qu'il n'y a de guérison possible et raisonnable que dans le deuxième degré de la phthisie ou à l'état de coction du tubercule. Nous ne chercherons pas à le découvrir, il doit exister; car l'amour-propre ou la vanité médicale ne laisse pas longtemps vacante la place d'une opinion qui peut devenir un système si petit qu'il soit.

En définitive, de tous ces observateurs qui ont trouvé, vu et touché les preuves palpables de la guérison des tubercules phthisiques, les uns ne la voient possible qu'au degré vulgairement reconnu comme désespéré, ce sont les plus savants et les plus célèbres; ce qui les justifie dans leur théorie, c'est qu'en pratique ils y comptent très-peu. Appelez M. Louis auprès d'un malade arrivé au terme voulu pour la cicatrisation, à la fin du troisième degré, et demandez-lui ses espérances intimes à l'égard de la terminaison?

Les autres, moins célèbres mais plus raisonnables, disent : s'il y a possibilité et réalité de guérison, ce ne peut être qu'à l'origine du dépôt tuberculaire. Or, malheureusement en pratique, quand le médecin est appelé par hasard pour consulter et traiter la phthisie au premier degré, ses moyens de diagnostic sont si matériels, les symptômes sont si vagues, le tubercule est si petit qu'on ne le trouve pas; on prescrit les antiphlogistiques généraux qui ne font peut-être que préparer les organes au développement du produit morbide. Demandez à MM. Fournet et Hirtz quels sont leurs moyens d'investigation subtile pour déterminer l'existence du dépôt tuberculaire dans ses premiers temps?

Nous venons de nommer les auteurs qui admettent les preuves de guérison, la curabilité de la phthisie;

le catalogue des médecins qui ne veulent pas l'admettre serait trop long. Singulière remarque à faire sur les premiers, c'est que ceux d'entre eux, qui regardent le tubercule comme un produit vivant qui se développe graduellement professent qu'il est invincible lorsqu'il est jeune, et qu'il faut attendre qu'il ait vigoureusement établi son empire sur l'organisme; les autres, au contraire, considérant le tubercule comme une matière de sécrétion pure, prétendent qu'il est urgent de l'attaquer dès son début. Il faut que toute contradiction ait son auteur en médecine.

Mais une autre remarque plus opportune à faire sur ces concessions à la curabilité de la maladie pulmonaire, et qui va en déterminer toute la valeur, c'est qu'elles ne portent que sur la guérison naturelle ou spontanée, comme ils l'appellent ; c'est qu'elles n'impliquent pas la guérison par les moyens thérapeutiques, qui sont à la disposition du praticien. Ainsi la cicatrisation de l'ulcère tuberculeux pour Bayle, Laennec et M. Louis n'est que la quatrième période du développement du tubercule; ce qui signifie purement et simplement que si le tubercule se guérit de lui-même, il sera guéri ;en d'autres termes, que le rôle du médecin n'est autre que celui d'un spectateur qui applaudit si la quatrième évolution de la maladie s'effectue, qui n'a rien à se reprocher si elle ne s'effectue pas. Ainsi l'opinion de ces trois auteurs sur la possibilité de guérison du tubercule n'a rien qui implique la responsabilité du médecin, non plus que le secours de la thérapeutique ordinaire. La nature peut guérir le tubercule ou le tubercule peut se détruire lui-même, les moyens du dehors sont inutiles. Ce qui revient à la conclusion commune : la phthisie est incurable ; car la curabitité pour laquelle la médecine et son représentant ne peuvent rien, n'est qu'une vaine concession, un mot vide dont la science et l'humanité ne retirent aucun bénéfice.

Enfin, quand la maladie est évidente, trop évidente, nous n'y pouvons rien : voilà pour les premiers ; quand nous pouvons quelque chose contre elle, nous ne la voyons pas : voilà pour les seconds. Il n'est pas possible de se rire plus amèrement de l'humanité souffrante qu'en établissant par là-dessus des preuves anatomo-pathologiques de la curabilité de la maladie. Il nous paraîtrait plus franc de la nier nettement avec tant d'autres.

Rendons à M. Félix Boudet l'hommage spécial que nous lui devons : pour lui, le premier degré de la phthisie est sans doute le plus facile à guérir, mais toutes les périodes du développement du tubercule, depuis l'état miliaire jusqu'à celui d'excavation caverneuse, doivent laisser bon espoir au praticien ; la médecine qui a pour principe thérapeutique l'imitation des voies de la nature, peut procéder à la réduction du produit morbide par absorption, induration, séquestration, élimination et transformation, moyens dont l'organisme lui donne tous les jours des exemples consolants.

Disons un mot en terminant sur les ulcérations et la propagation des tubercules dans les organes autres que les poumons. Dans cette revue rapide, les observations de M. Louis vont nous défrayer de toute autre érudition.

De sa longue expérience, cet observateur a pu formuler la loi que lorsqu'on trouve des tubercules dans un tissu quelconque du corps de l'homme, il doit en exister dans les poumons; cette loi n'a pas éprouvé de contradiction valable. On conçoit aisément que le voisinage des ulcères pulmonaires et le passage fréquent des matières purulentes qui sortent des cavernes tuberculeuses, doivent bientôt propager le principe de la maladie et altérer la surface muqueuse des tissus. Par conséquent l'épiglotte, le larynx, la trachée-artère et surtout les bronches doivent, proportionnellement à leur distance des foyers purulents, participer aux dépôts tubérculaires et aux ulcérations inflammatoires. Aussi les troncs bronchiques sont-ils affectés et ulcérés dans la proportion de 22 sur 49.

Le cœur par la position qu'il occupe au centre de la désorganisation, semble devoir vivre dans un état d'hypertrophie permanente; il n'en est rien : une simple diminution, disent les uns, une légère augmentation, disent les autres, dans son volume normal, mais pas de lésion vraiment organique. A ce point, que M. Louis est obligé d'aller emprunter un cas hors de sa pratique pour avoir un exemple à citer de l'existence d'un tubercule dans cet organe.

Dans le tiers des sujets morts de phthisie, le foie a présenté la singulière transformation connue sous le nom d'*état gras*. Ce viscère qui contient dans son état normal une certaine quantité de graisse, en contient alors jusqu'à quinze, dix-huit et même vingt fois plus; son volume total peut en être doublé; du reste il ne porte pas trace de tubercule ni d'ulcération. La rate, au contraire, a présenté sept cas de tubercule sur quatre-vingt-dix sujets.

L'appareil urinaire non plus que les organes de la génération n'offrent rien d'assez fixe dans leurs altérations, pour qu'on puisse dire qu'ils ont leur part véritable et réelle dans l'affection ; point de tubercule.

Les organes de la digestion présentent des lésions considérables ; mais en général ce n'est que dans la troisième période de la phthisie, que les désordres physiologiques graves se manifestent : l'estomac reproduit les signes anatomiques d'une inflammation chronique. Les intestins principalement sont le siége d'altérations profondes et multipliées : granulations, abcès sous-muqueux, ramollissements des tissus et ulcérations ; mais il est très-rare que toutes ces lésions ne soient pas l'effet des tubercules sous-jacents. La perforation des intestins est rare, ainsi que la fistule à l'anus ; que l'on a dans les derniers temps conseillé de reproduire, en imitant la nature, comme mode de traitement curatif de la phthisie ; M. Andral dit ne l'avoir observée qu'une fois sur huit cents sujets tuberculeux.

Le système lymphatique, on le pense, doit être profondément intéressé dans l'affection qui nous occupe. Les glandes bronchiques sont tuberculeuses dans la grande majorité des cas ; chez les enfans surtout, les tubercules y arrivent le plus souvent à l'état de ramollissement et peuvent donner lieu à de petites hémoptysies et même aboutir à la suppuration. Après les glandes bronchiques viennent les glandes mésentériques ; celles surtout qui sont les plus voisines du cæcum doivent présenter des tubercules, dont le dépôt et le développement y sont favorisés, dit-on, par l'ulcération intestinale sous-jacente, mais ce doit être le contraire ; car les tubercules précèdent et produisent en général tous les désordres organiques.

Tous ces désordres intestinaux expliquent suffisamment la facilité des diarrhées colliquatives et de la fièvre hectique au troisième et quelques fois au deuxième degré de la phthisie.

Qu'on ne s'y trompe pas, ces corrélations morbides entre le poumon et les autres organes dans les cas de phthisie qui sont très-intéressantes comme science, ont très-peu d'importance réelle en pratique : je veux dire qu'elles influencent à peine les modes de traitement spéciaux. Je sais bien que les praticiens, qui ont pour système la négation de la curabilité de l'affection tuberculeuse seront très-heureux d'avoir quelque chose de rationnel à ordonner contre les symptômes qui viennent de ces irradiations éloignées du mal ; ils seront, dis-je, bien aise de pouvoir pallier, en connaissance de cause, quelques-uns de ces accidents accessoires de la maladie fondamentale. Mais pour nous qui professons la phthisie curable comme toutes les autres maladies, c'est très-peu de chose que de s'attacher à des symptômes de la circonférence, à la fièvre hectique, à la colliquation, etc. Le foyer du mal est dans le poumon, c'est de là qu'il rayonne et se propage, c'est là qu'il faut l'atteindre et le vaincre ; c'est en frappant à la racine qu'on tue les branches, le spécifique de la maladie doit couper court aux symptômes. Si nous avons donc un peu trop minutieusement énuméré par ordre les lésions organiques dépendantes des tubercules du poumon, c'est pour l'acquit de notre promesse : nous nous sommes engagé à faire un livre au goût du jour :

beaucoup de savoir matériel et peu d'utilité réelle.

Nous ne balancerons pas les opinions des auteurs pour en savoir la valeur respective touchant le siége véritable du tubercule dans le parenchyme des poumons. Chacun a pu les trouver déposés partout où il a voulu : dans les vésicules aériennes, aux extrémités capillaires des veines pulmonaires, ou des ramuscules bronchiques, dans le tissu cellulaire, etc. Broussais les a déclarés attachés aux glandes lymphatiques du poumon, avant que l'anatomie y ait admis l'existence de pareilles glandes. Pour ne pas inventer de nouveau siége au tubercule, faisons de l'éclectisme, comme M. Andral, et disons que le tubercule peut s'établir et se développer partout où le déposent les veinules pulmonaires qui le fournissent à l'état de globule primitif ou sanguin. Quant à la partie générale du poumon, que le dépôt tuberculaire affecte ordinairement, on peut constater que c'est le lobe supérieur, plus souvent le poumon gauche que le droit. Il nous est défendu d'assigner le pourquoi de cette préférence habituelle. Dans la suite du travail morbide, on voit (et l'on peut marquer ainsi les phases de la maladie) les tubercules se déposer et se ramollir graduellement de haut en bas dans les poumons.

Terminons notre chapitre sur le tubercule, considéré comme cause prochaine de la phthisie, par un coup d'œil synthétique sur sa composition chimique, afin de savoir les matières qui y dominent.

Les analyses de Thénard, de Hecht, de Preuss, n'offrant aucun rapport entre l'état morbide, et l'état normal du poumon, ne doivent avoir aucune valeur aux yeux des praticiens ; M. F. Boudet qui en a senti le défaut, a entrepris d'y remédier, en fournissant deux résultats comparatifs, deux analyses parallèles, une de la matière pulmonaire à l'état sain, l'autre du tubercule à divers degrés du développement pathologique. Voici le rapport sommaire de ce travail : ***Rech. sur la comp. chim. du parench, pulmo., et des tuberc. dans leurs différents états.*** « Le tubercule ne se « distingue du poumon par aucun produit chimique « spécial, et sauf des différences dans les proportions « des principes dont ils sont formés l'un et l'autre, et « particulièrement du chlorure de sodium, qui abonde « dans la matière tuberculeuse, du phosphate de « chaux qui se trouve, au contraire, en faible quantité, « et de la cholestérine qui s'y est accumulée au point « qu'elle y existe en proportion dix fois plus grande « que dans le poumon, il semble que les caractères « physiologiques qui distinguent si nettement la sub- « stance pulmonaire de celle des tubercules, ne sont « pas en rapport avec leur composition chimique. »

Ainsi, la cholestérine et le chlorure de sodium sont les deux substances dont la quantité proportionnelle distinguent le produit morbide. La première des deux se trouvant décuplée dans le tubercule, doit attirer l'attention du thérapeutiste, elle peut indiquer la nature du médicament ; nous verrons en parlant du traitement et des spécifiques de la phthisie, les lumières que peuvent fournir les deux analyses comparatives de M. F. Boudet, aux travaux duquel d'ailleurs nous attachons un si grand prix.

CHAPITRE II.

Diagnose spéciale de la Phthisie.

La diagnose ou le diagnostic de la phthisie doit comprendre l'ensemble méthodique et raisonné de tous les signes physiques, symptomatiques et pathognomoniques qui caractérisent et spécifient cette cruelle maladie. Or, la phthisie, comme fait pathologique, ayant été réduite à sa cause immédiate et matérielle, le tubercule, notre étude se trouve conséquemment réduite à l'observation des signes que peut fournir ce produit morbide dans les diverses phases de son développement fatal.

Dans le chapitre précédent nous avons étudié dans l'organisme comme dans un livre ouvert, l'anatomo-pathologie n'ayant d'autre moyen d'examiner la vie que dans les entrailles de la mort, la maladie que sur les débris du cadavre. Cette science a sans doute l'autorité incontestable du voir et du toucher, mais peut-être aussi le défaut de toucher et de voir trop tard. Cependant nous sommes loin de récuser ses témoignages et ses services; mais nous savons ce qui nous empêche de les exalter plus haut qu'il ne convient.

Dans ce chapitre nous allons étudier l'organisme comme un livre fermé; il nous faut déchiffrer sur l'enveloppe, induire le fond caché sur les phénomènes sensibles, la réalité interne sur les apparences extérieures; il nous faut surprendre du dehors le mal sur le fait, à l'œuvre, dans son véritable domaine, dans l'organe vivant; aussi tous les moyens possibles seront bons : l'induction sympathique, l'analogie, les sens et les instruments qui les fortifient vont être mis en usage pour reconnaître la maladie et constater l'état où elle se trouve, pour distinguer le tubercule, la portion organique qu'il a envahie, les désordres qu'il y a déjà faits. C'est un travail de distinction, d'abord, qui doit servir ultérieurement de base pour fonder le mode de traitement général et spécial qu'il convient d'adresser à l'affection.

Dans le long catalogue des maladies qui peuvent affliger l'humanité, il n'en est pas de plus tranchée dans ses caractères spécifiques, de plus fixe dans ses symptômes différentiels, de plus constante dans sa marche, de moins variable dans son procédé, que la phthisie; et pourtant il n'est pas de maladie dont le diagnostic ait exercé plus minutieusement la patience et la sagacité des pathologistes. Depuis Hippocrate, qui inventa le moyen simple et ingénieux de la reconnaître et de la distinguer au poids spécifique des crachats, jusqu'à Laennec, l'immortel inventeur du *stéloscope*, les savants médecins n'ont pas cessé un instant leurs investigations pour arriver avec certitude à la détermination de son existence et de ses phases morbides. C'est que la phthisie a une naissance mystérieuse, un début obscur, une première période presque toute latente; et c'est là ce qui expliquerait et justifierait l'honorable curiosité de ces observateurs dévoués, s'ils avaient conclu de leurs découvertes suffisantes la curabilité de la maladie; mais ils l'ont nié, après avoir trouvé tous les moyens de la connaître : ainsi c'est la contradiction qui les recommande à la reconnaissance de l'humanité.

Adoptons leurs travaux avec la confiance qu'ils ont une utilité positive et non pas une utilité négative, comme ils l'ont voulu par esprit de système ou par *anticipation de nature*, selon l'expression de Bacon.

—

La phthisie, avons nous dit, ayant été divisée dans son cours fatal en trois périodes correspondantes ou identiques aux trois phases du développement morbide du tubercule pulmonaire, décrivons les signes symptomatiques fournis à l'observation par la première période, la phase dite de *crudité* ou de *dépôt* des tubercules.

Le premier objet qui se présente à l'examen du pathologiste cherchant à établir un diagnostic complet, est le thorax et sa conformation, la poitrine et son volume. L'anatomo-pathologie nous a déjà enseigné deux choses : la première, c'est qu'ordinairement le dépôt tuberculaire affecte d'abord les lobes supérieurs des poumons ; la deuxième, c'est que le parenchyme pulmonaire, infiltré de ces produits morbides, se contracte, s'indure, s'affaisse. De ces deux faits, considérés comme cause, on peut déjà déduire *à priori*, comme effet, l'affaissement des parois thoraciques à leur portion supérieure. L'observation justifie cette déduction, et en fait un signe diagnostique de l'existence du tubercule à sa phase de crudité. En passant donc de l'état sain à l'état morbide par le fait du dépôt des tubercules, la poitrine perd la forme normale de tronc de cône renversé, aplati dans son diamètre antéro-postérieur, pour prendre la forme cylindrique dans toute sa hauteur; c'est-à-dire qu'elle se rétrécit dans sa circonférence supérieure, la circonférence inférieure restant la même ; de plus, les tubercules s'établissant plus fréquemment à la région sous-claviculaire du poumon et de préférence au côté gauche, la dépression de la poitrine au-dessous de la clavicule gauche sera une probabilité nouvelle pour l'observateur qui cherche la présence des tubercules.

Au premier abord, il semblerait qu'une accumulation de corps anormaux dans une portion de l'organe respiratoire doit déterminer une augmentation de volume dans son parenchyme, et par suite un soulèvement proportionnel dans la portion correspondante du thorax ; mais outre que l'observation de l'effet contraire est fournie par l'anatomo-pathologie, ce raisonnement est défectueux parce qu'il ne tient point compte de la contraction naturelle, spontanée des fibres lésés luttant contre l'établissement de corps étrangers, ni de la difficulté d'inspiration qu'éprouve cette portion pulmonaire, sur les parois extérieures de laquelle la colonne atmosphérique va d'autant plus exercer de pression, qu'à l'intérieur il y a moins d'air inspiré pour lui faire équilibre. Il y a sans doute bien d'autres causes à cet affaissement thoracique général ou partiel : ainsi l'induration, les fausses membranes qui se forment et empêchent l'amplitude des inspirations, etc.; mais la pression de l'atmosphère suffirait à elle seule pour satisfaire l'esprit.

La diagnose ne peut point sans doute déclarer un sujet phthisique ou poitrinaire au premier degré, sur la simple manifestation de ces signes, elle ne peut tout au plus que fonder une présomption ; mais le sujet qui les porte laisse-t-il à craindre pour lui l'hérédité ou la contagion, le cas mérite toute la sollicitude des personnes intéressées à sa vie ou à sa santé. Les porte-t-il concurremment avec plusieurs des autres signes que nous allons passer en revue, le cas réclame au moins la même attention.

Tel est le premier ordre de signes organiques qui se voient, nous allons décrire ceux qui se touchent et s'entendent, toujours dans l'appareil respiratoire.

Dans le double mouvement de l'acte de la respiration, l'air extérieur, en entrant, en sortant et en passant dans les voies et les cellules aériennes doit produire une sorte d'ébranlement vibratoire dans les tissus de ces organes; c'est l'état normal. Mais dans l'état d'infiltration tuberculaire, nous avons dit que l'air ne pénètre pas la portion pulmonaire qui en est affectée. Donc si le praticien applique convenablement la paume de la main sur la dépression thoracique qui correspond à la portion infiltrée de tubercules, les vibrations respiratoires n'y ayant pas lieu, la main ne saurait les percevoir. De ce défaut de bruit vibratoire la diagnose induit encore l'existence et le dépôt des tubercules au premier degré. Au lieu de la main, que l'observateur applique immédiatement l'oreille; qu'au lieu de chercher le passage de l'air il fasse parler ou mieux encore tousser le sujet, le phénomène morbide sera plus sensible disent les uns.

Mais on objecte d'autre part, qu'au contraire, l'état de densité, d'induration ou se trouve la partie lésée par la présence des granulations tuberculeuses doit mieux transmettre au dehors les bruits intérieurs de l'air, de la voix ou de la toux. Je distingue, veut-on parler de bruit respiratoire par rapport à la main? on se trompe. Ici la difficulté est jugée : là où l'air ne pénètre pas il ne peut pas bruire. Veut-on parler de la résonnance de la voix ou des secousses sonores de la toux par rapport à l'oreille immédiatement appliquée? On a raison, le son se propage plus facilement au dehors lorsqu'il a pour milieu un corps compacte pour le transmettre. La main n'est pas à beaucoup près un organe aussi sensible que le tympan de l'oreille, les vibrations pour elle cessent d'être perceptibles bien avant l'évanouissement du son, bien avant d'être imperceptibles pour l'oreille. Il lui faut, à elle, des mouvements tranchés, il ne faut à l'oreille que des mouvements invisibles, insensibles à tous les autres sens ; ainsi la main posée sur le fût d'une colonne ne témoignerait pas le coup d'épingle perçu facilement par l'oreille appliquée à une grande distance du point frappé! C'est pourquoi la main est un juge plus compétent de la réalité ou du défaut des vibrations respiratoires que l'oreille, que le stétoscope surtout qui peut accuser des bruits appartenant aux parties saines fort éloignées.

Mais il reste d'autres attributions à ce sens et à cet instrument. Les pathologistes se sont complus à distinguer tant de variétés de bruits ou souffles respiratoires, pathognomoniques de cette phase d'envahissement, que nous n'aurons jamais trop d'auscultations immédiates et médiates pour les reconnaître quand nous serons mis en demeure de déterminer les bruits respiratoires, râpeux, crépitants, bronchiques de M. Hirtz, les bruits respiratoires exagérés ou affaiblis de M. Andral, les rales sibilants et ronflants de M. Fournet, les craquements secs et humides, les froissements et frollements pulmonaires et tant d'autres variétés plus ou moins perceptibles de tous ces observateurs, dont on ne saurait trop louer le zèle. Il faut convenir cependant que la finesse de ces diagnostics a été portée au point qu'il doit rester peu de poitrines saines après une pareille expertise du thorax. Que dis-je à force d'acuité dans les organes, les observateurs sont arrivés à la découverte de signes contradictoires; ainsi :

Le bruit respiratoire étant déjà un fait trop complexe, le Dr Jackson eut le premier l'idée de le diviser en bruit expiratoire et en bruit inspiratoire. M. Fournet et M. Pereyra partirent tous les deux de cette donnée d'importation étrangère, et arrivèrent sans esprit de système antipathique, sans se connaître peut-être, à deux résultats contraires. M. Fournet ayant constaté qu'à l'état normal l'inspiration est plus longue que l'expiration, représentait le temps de la première par le nombre 10, le temps de la seconde étant représenté par 2. Après le dépôt des tubercules, dit-il, l'inspiration descend de 10 à 5, puis à 2 et l'expiration monte à 10 à 12 et même à 20. On convient que si la différence des temps de ces deux moitiés de l'acte respiratoire était si fortement tranchée, la loi de M. Fournet pourrait aisément se passer de tout autre signe, le caractère pathognomonique de la première phase de la maladie serait sensible aux plus maladroits observateurs; mais M. Pereyra, médecin de l'hôpital Saint-André à Bordeaux, fait ses expériences et constate 1° que dans la respiration normale, naturelle, franche, l'inspiration est toujours plus courte que l'expiration;

mais, continue-t-il, aussitôt qu'il y a des tubercules miliaires, les choses changent, *l'expiration n'occupe plus que les trois quarts du temps qui lui est consacré dans l'état sain ;* ce qui lui manque, ne s'ajoute pas à l'inspiration, c'est un temps d'intervalle à la fin de l'expiration, durant lequel on n'entend rien, celle-ci ayant fini brusquement. Les tubercules devenant enfin plus abondants, l'expiration se termine encore plus brusquement, et l'intervalle vide étant plus long ; *l'expiration se fait à peu près dans les trois quarts du temps que met l'inspiration à se faire.*

Auriez-vous jamais cru qu'entre deux observateurs compétents, le premier ayant l'assentiment de MM. Andral, Chomel, Louis, etc., le second pût conclure après l'inspection de huit mille malades un résultat aussi formellement contradictoire ?

Le bon sens en réclamant la reconnaissance publique pour tous ces infatigables observateurs, demande d'autres signes qui viennent donner un peu d'autorité et de valeur aux divers bruits respiratoires, inspiratoires ou expiratoires.

Appliquons-nous aux signes fournis par la voix. La physique nous apprend que les milieux transmettent d'autant mieux les vibrations sonores qu'ils sont plus compactes ; d'où la densité qu'acquiert accidentellement le parenchyme pulmonaire par l'amas des tubercules miliaires ou crus doit nous servir pour reconnaître l'existence des uns et des autres. Si nous pratiquons donc l'auscultation soit à l'oreille nue, soit à l'aide du stétoscope sur différents points de la surface thoracique, nous devons être arrêtés et avertis de la présence de ces produits morbides sous le point, où nous entendrons la voix du patient résonner avec un commencement de bronchophonie ; surtout si le phénomène se manifeste concurremment avec ceux que nous avons déjà établis et que nous établirons comme signes diagnostiques de la période qui nous occupe : ainsi, par exemple, s'il a lieu sur un portion du thorax qui prés nte une dépression évidente, si cette portion a son centre sous l'une des clavicules, la gauche, plus souvent la droite, le creux de l'aisselle, l'angle supérieur de l'homoplate ou la fosse sous-épineuse. Il faut aussi tenir compte des changements dans la force, le timbre, l'amplitude que peut avoir subis la voix depuis le temps où la santé du sujet était un fait constant.

La toux qui n'est autre chose qu'une sorte de voix s'accadée, est un phénomène de la maladie qu'il importe d'étudier dans tout ce qu'il offre de spécial en ce cas. Elle est le premier signal de l'affection, on la traite vulgairement comme un rhume sans importance, parce qu'elle cède au moindre soin, qu'elle disparaît au moindre changement de saison, de température ou d'atmosphère, avant de s'établir d'une manière opiniâtre; M. Delaberge a remarqué la tention douloureuse de l'épigastre qu'elle détermine, lorsqu'elle est l'effet d'une phthisie commençante. Elle a des quintes le matin et le soir, qui se reproduisent dans la journée, et aux moindres impressions morales ou physiques; revient ordinairement à la fin de l'automne, pour s'interrompre et recommencer à plusieurs reprises pendant l'hiver. Comme elle ne s'accompagne pas d'expectoration, qu'elle n'éveille pas même le malade la nuit, les parents et les médecins la négligent, sauf à l'appeler plus tard, et quand il sera trop tard, un rhume *négligé*. Il est urgent de distinguer la toux qui est l'effet du dépôt des tubercules dans les poumons, de celle qui est l'effet d'une irritation passagère des bronches : la première est sèche, petite, répétée, courte, saccadée, et pourtant sans fatigue de la part du malade, lequel peut vaquer impunément à toutes ses occupations, et même affirmer qu'il ne tousse pas ; la seconde présente les caractères contraires. Si on pratique l'auscultation, le retentissement vibratoire et sonore, doit être plus marqué sur les points thoraciques, que nous avons signalés à l'égard de la voix ; la toux d'irritation bronchique n'indique rien de pareil à l'oreille ou au stétoscope.

Après un temps plus ou moins considérable, et qui peut être de plusieurs années, de cette toux, qui semble n'avoir en rien altéré la santé générale des sujets, il se manifeste un signe, le plus caractéristique entre tous, c'est le crachement de sang ou *l'hémoptysie*. Le malade, qui jusque-là, n'avait point fait attention à son état, s'effraie comme par un instinct de la nature, et demande le médecin ; celui-ci prescrit l'infusion des quatre fleurs pectorales ; le sang s'arrête, et en voilà pour plusieurs mois, et quelquefois pour un an. La toux qui a disparu, pour un temps, revient ; une nouvelle attaque d'hémoptysie a lieu, une autre lui succède à plus court intervalle ; alors, les sirops pectoraux, les infusions béchiques ne suffisent plus ; d'autre part, l'organisation des patients n'indique guère les saignées, quoiqu'on y ait systématiquement recours ; les forces et l'embonpoint tombent visiblement de jour en jour ; la phthisie se confirme, la deuxième période du développement des tubercules va commencer ; nous dirons bientôt les symptômes spéciaux qui se rapportent à cette phase. Nous ne prétendons pas que l'hémoptysie soit le signe infaillible de la présence de tubercules dans l'organe respiratoire, elle peut sans doute être l'effet de bien d'autres causes ; mais le phénomène vaut la peine qu'on s'informe à son apparition de l'état interne de la poitrine, par tous les moyens que la diagnose tient à notre disposition. Le système circulatoire doit participer à cette incubation morbide des tubercules, non pas qu'à l'origine de leur dépôt ils provoquent une fièvre sensible au pouls, quoique M. Pereyra ait signalé un *pouls pectoral* et un *pouls tuberculeux* comme propre à cette période de crudité ; mais ils peuvent déterminer des mouvements fébriles, et M. Fournet a remarqué que ces mouvements, lorsqu'ils ont lieu, saisissaient le malade dès le matin, et qu'à proportion que les tubercules se développent, ils se manifestaient à des heures plus avancées de la journée.

On pourrait encore tirer mille autres symptômes de la phthisie de l'habitude et des changements qui s'opèrent dans les autres fonctions et à la surface du corps ; mais ces signes ne seraient pas assez constants ou assez marqués, pour qu'on pût en induire l'existence de la phthisie ou la présence de tubercules dans les poumons. Quand l'organisme est atteint par un organe aussi important, il est naturel et rationel qu'il manifeste plus ou moins les effets d'un désordre interne ; mais répétons notre remarque : entre toutes les affections, la phthisie est celle qui conserve le plus d'intégrité aux fonctions organiques. Une sensibilité insolite qui répond aux moindres impressions de l'extérieur, soit morale, soit materielle ; une langueur musculaire et intellectuelle qui inquiète le malade, un amaigrissement notable et progressif, la pâleur générale de la peau, la rougeur rosée des pommettes de la face, les sueurs matinales à l'extrémité des membres inférieurs, l'irrégularité de la menstruation, l'incurvation commençante des ongles, les apparitions fréquentes de la diarrhée dans une habitude de constipation rebelle, etc. : tels sont les phénomènes principaux que le praticien doit embrasser pour formuler le diagnostic précis de cette maladie ; un seul ne dirait rien de positif, plusieurs augmenteraient la probabilité diagnostique, tous fourniront un jugement presque certain, et ne fût-il pas certain, que le médecin n'en serait pas moins obligé, sur sa conscience, de procéder thérapeutiquement comme s'il l'était ; car il vaudrait mieux se tromper en ce cas que d'attendre de nouveaux éléments de certitude pour agir.

La diagnose du premier degré de la phthisie est riche et féconde. Le zèle des pathologistes dont elle témoigne s'explique par l'espérance que les médecins conservent, malgré leurs systèmes, de réduire et de vaincre les tubercules à leur première et à leur deuxième phase de développement. Maintenant, tâchez d'accorder ce zèle investigateur avec l'opinion de Laennec, de Bayle et de M. Louis, à savoir, que la guérison de la phthisie ne peut être, quand elle a lieu, que l'effet spontané, suprême du tubercule, ou sa quatrième phase naturelle, quand il y arrive, ce qui est excessivement rare ; et ce sont ces trois hommes que les annales de la médecine mettront au plus haut rang comme observateurs et comme nosographes spéciaux de la phthisie, surtout à sa période de crudité.

Les signes diagnostiques de la deuxième période ne diffèrent de ceux de la troisième que du moins au plus. On comprend qu'il ne peut y avoir rien de bien tranché dans les effets extérieurs que produisent les tubercules à leur phase de ramollissement et à leur phase de suppuration. En reprenant un à un les phénomènes caractéristiques que nous avons attribués à la première phase de la maladie, et en augmentant par la pensée leur intensité et leur gravité, on arriverait à peu de chose près à la description des symptômes de la deuxième phase : ainsi la poitrine se déforme plus visiblement à sa région supérieure et tend à perdre la forme d'un cylindre pour prendre celle d'un prisme quadrilatère à angles arrondis. La maigreur se joignant aux indurations du parenchyme pulmonaire et aux tiraillements des fausses membranes et des plèvres, qui contractent alors des adhérences inflammatoires, les clavicules, les côtes et les omoplates apparaissent proéminentes et creusent, par le fait, des fossettes profondes qui correspondent au gisement des tubercules. Les vibrations produites par la voix et la toux sont très-fortes; la percussion de la paroi thoracique donne un son mat encore plus marqué dans les régions infiltrées; l'oreille et le stéthoscope dénoncent diverses espèces de bruits et souffles qui, pour un observateur, peuvent devenir pathognomoniques de l'état de ramollissement : ainsi au lieu des bruits respiratoires que nous avons signalés, on entend une sorte de souffle caverneux, le craquement au lieu d'être sec devient humide, on dirait de l'air qui en passant est obligé de déplacer un liquide muqueux ou des bulles assez résistantes pour que leur éclat soit perceptible au dehors. A mesure que le ramollissement s'opère et que les vomiques, comme les appelaient les anciens, se vident, ce râle muqueux, ce craquement humide prennent le son du gargouillement; le stéthoscope, qui avait constaté une bronchophonie à l'époque de crudité ou d'induration, dénonce la pectoriloquie, phénomène par lequel la voix du patient semble parler dans le tube de l'instrument. Ce phénomène n'est d'ailleurs complet que lorsque l'excavation est très-avancée, c'est-à-dire au troisième degré de la phthisie.

Les crachats qui, lorsqu'il y en avait dans la phase de crudité, étaient muqueux, chargés de bulles d'air, très-blancs, deviennent plus homogènes, plus pesants, prennent une teinte jaunâtre en masse ou par stries, et se précipitent, faute sans doute des bulles d'air qui les lestaient, au fond de l'eau; ils tendent à prendre la couleur verdâtre sale et l'opacité complète qui appartiennent proprement à la troisième période de la phthisie. Tant que dure la phase de ramollissement, le crachat est lié, compacte, reste arrondi dans le crachoir, conserve ses bords et sa surface convexes, a moins qu'il ne soit abondamment noyé dans une masse muqueuse provenant des bronches enflammées; mais aussitôt que le tubercule est vide et que l'ulcération est établie sur le parenchyme pulmonaire, le crachat devient plus fluide, s'étend comme ferait un pus qui aurait longtemps séjourné dans les cavités morbides d'un abcès. Cette différence dans la consistance des crachats est un signe certain du passage des tubercules au troisième degré de leur développement.

Il faut cependant tenir compte que tous les tubercules ne sont pas au même point de coction et de vacuité, et que les trois degrés morbides peuvent avoir lieu simultanément pour le même malade ; ainsi s'expliquera la différence des matières expectorées.

Il est encore un produit que Bayle a assimilé à du *riz crevé* et qui peut être charrié dans la masse des expectorations, c'est la matière propre des tubercules ramollis ou récemment crevés ; elle est signe invariable de la deuxième période, aussi bien que les crachats que l'on qualifie de l'épithète de *floconneux*.

Les malades qui jusque-là, c'est-à-dire durant la phase de crudité, s'étaient indifféremment couchés sur le côté droit ou gauche, sont obligés d'affecter le côté sain , à cause du malaise qu'ils éprouvent lorsqu'ils se couchent sur l'autre côté ; ce qui s'explique assez facilement pour que nous puissions passer outre.

Le moral des malades, que nous n'avions vu inquiet qu'à l'occasion des hémoptysies passagères de la première période, se trouble et s'attriste à la moindre recrudescence de la douleur ou des symptômes de la deuxième ; la nature alors, par je ne sais quel mystère de compensation, leur crée l'illusion imaginaire ; l'intelligence et la science n'y font rien : plus la réalité fatale fait de progrès vers son terme, plus l'illusion rapproche celui de la guérison ; à la fin de la troisième période, le phthisique meurt en faisant un projet de voyage lointain ou le plan d'un habitation commode. Le voyage sera lointain, Dieu sait si l'habitation sera commode !

La troisième période n'a pas absolument de signe pathognomonique ; exaltez ceux de la deuxième, qui ne sont déjà eux-mêmes, à peu de chose près, que l'aggravation des signes de la première, et vous n'aurez rien à ajouter. C'est la même affection qui suit ses périodes, c'est la même cause morbide qui déroule ses produits évolutifs ; ce que nous signalerions de nouveau à la fin existait donc déjà à l'état rudimentaire dès le commencement de l'affection. Toutefois faisons comme les autres, promenons notre diagnostic sur la période d'excavation.

Le son mat de la première phase, déterminé par la percussion sur la portion affaissée de la poitrine, prend à la deuxième phase quelque chose d'intermédiaire au bruit de *pot fêlé* qu'il devient à la troisième ; c'est le signe physique des excavations superficielles du parenchyme pulmonaire ; le gargouillement causé par le passage de l'air à travers des milieux fluides muqueux ou purulents, peut arriver jusqu'à la *fluctuation hippocratique*, laquelle suppose une caverne assez vaste pour que les matières puriformes y soient ballottées à chaque mouvement du tronc. Dans ces circonstances, les bruits respiratoires se transforment en souffles dits *amphoriques*, et la toux résonne le *tintement métallique*. Voilà l'ensemble des phénomènes que l'auscultation médiate et immédiate, la percussion pectorale et les autres moyens diagnostiques déterminent comme propres à cette troisième période de la maladie. Les vomiques sont vides, les tubercules sont creux, l'ulcération pulmonaire qui suit ces transformations augmente encore les cavernes; il faut que les lois de la physique dénoncent tous ces désordres, que la *pectoriloquie* parfaite vient enfin compléter.

La fièvre hectique que M. Pereyra, de Bordeaux, a cru distinguer au début des tubercules, s'est constituée d'une manière permanente avec les trois moments propres à la périodicité quotidienne. Les sueurs nocturnes qui s'étaient montrées jusqu'ici par intervalles aux membres inférieurs, gagnent les régions supérieures, la tête et la poitrine, et leur abondance jette le malade dans un état de prostration désolante ; la diarrhée enfin , qu'on n'avait aperçue dans les phases antérieures que comme un symptôme fugitif et passager, s'établit avec une telle opiniâtreté qu'elle résiste à tous les moyens thérapeutiques. Il n'en faudrait pas tant pour épuiser et abattre l'organisme, déjà réduit à un état de marasme effroyable par la longueur d'un travail morbide que rien n'a suspendu, et par l'exubérance d'une expectoration dont la science peut à peine s'expliquer la source et la quantité.

Le phthisique meurt vaincu après un long combat sans relâche, et il n'est pas de mort qui ressemble mieux à une fin naturelle, comme s'il était naturel de mourir de dix-huit à trente-cinq ans !

Faisons en terminant ce chapitre une réflexion consolante : Si, comme le veulent Bayle, Laennec et tant d'autres, la phthisie doit être nécessairement arrivée à sa troisième période pour donner des chances de guérison ; si la nature, selon ces auteurs, ne se montre quelquefois souveraine contre le tubercule qu'après la phase d'excavation, ne sommes-nous pas en droit, nous qui croyons avec le bon sens médical à la curabilité du mal à proportion qu'il est attaqué plus près de son début ; ne sommes-nous pas en droit, dis-je, de conclure l'espérance du rétablissement des phthisiques jusqu'au bout de la maladie ?

Il nous semble qu'il y aurait, non pas seulement cruauté, mais inconséquence, à nous interdire cette conclusion toute morale ; nous n'en demandons pourtant pas davantage pour le moment.

CHAPITRE III.

Variétés et Complications de la Phthisie.

Il est presque convenu que nous ne prendrons pas comme des variétés de la phthisie celles que les anciens, jusqu'à Morton inclusivement, ont énumérées comme telles ; nous n'avons adopté de toutes ces espèces que la phthisie des poumons, ou celle qui a pour cause (ou pour effet) le dépôt et le développement des tubercules pulmonaires ; et encore, dans le cadre de ce travail, ne pouvons-nous que les signaler d'une manière toute sommaire.

Laennec, considérant la maladie dans le procédé pathologique qu'elle peut prendre dans l'ensemble des cas qui lui sont propres, a divisé la phthisie en :

1° Régulière et évidente ;

2° Irrégulière et évidente ;

3° Latente ;

4° Aiguë ;

5° Chronique.

Disons un mot de chacune de ces espèces : quant à la première, nous l'avons étudiée dans les deux chapitres précédents avec assez de détails, au point de vue étiologique, pathologique et diagnostique, pour que nous soyons légitimement dispensé d'y revenir ; notre livre, d'ailleurs, ayant moins pour objet l'étude du mal, que l'on trouve partout fort détaillée, que l'étude du remède, qui est généralement négligée, nous réserverons notre espace pour l'exposition du traitement auquel nous venons ajouter un spécifique.

De la part des médecins qui ne croient pas à la guérison de la phthisie, on comprend (quoique ce ne soit pas fort logique) que la partie pathologique soit plus riche que la partie thérapeutique; mais de notre part ce doit être l'inverse : confiant en la puissance de la nature et de la médecine pour vaincre les tubercules, à quelque degré de développement qu'ils puissent être parvenus, nous prenons aux auteurs, en les abrégeant, leurs descriptions nosographiques, leurs moyens et leurs institutions diagnostiques, et comme nous rejetons absolument la fatalité de leur pronostic, notre devoir se trouve de terminer notre conduite à insister principalement sur la matière médicale, pour étudier avec soin ce qu'elle possède de spécifique contre cette cruelle affection. Hâtons-nous donc d'abréger l'intervalle qui nous sépare de notre but spécial; on doit bien voir, à la manière dont nous procédons dans cette deuxième partie, que nous ne prétendons dispenser personne de l'érudition pathologique qu'on trouvera dans les ouvrages et les auteurs que nous indiquons par nos citations.

1° La *phthisie régulière manifeste chronique*, de Laennec, étant donc celle que nous avons décrite dans les chapitres précédents, nous pouvons passer outre à l'espèce suivante.

2° La *phthisie irrégulière manifeste* est celle, comme l'épithète l'indique, qui, dans sa marche, doit affecter quelque chose d'irrégulier comparativement à celle que nous avons étudiée, et qui est le type corrélatif de toutes les autres. En effet, la phthisie irrégulière manifeste apparaît par intervalles; ses signes diagnostiques expriment à chacune de ses attaques un nouveau dépôt de tubercules, soit sur la même, soit sur une autre portion du parenchyme pulmonaire. Ces attaques sont suivies d'un état de santé qui ne donne extérieurement aucun motif d'alarme aux malades, et ces intermittences peuvent se répéter plusieurs fois dans un an, comme elles peuvent ne se reproduire qu'après plusieurs années; car la forme de cette espèce est ordinairement la plus chronique. Elle se termine, comme on le prévoit bien, lorsque le poumon est envahi par le ramollissement des tubercules et par la période suprême d'excavation et d'ulcération des tissus ambiants. Parvenu à la deuxième période, le développement se régularise et la phthisie irrégulière rentre dès lors dans l'ordre des régulières chroniques, avec cette différence que sa marche peut être ici plus rapide, puisque les divers dépôts font en somme, en se ramollissant, des ravages plus profonds et plus vastes qu'un seul dépôt, comme cela a lieu dans la phthisie régulière.

3° La *phthisie latente* de Laennec est celle dont la première période se dérobe aux investigations du pathologiste, aussi bien qu'à l'attention du sujet. Une poitrine étroite, une constitution organique frêle peuvent expliquer quelques symptômes morbides perçus à l'auscultation. Si le sujet ne montre pas d'autres signes d'affection durant plusieurs années, et s'il est parvenu à un âge hors de la probabilité commune, le médecin peut croire s'être trompé et rapporter son diagnostic à la complexion du sujet; mais la deuxième période éclate subitement, quand ce n'est pas la troisième. La forme aiguë ne suffisant pas pour rendre raison de cette rapidité dans la marche de la maladie, le médecin aime mieux convenir que l'affection existait lorsqu'il ne l'apercevait pas bien clairement. Ainsi, il y a des malades qui ont dérobé la première et quelquefois la seconde période de la phthisie durant plusieurs années, jusqu'à la vieillesse même, comme le témoignent les exemples, et qui meurent promptement, n'ayant bien manifesté que le troisième degré. La phthisie latente ne dissimule bien que la phase de crudité des tubercules; on a dit aussi celle de ramollissement, mais cela est peu vraisemblable. Si on croit ce fait possible, tant vaut aller jusqu'au bout et dire que l'homme peut mourir d'une phthisie sans que la victime ni le médecin l'ait vue passer. Quand même le malade ne cracherait pas, la diagnose n'est pas réduite à ce signe pour déterminer l'existence et le développement des tubercules. Ainsi l'épithète de *latente* ne s'applique au mot *phthisie* que pour la phase de crudité. Les phthisies *masquées* ou *larvées* des auteurs, sont celles qui se dissimulent sous une ou plusieurs autres maladies.

4° La *phthisie aiguë* de Laennec n'est pas, comme on pourrait le penser, la maladie qui parcourt les trois phases, depuis le dépôt jusqu'à l'ulcération, avec une grande rapidité dans sa marche et celle des symptômes. C'est probablement une phthisie latente dans la première moitié de son parcours qui éclate à l'autre moitié, et sa violence emporte le malade en peu de jours. M. Louis nous a laissé l'exemple d'un homme qui fut enlevé vingt jours après l'invasion des tubercules, et l'autopsie démontra l'existence de vastes cavernes dans le poumon. Selon Laennec, le dépôt tuberculaire serait de beaucoup antérieur à l'époque où M. Louis croit l'avoir fixé.

5° La *phthisie chronique* est celle dont la forme est la plus commune, elle rentre dans l'espèce fondamentale qui nous sert de type et que nous avons étudiée dans les deux chapitres précédents. Les limites de la chronicité de la phthisie ne peuvent pas être bien arrêtées; cependant M. Louis s'est exercé à les déterminer, voici les résultats de la statistique basée sur la mort de cent quatre-vingt-treize malades. Pour ces messieurs, la guérison, n'étant qu'exception, ne peut pas servir de limite à la maladie; aussi vous voyez M. Louis ne mesurer sa durée moyenne que sur la mort. C'est un parti pris. Néanmoins copions ses chiffres :

Sur cent quatre-vingt-treize phthisiques, trois ont succombé en un mois (nous avons cité l'exemple extraordinaire du malade qui succombe au vingtième jour); onze dans l'espace de trente-cinq à quatre-vingt-quatre jours; cinquante-deux du troisième au sixième mois; soixante-deux du septième au douzième mois; quarante et un du treizième au vingt-quatrième mois; des vingt-trois derniers, il y en eut qui moururent à la troisième année de la maladie, d'autres à la huitième. Total : 93 malades, 93 morts!

L'automne, sous le nom de la *chute des feuilles*, est la saison fatale aux poitrinaires. C'est une opinion que la science et l'observation ne font que confirmer. Le médecin anglais Clark, auteur et praticien spécial fort estimé, a dressé une statistique pour son pays qui doit être exagérée pour le nôtre. Cet auteur veut que ce soit pendant l'hiver que les phthisiques meurent, mais ce n'est là qu'une variante; l'automne ayant présidé aux plus profonds ravages de l'organisme, on conçoit que c'est vers la fin de cette saison, qui n'est autre chose que le commencement de l'hiver, que les malades doivent succomber.

Du reste, voici un tableau de la mortalité comparative dans les quatre saisons de l'année :

	PARIS.	ÉDIMBOURG.	GLASCOW.
Hiver.....	58	40	318
Printemps.	54	33	333
Eté.	68	48	361
Automne. .	64	32	904

Automnus tabidis malus, a dit Hippocrate; le père de la médecine répétait déjà sans doute l'opinion vulgaire, fondée sur l'observation universelle; les statistiques doivent justifier cette opinion. *Ver quoque malum*, le printemps vient après l'automne, dans l'ordre des saisons funestes aux poitrinaires. Les choses n'ont pas changé, et la statistique doit s'accorder avec les témoignages des temps et des lieux.

Complications.

Nous avons déjà reconnu que de toutes les maladies, celle qui restait la plus pure dans son procès, celle qui laissait la plus grande intégrité aux divers autres organes et viscères du corps humain, c'est la phthisie; le poumon lui appartient, elle le dévore à son aise, grâces à l'indifférence systématique des médecins qui ont pris sur eux de déclarer la médecine impuissante contre le développement des tubercules; elle peut susciter dans le viscère qui est son domaine et son partage toutes les altérations possibles, le muguet, la laryngite, la bronchite, la pneumonie, la pleurésie, le catarrhe pulmonaire, etc.; mais ces symptômes rares ne sont que ses irradiations: c'est le tubercule qui s'étend, c'est donc le tubercule qu'il faut atteindre, et les médications symptomatiques ne sont qu'un vain amusement, quand on ne les subordonne pas comme accessoires à un traitement spécifique de la maladie.

Mais, disent les médecins expectants, parfois on ne voit que ces symptômes, et ils sont quelques fois si violents, si impérieux, que l'affection primitive disparaît en leur présence? Je réponds: L'enjeu en vaut la peine, dans le doute même si la phthisie existe sous l'enveloppe de ces signes morbides, donnez le spécifique, et puis conjurez les symptômes que vous appelez complications. Seraient-ils seuls et libres de toute infection tuberculeuse, le remède ayant pour but spécial les organes pectoraux ne saurait nuire à vos ordonnances symptomatiques. Le Goudron, qui est antiphthisique de son essence, n'en est pas moins, que dis-je, n'en est que mieux le premier des béchiques, la première des substances pectorales. Donnez le Goudron.

On craint les erreurs du diagnostic : Si on allait prendre, dit-on, la bronchite chronique ou le catarrhe pulmonaire pour la phthisie? Je réponds : La faute ne serait pas bien funeste; le malade peut mourir de l'ulcération des bronches, comme de celle des tubercules; administrez le médicament spécifique d'abord, et puis calmez, adoucissez, dérivez comme si de rien n'était. Qui peut le plus peut le moins, et votre erreur aura été heureuse.

Quant aux complications lointaines qui peuvent ressortir de l'état tuberculaire des poumons, nous l'avons établi pareillement, elles ne se révèlent sensiblement qu'à la troisième période de la maladie : les tubercules qui se propagent aux intestins, au péritoine, aux glandes mésentériques, n'arrivent au degré d'ulcération grave que vers la fin de la maladie, et lorsque les forces générales du patient ne peuvent plus recevoir ou s'approprier les vertus du médicament. La diarrhée, qui est l'effet dont ces complications sont la cause, ne s'établit positivement que dans les derniers jours de la terminaison fatale que vous avez prédite. Il est facile de prédire la mort, quand on ne veut rien prêter à la vie pour conjurer le mal qui en est le chemin.

Craignez donc les erreurs dans le diagnostic des autres maladies. Dans celle qui nous occupe, je comprends que la science s'en trouve offensée, mais le malade s'en trouvera bien. Supposez toujours la pire cause aux moindres effets morbides que vous verrez apparaître du côté de la poitrine, et ne prenez pas tant de soin de votre réputation scientifique ; votre gloire pratique s'en accroîtra. On dira : Le docteur un tel a pris une pneumonie pour un dépôt tuberculaire... Quel grand malheur, si le docteur un tel applique le remède antiphthisique à la pneumonie et qu'il guérisse son malade ?

1° Je ne nie pas l'importance des symptômes, seulement je ne m'en occupe qu'après avoir traité la maladie fondamentale.

2° Dans les cas incertains et là où la confusion est facile, je suppose toujours la phthisie sous les moindres apparences de sa réalité.

3° Les complications qui surviennent en dehors de la poitrine peuvent réclamer l'attention du praticien ; que ce ne soit pas là l'objet principal de ses prescriptions.

Dans ces trois préceptes se trouve résumée toute la conduite du médecin qui aura choisi pour spécialité la connaissance et le traitement des maladies de poitrine; que la phthisie soit son point de mire et que le Goudron soit son moyen.

J'anticipe sur la partie thérapeutique du livre ; mais nous ne visons pas à l'effet, nous ne prétendons pas faire du nom de notre spécifique une sorte de dénoûment pittoresque. Le mot de l'énigme est éventé dès les premières pages de notre travail, on sait que nous traitons LA PHTHISIE PAR LE GOUDRON, nous n'avons donc à observer aucune précaution littéraire ou didactique envers le lecteur.

Passons à l'examen de quelques circonstances que l'on appelle des *causes* de la phthisie en pathologie moderne.

CHAPITRE IV.

De l'Hérédité et de la Contagion

Comme causes de la Phthisie.

Lorsque, par condescendance et pour nous conformer au goût du jour établi par les anatomo-pathologistes modernes, nous avons reconnu et posé le tubercule comme la cause de la phthisie, nous avons dit que cette cause nous paraissait bien inférieure, bien grossière, pour être réputée la cause primitive de l'affection, et nous avons même ajouté qu'il pourrait aussi bien en être considéré comme le phénomène ou l'effet; car il n'y a pas de modification matérielle qui ne suppose une force immatérielle, bonne si la modification est salutaire, mauvaise si elle est morbide. Notre présomption se trouve justifiée par les auteurs eux-mêmes : les voilà effectivement qui se mettent à philosopher transcendantalement; le tubercule ne leur suffit plus comme principe, il leur faut quelque chose de plus haut qui explique le tubercule lui-même; ils remonteront un degré, deux degrés de l'échelle étiologique, mais bientôt la tête leur tournera dans un nuage où ils ne sauront plus ce qu'ils disent, parce qu'ils n'auront pas pris en montant le rayon lumineux et traditionnel qui leur eût servi de guide pour s'élever et pour arriver.

Admirez la logique ascensionnelle de nos auteurs! Quelle est la cause de la phthisie? C'est le tubercule, répondent les physiologistes. Quelle est la cause du tubercule? demandent les philosophes. C'est l'hérédité: la mère ou le père, ou tous les deux à la fois, le transmettent tout fait et parfait à leurs enfants; et la lumière a lui. Vous seriez, en effet, bien difficile si vous n'étiez pas complétement satisfait de cette réponse. L'envie vous viendrait-elle de demander encore quelle est la cause des tubercules des pères et des mères? Mais c'est par trop d'exigences, vous pourriez remonter ainsi les générations jusqu'à l'origine de l'humanité, et les philosophes modernes, qui honorent la médecine, ne sont pas d'avis de vous suivre si loin. Vous trouvez que la question n'est que déplacée, ils la trouvent résolue : le tubercule de la fille a pour cause pathogénique le tubercule de la mère; mais la mère est morte! la cause de ses tubercules n'est plus du ressort de la philosophie médicale, ne regarde plus les pathologistes.

C'est tenter Apollon et son fils Esculape que de vouloir ainsi remonter le fleuve des affections organiques jusqu'à sa source. Vous apercevez-vous d'ailleurs qu'une fois arrivé là, une nouvelle tentation logique vous prendrait et que vous finiriez par demander, sous forme de réflexions, ce que c'est que cette *hérédité* elle-même que vous venez de suivre de bas en haut par les degrés des générations et des filiations. Et en effet, qu'est-ce que l'*hérédité morbide?* répondez-vous vous-même, nos philosophes modernes sont restés en bas et ne vous entendent plus, et vous entendraient-ils qu'ils ne vous comprendraient pas. Vous leur criez que c'est une loi, la loi de notre descendance, la loi originelle de la nature actuelle de l'homme. C'en est assez, ils n'ont bien entendu que le mot *originel.* C'en est assez pour des hommes, cela sent trop fort la métaphysique du catéchisme, et le catéchisme est fait pour les enfants.

M. Roche est presque arrivé comme nous à définir l'hérédité phthisique une loi, mais une loi sans esprit, sans signification, sans principe, sans nom enfin, en disant que *les enfants des tuberculeux sont voués à la phthisie.* M. Louis a objecté contre cette loi aveugle, fatale, en disant : Si c'en était une, elle ne s'exercerait pas seulement sur un dixième des cas de la maladie, comme le témoigne mon expérience. Qui ne connaît, en outre, poursuit M. Louis, des descendants de parents morts de phthisie, qui ont joui d'une bonne santé jusqu'au terme ordinaire de la vie? Le docteur Richter répond à M. Louis : Entendons-nous : la transmission du tubercule du père aux enfants s'effectue dans l'acte de la génération même ; l'embryon en apporte dans l'homme un germe organique qui doit se développer tôt ou tard en véritables tubercules. Le docteur Clark exprime la même opinion en d'autres termes : L'hérédité de la phthisie n'est une loi qu'en ce sens que les parents affectés propagent à leurs enfants le vice organique spécial de cette maladie, lequel vice n'attend que des circonstances favorables ou pas contraires pour se développer. Ces circonstances peuvent manquer ; voilà pourquoi tous les descendants de parents phthisiques ne meurent pas de cette maladie ; voilà pourquoi tous les pères et mères d'enfants morts de phthisie ne meurent pas eux-mêmes, dit Clark.

Un disciple de l'école vitaliste de Montpellier répondrait à M. Louis : Homme de chiffres, qui avez pris mission de réduire le mal à la diversité du nombre, comme Pythagore, le bien à l'harmonie, vous avez mal compté, l'hérédité doit donner une proportion plus élevée que le dixième des cas, revenez-y donc. Ensuite vous vous obstinez à ne pas vouloir distinguer, comme chez nous, la maladie de l'affection. L'hérédité donne l'affection organique, les circonstances favorables à la réalisation de l'affection déterminent la maladie. Mais ceci n'est encore que l'effet de l'hérédité, considérée comme cause ou comme loi de notre origine, l'hérédité reste encore intacte et attend son explication; malheureusement, cette explication va se perdre dans le dogme, et nous n'en usons pas, pour parler comme notre maître, M. Lordat.

Tant pis, répond le médecin chrétien, qui n'est d'aucune école; si vous reconnaissez qu'une loi organique de notre nature actuelle a son interprétation dans le dogme, il faut l'y prendre et mettre ainsi le sceau définitif à vos spéculations scientifiques : ce qui explique la science ne saurait jamais déshonorer le savant.

Ainsi, tout bien compté, pour quelques auteurs qui passent de nos jours en n'acceptant d'autre cause de la phthisie que le tubercule, il y en a beaucoup d'autres qui se sont exercés à la recherche étiologique du tubercule lui-même. Le mot *hérédité*, le plus profond et le plus spiritualiste des mots, a été introduit dans le dictionnaire de la médecine. Pour la plupart de ceux qui le prononcent et le répètent, nous convenons que c'est un terme vide; mais dans la masse il s'en trouve, comme vous voyez, qui le méditent, qui l'approfondissent, qui arrivent presque à le voir comme une loi de notre origine. A la vérité, arrivés là, ils croient de leur dignité médicale de rebrousser chemin. Fausse honte ! Les sources primordiales et logiques de la médecine, en tant que science de nos maux organiques, sont dans le dogme ; il faut les y aller prendre.

Pour conclure cette digression qui nous vient d'échapper, constatons, comme nous l'avions prédit aux anatomo-pathologistes du jour, que le tubercule, présenté comme cause de la phthisie, ne satisfait pas l'intelligence : à preuve, toutes les tentatives vitalistes que nous venons de signaler pour l'expliquer comme effet.

Quoique les médecins aient peu médité l'hérédité comme loi dogmatique, il est peu de sujets qui aient plus préoccupé leurs observations que ses effets et les voies qu'elle affecte pour s'exercer dans la propagation de la phthisie. Il n'est pas d'auteur qui n'ait voulu présenter ses chiffres et établir les formules qui en découlent.

Ainsi on a trouvé :

1° Que la transmission héréditaire de notre maladie tire surtout sa source de la mère (ce qui s'accorde parfaitement avec la lettre du dogme) ;

2° Que les pères transmettent plus spécialement la maladie aux filles et les mères aux garçons ;

3° Que la prédisposition héréditaire augmente avec le nombre des générations affectées ;

4° Que les enfants seront d'autant plus voués à l'héritage de la phthisie, qu'ils proviendront d'un mariage entre individus d'un tempérament scrofuleux ou lymphatique, surtout s'ils tiennent à la même souche ;

5° Que l'héritage est d'autant plus certain que les

parents seront moins bien assortis, qu'il y aura plus grande disproportion d'âge entre eux;

6° Que l'enfant sera d'autant plus prédisposé que l'un des parents ou tous les deux seront plus affaiblis par les excès et les misères morales antérieures;

7° Que l'hérédité saute quelquefois une ou deux générations et sévit plus cruellement sur les suivantes;

8° Que l'affection héréditaire est d'autant moins à craindre que la phthisie remonte moins haut dans les générations de la famille;

9° Que les plus jeunes des enfants issus de parents phthisiques sont plus profondément affectés que les aînés et mourront plus tôt.

Il serait fort heureux que la prédisposition originelle ou héréditaire marquât ses victimes d'un ensemble de signes extérieurs qui décelât la maladie lorsqu'elle est encore à l'état d'affection; nous voudrions bien que ceux qui prétendent qu'elle a une complexion propre, une constitution corporelle dans les sujets affectés, eussent raison. Quelle que fût l'obstination des partisans de l'incurabilité, nous aimons à croire qu'ils se détermineraient à agir prophylactiquement contre la prédisposition ou l'affection, puisqu'ils ne veulent pas reconnaître d'agent thérapeutique contre la maladie.

Les contradictions systématiques qu'a reçues la description de M. Staub ne nous empêcheront pas de la reproduire; ce tableau de l'habitude organique des prédestinés de la phthisie exprime la règle générale, les exceptions ne peuvent pas la détruire. Nous savons que Laennec et Fournet se sont inscrits d'avance contre ces portraits pittoresques de sujets prédisposés à la phthisie ; ils avaient des exceptions à y opposer, voilà tout : ils ont vu des organisations athlétiques, colossales, succomber, la règle ne le nie pas ; mais ils auraient dû convenir qu'il n'en est pas ainsi dans la majorité, ni même dans la moyenne des cas. Il y a de tout en médecine, l'organisme fournit des faits et des exemples pour tous les systèmes, quelque bizarres qu'ils soient ; la sagesse du praticien consiste à croire aux règles générales qui n'excluent ni les singularités, ni les cas rares. Résumons.

Ainsi dans la question de l'hérédité tuberculeuse, depuis tels physiologistes qui l'ont niée jusqu'à tels vitalistes qui n'admettent pas autre chose, il y a M. Louis qui ne la veut que pour un dixième, Lanthois que pour un sixième, Piorry pour un quart ou pour un onzième, car il y a deux observations ; Portal pour deux tiers, Briquet pour près de la moitié, Rusch pour quatre cinquièmes. Nous avons nommé Roche et Clark qui la veulent pour tous les cas à l'état d'affection latente lorsqu'elle n'éclate pas en maladie. Toutes ces variantes, y compris la négation absolue, ne nous ont pas empêché de regarder l'hérédité morbide de la phthisie comme une loi générale ; nous ferons de même pour la description de M. Staub, nous ne la donnons pas comme au-dessus des exceptions, mais pour ce qu'elle a de généralement vrai.

M. Staub a divisé son tableau descriptif en trois paragraphes qui se rapportent aux trois époques principales de l'âge des prédestinés ; nous croyons qu'il pourra servir pour distinguer les malades qui couvent la période de crudité des tubercules.

« *Première enfance.* — Organisation très-délicate, « extrémités grêles ; peau étiolée, d'une finesse et d'une « blancheur remarquables ; cheveux blonds, cils très- « longs et recourbés ; yeux bleus ou gris-bleus, vifs et « tendres ; pommettes irrégulièrement colorées ; mus- « cles grêles, mous, sans force contractile ; os longs « et minces, surtout ceux du sternum et des vertèbres « cervicales qui s'ossifient rapidement ; éruption des « dents irrégulière et le plus souvent précoce ; voix « aiguë, glapissante ; croissance rapide, en dispropor- « tion avec les forces physiques et le développement « excentrique des différents systèmes et appareils or- « ganiques, à l'exception du système nerveux, dont « la prédominance est, le plus souvent, très-marquée : « de là intelligence précoce, grâce et gentillesse de « l'esprit ; de là aussi impressionnabilité exagérée qui « exalte passagèrement les diverses fonctions de la vie, « accélère les mouvements de composition et de dé- « composition, provoque des besoins, des désirs, « éveille l'instinct générateur avant l'âge voulu. Au « moindre exercice, à la moindre stimulation, le cœur « et le poumon précipitent leurs mouvements fonc- « tionnels : de là irrégularité du cours du sang ; de là « des congestions, des épistaxis, qui se répètent jus- « qu'à la puberté ; dyspnée, toux, essoufflement, en- « rouement.

« *Adolescence.* — La plupart des caractères énon- « cés ci-dessus deviennent plus saillants. La prédomi- « nance nerveuse est encore beaucoup trop marquée ; « la sphère intellectuelle est très-active, mais le sujet « se fatigue avec facilité au moral comme au physique.

« La cage thoracique semble subir un arrêt de déve- « loppement dans les vraies côtes, et toute l'économie « animale trahit le rétrécissement du champ circula- « toire et respiratoire.

« *Age adulte.* — Le corps est fluet, élancé; le « cou allongé; les omoplates, saillantes, sous forme « d'ailerons, paraissent donner au dos de la convexité; « la poitrine allongée, aplatie, surtout au-dessous des « clavicules, qui font une forte saillie, et le long du « sternum, subit, en avant et en arrière, un resserre- « ment qui est d'autant plus considérable que l'individu « est plus disposé à contracter la phthisie. La peau, « les muscles, les yeux, les cheveux, signalent l'ap- « pauvrissement du système sanguin, et la prédomi- « nance de sa partie incolore, séreuse. La peau est « pâle, terne, sans aucune trace de matière colorante « dans son réseau capillaire, ce qui établit un contraste « frappant avec la rougeur plaquée, irrégulière des « pommettes. Les muscles sont flasques; la scléro- « tique est bleuâtre; les cheveux sont décolorés, longs, « rares et fins; l'enveloppe cutanée est souvent dé- « pourvue de poils; la barbe est nulle ou peu mar- « quée; les poils sont clair-semés et souvent cotonneux « aux parties génératrices; les mamelles sont peu « développées; les membres sont trop longs relative- « ment au tronc; les pieds et les mains trop étroits « relativement à leur longueur; les ongles ont une « forme spéciale. »

Ce tableau moderne n'est que le développement des descriptions faites dans l'antiquité. On verra facilement, par la comparaison, que si nous sommes plus minutieusement savants, nous sommes aussi bien moins éloquents.

Voici la marche de la phthisie d'après Hippocrate (*De morbis internis*) : « Primum quidem tussis habet sicca, « Paulo deinde post expuit sputum subcruentum, pos- « tea purum.... Sæpe autem et fauces conspicuæ non « sunt, sanguine repletæ. Deinde grumos sanguinis « cum violentia expellit sensim et frequenter. Inter- « dum autem et odor pravus ab his (sanguinis grumis) « fit, et est quando fauces levi aliqua spuma implentur. « Et rigor et febris corripit in principio quidem morbi « multum, progrediente morbo levius. Et alias, more « febrium erraticarum corripit et dolor interdum adest « ad sternum et in partem infimam dorsi et in costis et « dum desiit sanguinem spuere, sputum multum expuit « liquidum et interdum aliquid sputi viscosi. Atque « hæc omnia sic patiatur donec quatuordecim dies « præterierint. Post quatuordecim dies, si vero non « desinat morbus, squamos ab arteria extussiens avel- « lit, qualis a pustulis, et dolor major incidit in sternum « et in postremam partem dorsi et circa costas, et hy- « pochondriis, quasi ulcus tangeres, dolet... Si enim « labor accesserit, labor acutior et vehementior et tus- « sis magis quam ante premit, et rigor et magis febris « divexat, et si sternutarit, dolor acutus irruit. Dolet « autem in lecto, cum de latere in latus vertitur.... « Atque morbo progrediente, corpus macressit, præ- « ter crura : hæc autem tument et pedes, et ungues « contorquentur ; humeris autem est macilentus et de- « biles fauces (ad expellendum) tanquam spuma im- « plentur.... Et immodice sitit toto morbi tempore et

« cum hujus modi sputum evaserit, suffocatur et « tussire non potest, interdum cupiens. Interdum « autem præ suffocatione et propensione ad tussien- « dum copiosam evacuant bilem.... Sæpe etiam et « cibos si sumpserit, et cum vomuerit, melius seu « levius se putat.... Pauci autem evadunt ex hoc « morbo. »

Voici la description du phthisique par Aretée (*De phthisi*) : « Habitus vero in id vitium pari sunt graciles, « delicatique, fectilibus tabulis similes, alarum instar « habentes, prominenti gutture, albidi, rariori pec- « tore. — Adolescentes qui pectoris et corporis fere « totius musculos, graciles tenues habent, et plurimum « in tabem delabantur. — Simul vero, et his adest « pectoris gravitas : pulmo enim infirmus est : angor, « intolerantia, cibi fastidium, vespertina extremorum « frigiditas et matutina caliditas... Vox raucecit; digiti « tenues sed articuli crassi sunt... Carnes extabescunt, « ungues adunci fiunt... Item nares iisdem acuminatæ « graciles; malæ extantes et rubidæ, oculi cavi, lucidi, « micantes; palida seu livida facies est... In omnibus « denique cadaveris speciem referunt; tenues enim, et « carnibus privati sunt; brachiorum musculi non appa- « rent; mammarum neque vestigia extant... Abdomen « et ilia spina dorsi coherescunt; artus conspicui pro- « minente et macri sunt : perinde se habent et tibia et « coxendix et brachium, at spina vertebris superextat, « a priori parte cava, utrisque musculis per tabem « dissipatis scoptula operta tota sese conspectui offe- « runt, atque avium alas imitantur... Si quis enim vel « plebeius hominem videret pallentem, imbecillem,

« tussientem, macie confectum, hunc vera *phthisi* la« borare pronuntiat. »

Contagion. La contagion demanderait quelques lignes de réflexions philosophiques comme l'hérédité, nous n'osons pas les hasarder après la digression que nous nous sommes permise au commencement de ce chapitre, surtout quand nous nous rappelons l'engagement que nous avions pris avec nos lecteurs eu égard à ces spéculations inusitées dans les livres de médecine. Nous dirons en deux mots notre pensée sur la contagion comparativement à l'hérédité.

La contagion est aussi une loi de notre nature actuelle, et, comme loi, elle est le corollaire et le complément de la loi d'hérédité : ainsi tandis que celle-ci marque la responsabilité des enfants et des parents, la loi de contagion marque la solidarité des frères. La première caractérise donc la filiation, la seconde caractérise la fraternité humaine. Il y a des affections et des maladies vraiment humanitaires, je dirai même religieuses en ce sens qu'elles expriment les liens des hommes entre eux. La phthisie est de ce nombre, on pourrait même affirmer qu'elle est la première de cet ordre, et nous ne nous étonnerions pas qu'on l'eût considérée dans le moyen âge comme une maladie dogmatique ; car tout ce que le dogme chrétien enseigne concernant le mal, son introduction et sa propagation dans le monde et ses effets sur l'homme, peut s'appliquer parfaitement à la phthisie. De quelle maladie peut-on mieux dire, en effet, que de la phthisie : *La tache des pères s'étendra sur les enfants jusqu'à la quatrième et cinquième génération ;* etc. ?

Nous entendons une objection anticipée : Tous les cas de phthisie sont-ils donc le fruit de l'héritage ou de la contagion ? Non sans doute, et nous avons dit exprès, dans l'énumération des circonstances qui favorisent l'hérédité, que certains désordres moraux ou organiques tels que les excès antérieurs, que certaines incompatibilités naturelles des époux telles que la disproportion d'âge de l'un à l'autre, peuvent se traduire dans les enfants qui en proviendront en vice tuberculeux, d'abord en affection et puis en maladie phthisique. D'ailleurs rien ne nous empêche de reconnaître des cas de phthisie véritablement acquise. Si l'homme est d'abord par et pour les autres, il est aussi par et pour lui ; or s'il travaille au bien pour son propre compte, il faut reconnaître qu'il travaille au mal pour son propre dommage. En un mot, tout mal ne vient pas dans l'homme de son origine, et M. de Maistre a répondu pour nous : *Il y a des maladies comme des fautes, originelles et actuelles, accidentelles et habituelles, mortelles et vénielles.* Mais toutes les fautes sont réparables, de même toutes les maladies sont curables. Notre opinion est donc qu'il y a des cas de phthisie acquise ou *actuelle*, seulement ils sont plus rares qu'on ne pense, car l'héritage ou la contagion sont plus fréquents qu'on ne peut le vérifier.

En prenant pour quelque chose l'expérience des peuples, il est impossible de nier la contagion ; en consultant l'autorité des médecins systématiques, il serait facile de la nier. Nous ne nous mettrons pas dans la position d'un roi de Naples qui assembla un jour toutes les célébrités doctorales du pays, et leur soumit la question de savoir si la phthisie était contagieuse. Après de longues discussions, le vote donna autant de boules *pour* que de boules *contre;* le peuple persévéra dans ses craintes, et nous trouvons qu'il fit sagement. Cependant il ne faut pas croire qu'il en soit des miasmes de la tuberculisation comme de ceux de la peste ou de la petite vérole, nous croyons qu'il faut plus qu'un contact passager. Nous ne défendrons jamais aux amis d'entrer dans la famille affligée, de s'approcher des malades, d'avoir avec eux les rapports de l'amitié; la phthisie ne se transmet pas par le cordon des sonnettes, comme il est rapporté dans le livre d'un contagioniste espagnol. Nous plaignons cette fille jour et nuit appuyée sur le chevet du lit de sa mère, lui rendant tous les soins de cet amour qui ne se rebute de rien, qui ne se fatigue jamais, quelles que soient les longueurs de cette agonie. Nous craignons pour cette femme dévouée, remplissant jusqu'au bout et durant des années les devoirs d'épouse et de servante infatigable. Voilà les victimes préparées à la longue par le contact de chaque instant, par la respiration d'une atmosphère chargée de toutes les exhalaisons putrides qui s'élèvent de toutes les parties du corps et de toutes les excrétions morbides des phthisiques; nous craignons, enfin, pour ces gardes-malades mercenaires qui, pour gagner leur vie, sont obligées d'aller risquer la mort en partageant avec les plus proches parents du poitrinaire les services de la maladie. La phthisie n'est pas contagieuse comme la peste, et s'il y a des préservatifs contre la contagion de celle-ci, il doit y en avoir contre celle de la phthisie. La propreté des lits et de la chambre des poitrinaires est une condition indispensable; l'évaporation de ces substances volatiles qui modifient l'état de l'atmosphère; les désinfectants, tels que le chlore et la chaux; les ablutions salines ou acides quand on touche les linges humides ou mouillés par les sécrétions du malade; les inspirations de vinaigre quand on a des rapports trop immédiats, et mieux que tout cela encore les vapeurs de Goudron.

Les fumigations de Goudron ne sont pas seulement le remède des phthisiques, c'est le meilleur désinfectant et le préservatif par excellence de la phthisie. Le Goudron entre dans les principaux moyens de purification des lieux proposés par Guyton de Morveau. Non-seulement cette substance a des vertus antiputrides à l'intérieur pour les malades, elle a encore la propriété d'absorber et de détruire les miasmes qui charrient les molécules putrides. Voilà pour vaincre la contagion : les vapeurs du Goudron bouillant peuvent rendre habitables et sans danger les chambres des poitrinaires, et dispenser, à la rigueur, de toute autre précaution.

Les livres des auteurs fourmillent d'exemples plus ou moins curieux de la contagion, on y voit des individus mourir pour avoir habité les appartements où sont morts des poitrinaires, pour avoir fait usage des effets et des linges qui leur avaient servi; on voit le fils la communiquer à la mère, le grand-père la communiquer à son petit-fils. Nous avons dit notre opinion à l'égard des personnes pour lesquelles la contagion est vraiment à redouter, nous ne nous répéterons pas; mais nous recommanderons le Goudron en vapeurs comme anticontagieux, avant de le montrer comme remède.

Citons un exemple singulier de cette contagion, raconté par celui-là même qui l'aurait nié sans cela: En examinant les vertèbres d'un cadavre de poitrinaire, pour y découvrir les tubercules, Laennec effleura avec la scie de dissection le doigt indicateur de sa main gauche; le lendemain un petit érythème se manifesta autour de la lésion, et peu à peu il se forma, presque sans douleur, une petite tumeur ronde qui, au bout de huit jours, avait acquis le volume d'un gros noyau de cerise et paraissait située dans l'épaisseur de la peau. A cette époque, l'épiderme se fendit sur la tumeur et laissa apercevoir un petit corps jaunâtre, ferme et tout à fait semblable à un tubercule jaune cru; ayant été cautérisé avec du beurre d'antimoine, ce corps devint semblable à un tubercule ramolli et de consistance friable, et fut détaché en entier par une pression légère. La place qu'il avait occupée formait une sorte de petit kyste dont les parois étaient gris de perle légèrement transparents (*Traité de l'auscult.*, p. 180). Le *Journal des connaissances médicales* (2e année) renferme aussi un rapport de M. Albers sur cinq observations d'une pareille inoculation.

Répétons, en terminant, que la phthisie n'est pas contagieuse de cette contagion subtile, rapide, foudroyante; elle ressemble à cette influence funeste qu'exerce sur les personnes saines la cohabitation longue et intime avec les malades. « J'ai vu, dit M. Andral, et j'en ai été frappé plus d'une fois, des femmes « commencer à présenter les premiers symptômes de « la phthisie pulmonaire peu de temps après que le

« mari, dont elles avaient partagé la couche jusqu'au « dernier moment, avait succombé à cette maladie. » Voilà les conditions de la contagion tuberculeuse.

Ainsi s'exerce la fraternité morale et morbide entre les hommes : il faut une longue intimité pour que les vertus et les vices se communiquent, il faut de même une longue intimité organique pour que la santé et les maladies se transmettent. La phthisie est du nombre de ces affections qui marquent la solidarité fraternelle entre les créatures de l'espèce humaine. Telle est notre opinion ; on peut ne pas l'admettre, nous n'en faisons pas une obligation à ceux surtout qui se passent facilement de toute vue religieuse ou sociale dans l'étude et l'exercice de la médecine. Une chose singulière et pourtant assez généralement constatée par l'observation, c'est que tous les médecins qui se sont adonnés aux méditations et à la pratique dévouée de la maladie en question sont morts, laissant des traces plus ou moins profondes de la tuberculisation pulmonaire ; ne serait-ce pas une preuve de la sympathie fraternelle qu'ils avaient pour leurs malades ? Qu'on y réfléchisse.

CHAPITRE V.

Séméiotique spéciale des doigts et des ongles hippocratiques.

Nous sommes de l'avis de MM. Briquet et Alquié. Un phénomène morbide qui se reproduit soixante-trois fois sur soixante et dix cas de phthisie peut passer pour un signe pathognomonique de la maladie, et mérite toute l'attention du médecin. Ce signe a surtout ceci d'avantageux pour la prophylaxie et la thérapeutique, c'est qu'il est facilement visible et appréciable à l'œil; c'est qu'il frappe non-seulement le praticien qui peut avoir pour système de le considérer comme insignifiant ou non avenu pour le diagnostic, non-seulement les parents que l'illusion peut rendre aveugles à l'égard de la victime chérie qu'ils environnent, mais aussi les amis, les étrangers, les indifférents qui ne manqueront pas, chacun à sa manière, d'éveiller la sollicitude des intéressés, lorsqu'ils sauront ce symptôme caractéristique de cette terrible maladie.

La séméiologie de l'affection tuberculeuse, en effet, n'offre pas de signe plus constant en soi, moins variable dans ses formes apparentes, que la déformation du bout des doigts et l'incurvation des ongles; il ne faut pas être le moins du monde initié aux secrets de la médecine pour s'apercevoir de cette altération, elle attire forcément les regards des personnes les moins aptes à déterminer les proportions naturelles et les conditions physiques d'une main bien faite. Il faudrait seulement qu'à la suite de l'impression désagréable qu'on éprouve à l'aspect de cette déformation, l'idée vînt qu'elle marque l'imminence, l'invasion ou le développement des tubercules; car, en vérité, c'est le signe de la phthisie, le signe qui la dénonce à son début, qui la précède le plus souvent et qui l'accompagne toujours dans ses périodes avancées.

Encore ici les exceptions à cette loi séméiotique ne sont dignes d'aucune considération de la part du médecin. On signalerait à la mère la déformation des doigts et des ongles de sa fille, et ce signe serait faux, c'est-à-dire que la maladie dont il est le prodrome et le symptôme concomitant n'existerait pas : le grand malheur ! Il vaut mieux se tromper ainsi que de perdre son temps à décider à la longue si le signe est véridique; d'ailleurs nous ne disons pas qu'il faut s'en tenir à ce caractère extérieur, mais quand on le ferait dans l'imminence, les moyens prophylactiques spéciaux que l'on prendrait seraient-ils donc tant à regretter ? La phthisie, répétons-le malgré notre confiance en sa curabilité, vaut la peine qu'on la redoute de loin, et qu'on cherche à la conjurer à l'avance ou dans ses commencements.

Il nous est arrivé souvent dans le monde de remarquer cette altération physique sur des sujets jouissant d'ailleurs de toutes les autres apparences de la santé; quand il nous l'a été permis et possible par l'état de nos rapports, nous n'avons jamais laissé échapper l'occasion de faire pénétrer nos craintes chez ceux qui étaient intéressés à l'avertissement. L'opinion vulgaire de l'incurabilité de cette maladie, nous le reconnaissons, rend difficile l'aveu d'une pareille découverte; mais le jour où la médecine aura adopté le Goudron comme son spécifique, la difficulté se transformera en devoir, et la mère n'aura plus besoin d'illusion sur le sort de ses enfants menacés ou déjà affectés.

Ainsi, même dans l'absence de tous les autres signes caractéristiques de l'affection, celui dont nous parlons doit être présomption suffisante de phthisie pour agir contre elle comme si elle était avérée. L'erreur n'a pas d'inconvénients, et l'incurie peut en avoir de trop graves.

Décrivons l'état morbide connu sous le nom de *doigts hippocratiques et ongles incurvés :*

Hippocrate est peut-être le premier qui ait remarqué et décrit cette déformation des ongles et des doigts, et l'ait rattachée à la phthisie comme signe diagnostique; de là la flatterie des commentateurs a pris l'occasion de qualifier cette altération de l'épithète d'*hippocratique*, qui ne doit tromper personne, non plus que celle de *face hippocratique*, qui désigne l'état de la figure des agonisants. Singulière manière d'honorer le père de la médecine !

Dans l'état naturel ou de santé ordinaire, les doigts de l'homme et surtout ceux de la femme doivent être plus gros à l'articulation qui les joint au carpe ou à la paume de la main qu'à leur extrémité; la deuxième phalange doit donner une moyenne entre les deux extrémités. Ainsi le doigt normal doit à peu près reproduire la forme d'un demi-fuseau géométrique tronqué avant sa pointe.

Dans l'état morbide propre à la phthisie imminente ou décidée, les doigts perdent peu à peu cette forme harmonique pour arriver à la forme opposée : ainsi la phalange supérieure perd de sa circonférence, s'amincit progressivement en descendant vers l'extrémité inférieure de la phalange moyenne, et là, au lieu de continuer sa diminution, la troisième phalange, celle de l'ongle, prend un développement qui contraste désagréablement avec l'état effilé de la partie supérieure des doigts. On dirait que les premières phalanges se sont amaigries au profit de la troisième, qui fait comme une tête de marteau dont les deux autres seraient le manche. Dans ce développement morbide, l'ongle a dû subir aussi sa déformation : en effet, au lieu de conserver la forme normale de la tuile, qui lui est naturelle, il s'incurve selon ses quatre bords et devient semi-sphérique, convexe à sa partie centrale. Les bagues et les anneaux, qui autrefois passaient facilement pour s'arrêter à la troisième phalange, deviennent lâches, tombent jusqu'à l'ongle et quelquefois ne peuvent plus sortir sans rupture, la pulpe ou la portion charnue du bout des doigts s'étant arrondie intérieurement comme l'ongle s'est arrondi extérieurement.

Voilà le caractère ordinaire à cette déformation digitale. Quels peuvent être ses rapports avec l'état d'imminence ou de dépôt tuberculaire dans les poumons ? Les explications de nos savants observateurs nous paraissent par trop insuffisantes pour être rapportées : l'amaigrissement général, en effet, qui accompagne infailliblement la maladie, ne nous semble pas devoir être adopté comme sa cause ; car pourquoi s'arrêterait-il à la deuxième phalange pour permettre une augmentation de volume à la troisième ? En attendant donc que le principe morbide de cette altération soit découvert, nous nous contenterons de la regarder comme le signe extérieur que la Providence a donné à la maladie pour servir d'avertissement au malade ou au médecin.

La déformation ne s'effectue pas simultanément aux cinq doigts, elle atteint d'abord le pouce et l'index, puis l'auriculaire, l'annulaire ; le médius est le dernier déformé. Il est aussi rare de voir le commencement de l'altération avoir lieu aux deux mains en même temps, que de rencontrer le dépôt tuberculeux aux deux poumons à la fois ; le plus souvent c'est la main gauche qui commence, comme le plus souvent c'est le poumon gauche qui s'affecte le premier. Ces corrélations sont peut-être permanentes ; elles pourraient dès lors servir pour fixer le diagnostic.

Cette déformation est encore plus communément observée chez la femme que chez l'homme : c'est comme la phthisie, toujours comme la phthisie, qu'elle accompagne ou qu'elle annonce. M. Fournet a beau dire que cette altération doit être considérée comme exceptionnelle et sans rapport direct avec l'affection pulmonaire, c'est se battre contre l'évidence pour être vaincu par le ridicule qui revient aux systématiques. Trousseau lui fait l'honneur de lui répondre que la main hippocratique est presque exclusivement propre aux tuberculeux et qu'il n'y a presque pas d'exceptions à cette règle.

Terminons notre chapitre par un conseil, nous l'adressons plus particulièrement aux personnes étrangères à la médecine qu'aux médecins eux-mêmes, qui en feront toujours à leur fantaisie pour prouver leur indépendance personnelle et scientifique :

La déformation des doigts et des ongles dite hippocratique n'est pas un signe si apparent et si distinct pour rien ; la Providence s'en sert pour annoncer ou accuser vulgairement une maladie qui dérobe son affection et son début aux plus savantes investigations de l'homme spécial ; c'est le signe *populaire* de la phthisie. Qu'il éveille toute votre sollicitude pour celui de vos semblables, proche ou éloigné, qui en sera marqué. Voyez enfin si la *main hippocratique* coïncide avec le cercle rosé des pommettes sur le fond pâle et maladif du reste de la face, et que votre conscience vous donne un nouveau courage pour l'avertissement.

CHAPITRE VI.

Causes dites déterminantes de la Phthisie.

1° *Causes pathologiques.* — Les auteurs modernes entendent par causes pathologiques déterminantes de la phthisie toutes les maladies qui peuvent préparer ou disposer l'organisme à la phthisie, déterminer, en d'autres termes, la dégénérescence tuberculeuse du tissu pulmonaire. Ce qui signifie, pour la plupart des étiologistes, que le tubercule peut être engendré primitivement, de toute pièce, par une maladie dont l'espèce n'a rien de commun avec celle du tubercule lui-même. Examinons brièvement cette opinion, qui nous paraît pécher par le côté faible que nous avons déjà maintes fois signalé dans les œuvres de nos auteurs modernes.

Nous avons admis des cas de phthisie acquise, nos vues sur l'origine de la maladie en général et de la pulmonie en particulier n'ayant rien qui nous empêche d'en reconnaître la possibilité et la réalité ; mais nous avons assez expressément insinué que bien des fois les pathologistes, ayant pour système d'exclure de la diagnose l'héritage et la contagion, ont pris des cas de phthisie originelle pour des cas de phthisie actuelle ou acquise. Notre reproche se reproduit donc ici sous une forme nouvelle : quand les étiologistes de la maladie ne nient pas par hasard la cause pour nier l'effet, ils prennent ordinairement l'effet pour la cause.

Comment pourrait-il en être autrement ? Lorsqu'on n'a pas monté l'échelle de la causalité morbide jusqu'à la source première de la maladie humaine, lorsqu'on n'est pas arrivé à cette hauteur où l'organisme humain constitue une véritable unité vivante, il doit en résulter nécessairement deux conséquences infaillibles : 1° Le pathologiste, flottant dans un tas de faits divers et d'observations incohérentes que rien ne rallie à un principe, ne doit voir que des diversités morbides que rien ne rattache à une affection élémentaire, primordiale, générique, ne doit voir que des maladies que rien ne spécifie ; car l'espèce provient du genre. 2° Le physiologiste, ne rencontrant que de la matière solide, liquide ou fluide dans l'organisation humaine, ne doit voir que des membres, des viscères, des organes, des fibres que rien ne régit, que rien ne coordonne, que rien ne réunit à une souche *principiante* qui leur donne la vie, la fonction et l'espèce qu'ils doivent avoir en logique comme en réalité. Or, lorsqu'une pareille pathologie s'associe à une pareille physiologie, il doit se produire dans le domaine de la science médicale une confusion au sein de laquelle l'ordre pathogénique n'est plus qu'un chaos : les maladies, quand elles n'y sont pas des êtres, sont des faits qui s'y mêlent, s'y entassent, s'y perdent, et, selon la fantaisie ou le système, s'y engendrent ou s'y excluent l'une l'autre, aucun caractère spécial ne s'opposant à ce qu'on les prenne tantôt pour causes, tantôt pour effets réciproques. Unités ou entités isolées, indépendantes, qui pourrait m'empêcher, dans cet état de choses, de mettre telle maladie devant telle autre, de déclarer celle-ci le principe ou la conséquence de celle-là, d'établir entre elles la parenté, l'antagonisme ou l'antipathie, sur les plus simples apparences d'analogie ou de dissemblance qu'elles peuvent présenter dans la multiplicité des cas ?

Et c'est là, en effet, le spectacle que donne au malade la médecine moderne : la dispute n'y a point de fin, la contradiction n'y a point de terme ; les auteurs médecins qui s'élancent à l'interprétation du fait qu'ils observent n'interprètent que par caprice, sans principe logique qui justifie leur assertion ; aussi ceux qui auraient un fait identique à interpréter le font-ils sous l'impulsion d'un caprice contraire, et arrivent à l'assertion contraire et opposée ; ils en ont tous les deux le droit, le caprice faisant droit partout où il n'y a pas de loi. Quel moyen que la lumière vienne à surgir au milieu de ces ténèbres ?

Vous ouvrez un livre, vous voyez une idée s'élever du fond d'une observation pratique, l'intérêt vous excite à poursuivre; la page tournée, l'idée s'arrête, le fil se rompt, une nouvelle observation donne lieu à une opinion contradictoire ; vous n'avez pas besoin d'ouvrir un autre auteur pour trouver la négation d'un premier. Il arrive enfin qu'après avoir longuement étudié les travaux de nos savants, si vous faites la balance pour savoir ce qui vous reste de véritable science, vous vous trouvez en possession d'un vaste fonds d'érudition dont les éléments se choquent, se repoussent et se détruisent, si bien qu'en somme vous n'embrassez plus que le doute sur toute chose. L'observation, qu'on dit être le foyer de la science, l'a dévorée ; ce n'est pas sa faute.

En attendant, l'homme souffre et succombe à la maladie : il est donc toujours aussi vrai qu'Hippocrate dit *oui* et que Galien dit *non!*

Nous avons un matériel scientifique immense, un amas prodigieux d'observations, et pas d'idée théorétique, pas de principe logique qui en vienne coordonner, justifier, approprier les éléments en doctrine fixe et positive ; nous n'avons pas de vrai philosophe en haut, nous n'avons pas de vrai spécialiste en bas ; les deux bouts de la médecine n'ont pas de représentants qui la commencent par la spéculation, qui l'achèvent par la pratique. La masse des médecins se pressent, se gênent et se coudoient pour ainsi dire entre deux eaux, frétillant avec une importance exclusive, et ne se doutant pas que le milieu qu'ils tourmentent et qu'ils troublent a une source et une embouchure; que la médecine, dis-je, a un principe et une fin.

Au haut de l'échelle étiologique des maladies, le pathologiste de l'avenir verra la cause unique, la source *originelle* suprême de toutes les douleurs qui peuvent affliger l'homme corporel ; de là, en jetant un regard vers le bas, il verra la source funeste se diviser, se ramifier en autant de ruisseaux, que le physiologiste, parvenu au sommet de l'unité radicale de l'organisme, apercevra de grandes divisions viscérales et de sous-divisions organiques dans le corps humain. Alors le médecin, qui doit résumer en lui les deux caractères du physiologiste et du pathologiste, voyant que chacun de ces effluves morbides se dirige vers chacun de ces viscères ou organes pour l'affecter ou l'infecter, constatera autant d'espèces de maladies que d'affections partielles. A ce terme de la spéculation théorique, la maladie spéciale étant constituée une vérité, le praticien spécialiste apparaîtra, et, se vouant à la recherche de l'espèce thérapeutique, trouvera l'agent ou le remède spécifique, et par ce fait la médecine sera une science sérieuse, comme le comporte son objet, complète, comme le comporte son essence. C'est l'avenir que nous annonçons; quant au présent, si orgueilleux de lui-même, vous allez voir qu'il peut justifier toutes nos plaintes. Ainsi la phthisie a beau être, entre toutes les autres maladies, l'espèce morbide la mieux tranchée dans ses éléments, la plus distincte par son organe, on la fait la conséquence d'une foule d'affections qui n'ont pas toujours avec elle le rapport de contiguïté organique; c'est peu enfin quand on ne la veut pas l'effet de son propre symptôme.

Le tubercule sera l'effet ou le produit consécutif des rhumes et catarrhes pulmonaires, de la bronchite, de la laryngite, de la pneumonie et de la péripneumonie, de la coqueluche et de la grippe, de l'asthme et de la dyspnée, de la gastrite, de la péritonite, de l'hypochondrie, de la chlorose, de l'épilepsie, de l'hystérie, de la syphilis, du scorbut, des fièvres intermittentes, continues, éruptives, typhoïdes, de l'aliénation mentale, du diabète, etc., etc. Morton faisait des phthisies avec la moindre des choses, Broussais en a fait avec toute sorte d'inflammations; d'autres, avant et après lui, en ont fait avec moins encore : avec le vent du nord et du midi, avec le chaud et le froid, avec le sec et l'humide, avec la paresse et l'activité. La pathologie universelle a été tournée au profit de la phthisie, enfin.

Nous n'examinerons point en détail chacune de ces opinions contradictoires, elles ne nous donneraient pas un autre résultat que l'analyse du travail de Pénélope, qui est le mythe véritable de la médecine telle que nous l'ont faite les médecins. Nous nous contenterons de prendre au hasard deux de ces maladies données pour causes à l'affection tuberculeuse, afin d'offrir au public un exemple de la valeur que doivent avoir ces assertions. Voyons, dis-je, si les fièvres intermittentes et l'asthme sont réellement deux principes de phthisie :

1° Il existe entre telles maladies une loi dite d'antagonisme qu'on s'efforcerait en vain de contester, car elle manifeste ses effets par des chiffres qui font autorité. Selon cette loi, deux maladies peuvent s'exclure dans le même individu, de sorte que la proposition *Non bis in idem* semble venir de la pathologie au Code de procédure. Je ne dis pas deux affections quelconques, puisque en général elles conspirent ensemble avec un accord et une unité de but qui indiquent la plus étroite sympathie dans l'œuvre de destruction ; mais deux affections particulières, exceptionnelles, si vous voulez : ainsi les fièvres intermittentes et la phthisie sont dans ce cas ; il existe entre elles le plus évident antagonisme, en un mot elles s'excluent. Voyez les relevés pathologiques ou cliniques de tous ces parages marécageux où règnent, d'une manière endémique, les fièvres intermittentes, c'est là, vous pouvez l'affirmer d'avance, qu'apparaît le plus rarement la phthisie. Or, il nous semble qu'il en devrait être autrement si ces fièvres engendraient les tubercules, ou si seulement elles en favorisaient le développement. De cette contradiction systématique, il peut arriver qu'en consultant deux allopathes, le même malade apprenne de l'un que sa pulmonie vient de l'habitation dans les lieux bas, humides, marécageux, et de l'autre qu'il faut promptement y retourner pour en guérir.

2° L'asthme, avons-nous répété avec ces messieurs, est une cause prochaine de la phthisie; traduisons un passage du spécialiste anglais Ramadge, et rapprochons ainsi deux opinions médicales : « Tout individu « frappé d'asthme est, par le fait, entièrement à l'abri « de la phthisie. Je dis plus : le poitrinaire qui a le « bonheur de voir sa maladie se changer en asthme, « peut être considéré comme guéri. » Voilà comme on écrit la médecine.

Nous pourrions multiplier les scènes de ce spectacle intéressant que donne la science d'observation de tous ces savants qui se qualifient réciproquement du titre de *confrères*. Quelle édifiante confrérie! Cependant rendons à la vérité l'hommage qui lui est dû, en reconnaissant que tous ceux qui ont de nos jours embrassé la phthisie en spécialistes font une honorable exception. C'est que la spécialité fournit des lumières que ne peut jamais donner l'universalité, qui voit toujours vague. Laennec, Clark, MM. Louis et Andral ont poursuivi une à une toutes ces causes gratuites et systématiques de l'affection tuberculeuse, et les ont réduites à leur juste valeur, néant. Laennec a dit expressément à l'égard de l'hémoptysie, et il répète à l'égard de la bronchite, de la pneumonie, de la pleurésie, etc. : « Qu'aucun fait ne prouve que ces affec-

« tions diverses puissent, par elles-mêmes, déterminer « les tubercules. On ne conçoit pas même anatomi- « quement comment cela pourrait avoir lieu. »

C'est que pour Laennec et les vrais spécialistes comme lui, la phthisie constitue une espèce morbide en soi, et que, comme telle, elle exclut la causalité proprement dite de toute autre maladie d'espèce différente de la sienne : les couleuvres n'engendrent pas des anguilles. Voici, du reste, le raisonnement que doit tenir l'homme spécial :

1° Quand des maladies peuvent être considérées comme accidents, circonstances ou symptômes de la phthisie, la raison et la prudence disent qu'il vaut mieux les regarder comme effets que comme causes de la phthisie. Ainsi l'hémoptysie sera toujours effet.

2° Quand par leur siége ces maladies ont des rapports de contiguïté organique avec la phthisie, et qu'elles sont évidemment d'une espèce différente, tout ce qu'on peut faire, c'est de les considérer comme des affections qui peuvent, lorsque l'*organe est prédisposé*, favoriser l'éclosion et le développement des tubercules, quand cela ne les ajourne pas.

3° Quand les maladies n'ont avec la phthisie ni rapport de contiguïté organique, ni rapport d'espèce essentielle, le bon sens conseille de les regarder tout au plus comme des complications, comme des éléments morbides qui viennent non pas se combiner avec elle, mais seulement s'ajouter à l'élément morbide spécial pour mieux ruiner l'organisme. C'est très-rare.

Ainsi, la futilité de toutes ces causes pathologiques, imaginées pour déterminer ou engendrer les tubercules, est démontrée. Je sais bien qu'en prophylaxie il peut encore quelquefois être avantageux de présenter aux clients un catarrhe, une bronchite, une pleurésie négligés comme des principes de phthisie; mais cette erreur charitable elle-même nous paraît inutile. Ces maladies, en effet, n'ont-elles pas elles-mêmes des conséquences assez graves pour n'être redoutables que par leurs transformations tuberculeuses? est-ce qu'on ne meurt pas des suites d'une pneumonie comme de la pulmonie? est-ce qu'on ne meurt pas, est-ce qu'on souffre moins d'une bronchite chronique que de la phthisie? est-ce que l'une ne fait pas des ulcères et des cavernes comme l'autre? Il y a, sans doute, une différence spécifique entre ces deux sortes d'ulcérations; mais l'espèce morbide n'intéresse que le médecin, le malade ne voit que la souffrance et la mort, et s'inquiète fort peu de l'essence différentielle de la maladie qui l'emporte. Persuadez-le qu'il peut mourir des suites d'un catarrhe chronique comme du développement des tubercules, ce qui est très-vrai, et votre mensonge officieux n'a plus d'objet.

2° *Causes hygiéniques.* — Nous entendons par causes hygiéniques déterminantes de la phthisie, tous ces éléments généraux que l'hygiène regarde comme pouvant altérer les forces vitales ou organiques des poumons; savoir : les temps, les lieux, l'alimentation, les vêtements, les fatigues intellectuelles, morales ou corporelles, etc. Ces choses-là ont-elles réellement une influence plus ou moins directe sur la production de la phthisie? Il serait absurde de le nier; mais on aurait grand tort de les considérer autrement dans l'espèce que comme des circonstances pouvant, par leurs effets sur l'organisme, favoriser le dépôt et le développement des tubercules dont l'individu porte déjà la prédisposition.

Les *saisons* ont leur influence propre, que l'observation leur reconnaît dans la généralité des cas : ainsi on peut dire que la saison d'hiver préside au dépôt miliaire, pour signifier que c'est aux temps froids et humides que que l'affection primitive passe de préférence à l'état de maladie réalisée, localisée ; continuant ce langage, on peut dire que le printemps et l'été président à la phase de coction et de ramollissement ; l'automne, à la phase d'ulcération, d'excavation et de mort. *Automnus tabidis malus, ver quoque malum*, dit Hippocrate.

Les *lieux* peuvent offrir, selon leur position physique ou géographique, des circonstances analogues aux saisons, et partant, avoir les mêmes effets sur les prédispositions ou les phases tuberculeuses : les pays froids et humides auront sur le phthisique la même influence que l'hiver ; les régions chaudes et sèches, la même influence que l'été ; mais, en général, les climats où l'état de température et d'hygrométrie est le plus variable et le plus sujet aux grandes transitions doivent être regardés, par cela même, comme les plus propres à développer les affections pulmonaires.

Les *habitations* peuvent aussi avoir quelque analogie avec les saisons et les climats. L'exposition aux points cardinaux de l'horizon, l'élévation au-dessus du sol, le nombre et la direction des ouvertures, etc., doivent être considérés comme circonstances positives et actives dans les cas qui nous occupent. En général, les habitations ouvertes au nord, basses, humides, sombres, étroites, encombrées d'individus, mal aérées, doivent aider ou hâter la formation miliaire, qui est le commencement de la phthisie. Rappelez-vous cependant de faire une exception pour les plages marécageuses et les mines de houille, où, comme l'observent depuis longtemps les médecins anglais, il ne se manifeste que des cas excessivement rares de tuberculisation.

La *nourriture* ou l'alimentation est aussi un élément hygiénique important : si elle est saine, bien réglée, suffisante, analeptique et variée, elle peut retarder et même indéfiniment proroger le dépôt et l'accroissement des tubercules, c'est dire en d'autres termes qu'elle peut hâter l'un et l'autre si elle a les qualités contraires.

Quant aux *vêtements*, on peut les regarder comme l'habitation immédiate du corps ; le bon sens et l'expérience vulgaire doivent savoir de leurs effets autant que la science pourrait en apprendre. Nous n'entendons pas proscrire le corset, mais l'abus qu'en fait une coquetterie très-mal entendue peut être apprécié comme une des circonstances qui concourent à augmenter la proportion des femmes qui meurent de la phthisie.

Les *travaux* excessifs du corps et de l'intelligence doivent aussi avoir leur influence funeste, comme agents provocateurs de la tuberculisation ; mais, nous le répéterons à satiété, tous ces agents hygiéniques ne peuvent pas engendrer véritablement un seul cas de phthisie, si le sujet soumis à leur action n'en porte la prédisposition originelle, contagionnelle ou *spontanément* acquise. Tous les éléments qui environnent l'homme ne peuvent tout au plus que concourir au développement ou à la fermentation du levain funeste, du *fomes morbi*, comme on disait autrefois, qu'il porte de son père, qu'il contracte de son frère ou qu'il acquiert de lui-même.

On va nous rappeler que nous avons admis des cas de phthisie acquise. Nous ne l'avons pas oublié; mais nous n'avons jamais voulu faire entendre par là qu'un beau jour de la vie extra-utérine, les éléments extérieurs à l'homme engendrent la maladie de toute pièce dans l'organisme; loin de là, nous avons voulu dire, au contraire, que les forces du dehors ne sont pour rien dans le fait; que l'homme, quand le cas arrive, la contracte en pleine et absolue indépendance des propriétés environnantes. Nous savons que toute maladie est fille d'une dualité antipathique, que toute *altération* suppose un *autre* que l'organe; mais, en fait d'altération primitive, cherchez bien, vous trouverez qu'il n'est pas besoin de la nature extérieure pour faire une dualité intestine au sein de la vie organique. Il y a toujours un principe de mort à côté du principe vital dans l'homme : voilà la *dualité*. La nature, il est vrai, peut venir après, et prendre indifféremment parti pour l'un ou pour l'autre : lorsqu'elle sert le principe du mal, elle concourt à la maladie et à la mort; lorqu'elle sert le principe de vie organique, elle concourt à la guérison et à la santé. Voilà les deux pouvoirs de la nature extérieure à l'égard de l'homme malade. Indifférente, parce qu'elle est inintelligente, c'est l'homme qui doit étudier et connaître ses propriétés, pour fuir les unes et s'administrer les autres, selon les cas. Ainsi, les agents inférieurs ou extérieurs à l'homme n'ont aucune part au fond essentiel de la maladie ; ils opèrent secondairement sur l'affection ou l'altération primitive pour la favoriser ou pour la combattre, voilà tout.

A notre sens donc, la *maladie acquise* est une altération primitive que le principe organique subit un jour dans le corps humain, et que les éléments extérieurs peuvent ensuite favoriser dans sa réalisation apparente ou désorganisatrice. Toute affection devenue héréditaire ou contagionnelle a commencé un jour par être une maladie acquise. On n'y avait pas pensé.

3° *Les professions, comme causes hygiéniques déterminantes de la phthisie.* — Les professions requièrent toute l'attention du pathologiste spécial. Il est aujourd'hui d'observation et de raisonnement qu'elles exigent, selon l'œuvre qui leur est propre, des positions, des mouvements, des efforts de la part de l'ouvrier, qui peuvent hâter et favoriser la tuberculisation pulmonaire ; il est pareillement hors de doute que les diverses matières exploitées dans les arts et l'industrie peuvent fournir des poussières, des émanations, des vapeurs, etc., lesquelles, en altérant les conditions normales du milieu qui enveloppe l'ouvrier, et particulièrement les qualités requises de l'air respirable, doivent concourir au développement de l'affection. Néanmoins, l'examen des professions serait fort incomplet si l'on ne tenait point en ligne de compte l'influence, bonne ou mauvaise, des éléments hygiéniques auxquels se trouve soumis l'artisan. En général, la nourriture, les soins quotidiens, l'ordre, la tranquillité d'âme, la gaieté des bonnes mœurs, peuvent faire, toutes choses égales, pour deux hommes de la même constitution, de la même profession, dans le même atelier, que l'un résiste aux agents nuisibles, tandis que l'autre y succombera avant le terme ordinaire. On devine aisément que ce dernier est celui auquel manquent les soins domestiques et les conditions morales ci-dessus.

A ne considérer donc que la profession pour l'artisan, on sera sujet à commettre dans les statistiques un grand nombre d'erreurs de calcul. Pour ne citer qu'un exemple : le métier de cordonnier exige de la part de l'ouvrier un mouvement d'extension simultanée des deux bras pour tirer le fil, qui est un exercice fort salutaire à la poitrine. (Nous verrons à la partie du *Traitement de la phthisie* qu'un spécialiste anglais s'était fait, pour sa pratique, un moyen curatif de la phthisie de ce mouvement, qui donne de l'amplitude au thorax: sur quoi la gymnastique a imaginé, comme prophylactique, un exercice analogue que les enfants exécutent avec un peson de plomb à chaque main.) En outre, les émanations animales et végétales des cuirs, du tannin et de la poix sont d'une efficacité incontestée sur l'appareil respiratoire. Ouvrez toutes les statistiques, vous y trouverez pourtant que cette industrie fournit un contingent considérable aux affections de poitrine, et surtout à la phthisie. Si l'action corporelle mécanique d'une profession est salutaire, si les émanations matérielles des substances mises en œuvre le sont aussi, il faut que les statistiques se trompent lorsqu'elles classent ladite profession dans la catégorie des professions funestes.

Les ouvriers ont mille moyens de maladie et de mort, sans compter le défaut de moralité, qui provient peut-être du défaut d'éducation. La misère, qui les accompagne avec son cortége de privations de tout genre, doit influencer singulièrement le chiffre proportionnel que l'on attribue à la profession dans le calcul de ses victimes. Du reste, nous ne reconnaissons pas plus aux éléments des industries qu'aux éléments pathologiques et hygiéniques, le pouvoir d'engendrer ni de produire une phthisie véritable : agents extérieurs ou mouvements mécaniques, sous l'un ou sous l'autre rapport, ils ne peuvent qu'agir sur ce qui est déjà dans l'organisme ; nous ne prenons donc les professions, avec ce qu'elles impliquent, que comme des circonstances propres à favoriser ou à faire éclore l'affection tuberculeuse qui vient et provient de l'homme lui-même.

Nous terminerons ce chapitre par la reproduction d'une série de propositions sur cette matière ; elles témoignent une grande aptitude et de longues études de la part de M. Lombard, qui en est l'auteur :

« 1° Les classes pauvres de la société sont deux « fois plus accessibles à la phthisie que les classes ai- « sées ou riches. (Ce calcul est à refaire.)

« 2° La phthisie est deux fois plus fréquente chez les « ouvriers renfermés dans des ateliers que parmi ceux « qui travaillent en plein air.

« 3° La vie sédentaire détermine un beaucoup plus

« grand nombre de phthisies que la vie active : la pre-
« mière donne 141 lorsque la seconde donne 89.

« 4° Les grands mouvements des bras paraissent « diminuer la fréquence de la phthisie dans les états « sédentaires, et l'augmenter dans les professions ac- « tives. (Voyez ci-devant, page 181.)

« 5° L'exercice constant de la voix semble plutôt « diminuer qu'augmenter le nombre des phthisiques.

« 6° La position courbée semble favoriser le déve- « loppement de la phthisie.

« 7° L'air chargé de vapeurs aqueuses semble pré- « server de la phthisie.

« 8° L'air chargé d'émanations animales préserve « de la phthisie.

« 9° L'air chargé des émanations des plantes vi- « vantes est un préservatif de la phthisie.

« 10° L'air chargé des émanations de la fermen- « tation acide ou alcoolique n'exerce qu'une influence « encore douteuse.

« 11° L'air chargé des émanations que laissent « échapper les vernis, la térébenthine, les huiles sic- « catives, exerce une influence très-funeste.

« 12° Les divers gaz qui s'échappent du charbon « en combustion paraissent favoriser le développement « de la phthisie.

« 13° Les vapeurs minérales (plomb, mercure, « antimoine, arsenic, cuivre) et les acides minéraux « ne paraissent pas être des causes de phthisie.

« 14° L'air chargé de corps étrangers, de pous- « sières, exerce en général une influence nuisible, mais

« l'effet varie suivant l'état de division et la nature de « ces corps :

« Molécules grossières,	137	phthisiques sur 1,000 ouvriers. »
« Molécules très-divisées,	152	
« Molécules minérales,	177	
« Molécules végétales,	105	
« Molécules animales,	144	

Nous aurions bien quelques corrections importantes à faire sur ce compte rendu, quelques petites inconséquences à y relever; mais l'ensemble général nous paraît trop bien pensé, le fond trop bien observé, pour y signaler de légères exceptions. Nous aurons d'ailleurs occasion d'y revenir en parlant du traitement de la maladie.

4° *Causes morales.* — Si l'acquisition morbide est un jour démontrée scientifiquement réelle, de possible que nous l'avons admise, on reconnaîtra les causes morales comme ayant présidé à l'affection primitive. Quand l'esprit exerce une influence sur l'organisme, c'est par la partie morale de l'homme, c'est par le cœur, le foyer des passions, qu'il l'atteint. Laennec n'a peut-être fait que traduire son observation sur les faits; d'autres méditeront profondément, spéculativement la chose, et l'expliqueront. L'acquisition de la phthisie, quand elle a lieu, ne peut avoir lieu que par l'effet immédiat du moral sur l'organisme. La cause du mal moral est aussi celle du mal organique, c'est ce qui explique le nom de phthisie *actuelle* que nous avons donné à la phthisie acquise. Voici les paroles de Laennec à ce sujet :

« Dans le nombre des causes qu'on prête à la phthi- « sie, je n'en connais pas de plus certaines que les

« passions tristes, surtout quand elles sont profondes « et de longue durée... Presque toutes les personnes « que j'ai vues devenir phthisiques, ne m'ayant pas au- « paravant paru prédisposées à cette maladie par leur « constitution, me semblent devoir l'origine de leur « affection à des chagrins profonds et de longue « durée. » Il fallait ajouter : Aux inquiétudes d'une conscience mal satisfaite d'elle-même.

CHAPITRE VII.

Les Chiffres dans la Phthisie.

Depuis que le probabilisme a introduit l'arithmétique dans le domaine de la médecine, ce qui ne remonte pas si haut qu'on veut bien le prétendre, il n'est pas de maladie qui ait tant exercé la patience numérique des médecins et tant suscité de chiffres que la phthisie.

Autrefois les grands penseurs médecins posaient des aphorismes qui supposaient des lois générales dans l'organisme vivant et malade; les exceptions passaient toujours inaperçues. Hippocrate et ceux qui se donnèrent par la suite la hardiesse d'établir, à son imitation, leurs longues observations en propositions générales, sous-entendaient toujours : *dans la majorité des cas*, *ordinairement*, *le plus souvent*, etc. C'était trop vague; nous sommes devenus plus rigoureux. Nous avons trouvé que la médecine d'alors était trop facile, trop relâchée; nous avons accusé nos pères de regarder de trop haut, et partant, de ne voir que des masses et de ne poser que des assertions trop synthétiques. Grâce à M. Louis, la science va devenir plus serrée, plus précise : il faut que la médecine soit minutieuse, scrupuleuse, comme une dévote qui confesse le nombre de ses actions et de ses omissions; qu'elle s'élève enfin du titre de doctrine générale à celui de science exacte, si cela est possible. Or, pour cela, le changement est fort simple : elle a jusqu'ici sous-entendu : *en général;* il faut qu'elle dise expressément : *combien de fois*. Ainsi la synthèse aura fait son temps, l'analyse l'aura remplacée : désormais donc, la loi, c'est la proportion ; la vérité, c'est la probabilité.

Hélas ! quand on ne peut plus faire de ces propositions vastes, profondes, fruit du génie travaillant sur les observations, pour les résumer en principe, il faut bien faire quelque chose. Quand on n'invente plus, quand on ne fonde pas, l'amour-propre et la vanité demandent plus que jamais à se manifester, ne serait-ce que comme la mouche du coche. Hippocrate disait : *Pus sequitur sanguinem*. — Le fait est vrai ; mais, dit-on, qu'est-ce qu'une pareille vérité, qui n'a rien d'arrêté, rien de déterminé dans la réalité ; notre question à Hippocrate est permanente : *Combien de fois?* Jusqu'à réponse numérique, la proposition reste pendante dans sa généralité, autant vaut dire dans son inutilité scientifique. Cependant ne nions personne, admettons les travaux de nos prédécesseurs : notre éclectisme a cela de sage, qu'il nous enseigne de ne rien exclure et de tout perfectionner. A nos aïeux donc les aphorismes indéterminés, à nous les chiffres qui les déterminent et leur donnent une véritable valeur.

Par malheur, en devenant précise, exacte et numérique, la médecine perd toute sa fixité ; tout en complétant ou perfectionnant l'aphorisme, nous le détruisons pour le passé et nous le rendons impossible pour l'avenir. Avec l'exactitude arithmétique, la science va changer selon le temps et l'espace, selon les individus et les tempéraments : un degré de latitude, que dis-je? les deux rives d'un fleuve, doivent fournir des chiffres différents ; chaque instant de la durée, chaque point de l'étendue doit avoir ses nombres respectifs; ce que vous venez d'établir cesse d'être aussitôt après; ce que vous avez coté ici doit changer là tout près ; ce que vous avez trouvé pour Pierre doit être modifié pour Paul: la femme a des chiffres différents de l'homme; l'enfance, différents de la puberté, différents de la virilité, différents de la vieillesse. Qui peut énumérer enfin les causes de variations que vont subir ces calculs! En vérité, la médecine numérique ou proportionnelle est d'une exigence telle, que raisonnablement l'observateur n'y pourra plus suffire, et que l'élève ne pourra plus rien apprendre. Il n'y a plus ni loi, ni exceptions, ni analogies, ni dissemblances ; la médecine, en voulant être intégrale, est devenue si différentielle, qu'elle commence et finit sur chaque individualité morbide; pour être exacte enfin, elle n'est plus qu'un calcul de fluxions et de variations fugitives où l'expérience et l'observation d'aujourd'hui ne signifieront plus rien demain; et les partisans de la probabilité disent cependant que la médecine est fille de l'observation, de la pratique et de l'expérience.

Avant d'aboutir à cette extrémité logique, il faut pourtant reconnaître que les chiffres ont une utilité scientifique et pratique. Mais, disons-le d'un mot, ce n'est pas comme complément de la perfection d'un aphorisme qu'il faut les regarder, mais seulement comme des éléments destinés à le formuler, en prenant la moyenne des variations. C'est sous cet aspect que nous allons les considérer dans l'exposé suivant :

Le diagnostic de la phthisie a fourni des chiffres sur

tous les objets pathologiques qui lui sont propres; reproduisons les plus importants.

On a calculé :

1° Que la *taille* moyenne des individus phthisiques était plus élevée que la moyenne ordinaire :

Pour la femme, de 15 lignes;
Pour l'homme, de 4 pouces.

2° Que les *constitutions* fortes par rapport aux faibles sont plus sujettes à la phthisie acquise : comme 33 : 21.

3° Qu'au deuxième degré de la phthisie, le *poids* total du corps a perdu 1/3, et celui des poumons gagné 1/2.

4° Que les individus à la *peau fine*, *blanche*, *délicate*, fournissent les 3/4 des cas de phthisie.

5° Que sur 102 sujets succombant à la maladie :

Les *cheveux* châtain foncé en ont fourni. . . 48,
— châtain clair. 44,
— roux. 6,
— très-blonds . . . . 4.

6° Que le *tempérament* lymphatique ne fournit à la phthisie que 1 cas sur 10 sujets. Au reste, M. Fournet a remarqué que les tempéraments peu lymphatiques sont très-souvent affectés de tubercules, et les individus qui sont lymphatiques à un très-haut degré le sont très-rarement.

7° Les *doigts hippocratiques*, selon M. Briquet, se manifestent. . . 63 fois sur 70 cas.

Selon M. Alquié. 43 — 50

8° L'*âge* donne :

De 20 à 30 ans,	285	phthisiques sur 1,000 individus.
30 à 40	248	
40 à 50	185	
50 à 60	108	
15 à 20	99	

9° De un an à quinze ans, la maladie sévit plus cruellement sur les *garçons* que sur les *filles*. L'observation donne cette proportion : Les filles phthisiques sont aux garçons comme 20 : 33.

10° Cependant la proportion, prise sur le cours total des âges des deux *sexes*, change et donne ce résultat à l'observation :

Les femmes phthisiques sont aux hommes phthisiques:
Selon M. Benoiston, :: 7 : 5 ;
Selon M. Louis, :: 95 : 72 ;
Selon M. Boyd, :: 36 : 21 ;
Selon M. Briquet, :: 6 : 5 ;
Selon Clark, :: 17,320 : 15,271.

11° Les *professions* qui exposent l'artisan à respirer une atmosphère altérée par des poussières ou des émanations matérielles, ont une influence diverse sur le développement de l'affection ; on a donc remarqué que sur 100 ouvriers de la même profession :

1° Exposés à respirer des particules animales, il y avait : Hommes. . . . 4,46
Femmes. . . . 3,39

2° Exposés à respirer des particules végétales :
Hommes. . . . 2,07
Femmes. . . . 2,19

3° Exposés à respirer des particules minérales :

Hommes. . . . 1,95
Femmes. . . . inconnu.

4° Exposés à respirer des vapeurs d'or, de mercure, de plomb, de cuivre :

Hommes. . . . 2,87
Femmes. . . . 5,61

5° Profession exigeant de grands mouvements des membres supérieurs et l'attitude courbée :

Hommes. . . . 4,84
Femmes. . . . 5,56

6° Profession exigeant des muscles de la poitrine un exercice pénible et continuel :

Hommes. . . . 2,12
Femmes. . . . 2,64

M. Lombard a singulièrement modifié ce calcul, pour lequel M. Benoiston (de Châteauneuf) s'est donné tant de peine ; voici ces résultats :

Influence nuisible des professions.

Emanations de vernis, d'huiles dessiccatives.	369	phthisiques sur 1,000 individus.
Molécules minérales. .	177	
Molécules diverses très-divisées.	152	
Molécules animales. . .	144	
Vie sédentaire.	141	
Atmosphère des ateliers.	138	
Air chaud et sec. . . .	127	
Position courbée. . . .	122	

Influences préservatrices.

Vie active.	89	phthisiques sur 1,000 individus.
Exercice de la voix. .	75	
Vie à l'air libre. . . .	73	
Emanations animales.	60	
Vapeurs aqueuses. . .	53	

12° L'*influence des saisons*, considérée comme favorisant la manifestation des premiers symptômes de la phthisie, a donné :

1° En décembre, janvier et février.	32	phthisiques sur 100 individus.
2° En mars, avril, mai.	24	
3° En juin, juillet, août.	23	
4° En septembre, octobre, novembre.	21	

13° La *déformation* de la poitrine accompagne, avons-nous dit au chapitre de la *Diagnose*, la prédisposition, et suit de près l'évolution des tubercules.

En mesurant sur un individu sain et régulièrement conformé la circonférence inférieure et supérieure du thorax, on trouve une différence en faveur de celle-ci sur l'autre, de :

8 centimètres pour l'homme;

6 centimètres pour la femme.

Or, si l'on mesure la même circonférence chez des phthisiques, on trouve une proportion renversée; la circonférence inférieure donne de plus que la supérieure :

4 centimètres pour l'homme;
2 centimètres pour la femme.

14° La durée variable de la maladie a été établie par M. Louis sur l'observation de 193 sujets, en allant du plus au moins :

Ont succombé de la troisième à la huitième année de la maladie.	23
Dans le courant de la deuxième année. . .	41
Du septième au douzième mois inclusivement.	62
Du troisième au sixième mois.	52
Du trente-cinquième au quatre-vingt-quatrième jour.	11
Du vingtième au trente-cinquième jour. . .	3
Au bout de vingt jours.	1
Total.	193

La proportion des victimes que la phthisie fait dans l'humanité est énorme. Sydenham a dit : Un cinquième de l'espèce humaine périt par la phthisie.

Les grandes villes, nous l'avons dit, sont les foyers privilégiés de la maladie. Le docteur Bill a publié une statistique morbide dans laquelle la ville de New-York est cotée pour un quart des morts, comme tribut à la phthisie; Porstmouth pour un cinquième; Londres fournit un contingent effrayant : plus d'un quart de ses habitants succombent à l'affection tuberculeuse.

La France, sans être si cruellement traitée, n'en donne pas moins, bon an mal an, une province portant l'autre, plus d'un dixième de ses morts à la phthisie.

Paris vient de publier sa statistique d'automne. C'est le tableau de la mortalité qui a eu lieu dans ses douze arrondissements, du 1er au 30 octobre 1845. Nous le reproduisons sommairement :

	MORTS.
Maladies épidémiques, endémiques, contagieuses	108
— du cerveau ou des organes des sens.	255
— du poumon et des organes de la respiration.	598
— du cœur et des vaisseaux. . . .	70
— de l'estomac, du foie, des intestins.	368
— des reins et des voies urinaires. .	24
— de l'utérus, et femmes mortes en couches.	81
— des articulations, os et muscles. .	88
— de la peau.	24
— de vieillesse	22
De mort violente, intempérance ou besoin.	39
De causes non indiquées.	34
Maladies de siége inconnu ou de cause incertaine.	64
Mort-nés.	150
TOTAL.	1,925

De ce relevé il résulte que près d'un tiers a succombé aux maladies de la poitrine. En prenant le nombre probable qu'il revient sur ce tiers aux maladies accessoires de l'appareil respiratoire, les catarrhes, les bronchites, le croup, l'asthme, les pneumonies, les pleurésies, c'est-à-dire la moitié, il reste encore à la phthisie proprement dite un sixième des morts.

Je voudrais qu'un homme charitable, intelligent et patient, hasardât une estimation en nombre des victimes phthisiques qui périssent par le fait de l'incurie systématique des médecins qui professent l'incurabilité de la phthisie!

CHAPITRE VIII.

De la loi d'antagonisme appliquée à la Phthisie.

Nous avons dit qu'il existe, entre la phthisie et d'autres maladies, une loi qui fait que lorsque l'organisme se trouve occupé par l'une, il semble préservé de l'autre. Cette loi est surtout manifeste entre les fièvres intermittentes ou des marais et la phthisie.

Ainsi, dans le Rutland, au rapport de M. Boudin, un marais ayant été desséché, la phthisie succéda aux fièvres ; peu d'années après, le marais ayant repris son ancien domaine, la phthisie y fut remplacée par les fièvres intermittentes.

Près de Zurich, en Suisse, des marais ayant été desséchés, les fièvres disparurent ; mais une maladie inconnue jusqu'alors apparut, c'était la phthisie.

A Saint-Pétersbourg on trouve 125 cas de phthisie avant d'arriver à 4 cas de fièvres intermittentes.

Dans les marais de la Bresse, en France, les cas de phthisie sont si rares, que le docteur Pacoud assure qu'on n'en rencontre qu'en s'éloignant des côtes des marais.

Hyères, dont le séjour était autrefois recommandé aux phthisiques, a perdu sa réputation méritée depuis 1820, époque à laquelle se rapporte le desséchement des marais qui l'environnaient de toute part ; aujourd'hui elle fournit à la phthisie un dixième de ses malades.

A Brest, point de fièvres intermittentes; la proportion de la phthisie prend un quart des habitants.

A Toulon et à Rochefort, au contraire, où les cas de fièvres sont nombreux, la phthisie ne sévit que sur $\frac{1}{23}$, d'autres disent sur $\frac{1}{35}$ de la population.

Les exemples pourraient être multipliés, car il n'est pas d'observateur indépendant et libre de préoccupation contradictoire qui n'ait eu, dans sa pratique, l'occasion de vérifier le fait sur lequel se fonde la loi générale d'antagonisme pathologique; mais voici des chiffres recueillis en divers lieux et par divers observateurs, généralement compétents :

A Bone, dans la partie marécageuse de l'Afrique, on n'a compté, sur 6,245 malades, que 12 phthisiques; et sur 250 morts, que 6 tuberculeux.

Au Sénégal, sur 950 malades, pas un seul phthisique, mais bien près de 700 fiévreux.

A l'île Maurice, au contraire, on compte 233 phthisies contre 13 cas de fièvres intermittentes.

A Venise, 14,000 malades ne donnent pas plus de 8 phthisiques; tout le reste des sujets est composé de fiévreux et de rhumatisants.

La loi d'antagonisme, que nous venons de constater sur des faits et par des chiffres, entre la phthisie et les fièvres des marais ne s'arrête pas là : elle s'exerce peut-être entre la phthisie et toutes les autres maladies qui peuvent envahir l'organisme; mais elle s'exerce évidemment entre la phthisie et toutes les maladies qui sont propres à l'appareil respiratoire. Ceci va fort étonner tous ces inventeurs de causes prédisposantes ou déterminalites, qui ont choisi de préférence les affections diverses de la poitrine pour en faire l'origine ou le foyer des tubercules. Oui, les laryngites, les bronchites, les catarrhes, les pneumonies, les pleurésies, les coqueluches, etc., quand elles ne sont pas des symptômes purement consécutifs de la tuberculisation, n'en sont peut-être au contraire que des causes préventives d'acquisition et de développement.

Il est échappé à quelques observateurs spécialistes des propositions isolées que nous devons rapprocher, en attendant que notre expérience particulière nous permette de poser en règle générale ce que nous ne faisons qu'insinuer ici sur des présomptions quelque peu rationnelles, savoir : *que la phthisie est une de ces grandes affections indépendantes et exclusives qui s'emparent de l'homme avec un despotisme qui ne souffre pas de concurrence.* Toute occupation morbide du poumon la gêne pour s'établir aussi bien que pour se développer. Il lui faut un organisme libre, et cela est si vrai, que la grossesse l'enraye, que durant certaines vésanies elle se dissimule, comme si elle attendait que le champ fût dégrevé pour l'occuper en pleine propriété. Oh ! alors elle se manifeste dans toute sa puissance et rattrape le temps perdu : commençant par établir le foyer de son empire sur les poumons, elle procède de proche en proche, s'irradiant et propageant ses ravages caractéristiques sur toutes les parties de l'agrégat corporel. Ne cherchez pas des bronchites proprement dites, l'inflammation des tissus bronchiques couve le tubercule ; ne cherchez pas des gastrites ou des péritonites, des méningites idiopathiques, les viscères les plus éloignés sont infectés du venin, et traduisent la phthisie, chacun à sa manière: chaque globule des humeurs enveloppe le principe délétère, chaque fibre des solides recèle le levain morbide; toutes les altérations éparses reproduisent la tuberculisation.

La phthisie a sa fièvre essentielle propre, pour ne rien emprunter d'étranger; c'est le caractère le plus élevé de son exclusivisme. Elle dédaigne cette périodicité qui cède au quinquina; elle s'en est fait une qui lui résiste, comme pour démontrer que tout ce qu'elle fait, tout ce qu'elle a, lui appartient à un titre incontestable. Voilà la matière d'une belle thèse spéculative; elle doit se vérifier sur les observations pratiques, qui ne peuvent pas manquer de lui être favorables, pourvu que l'esprit de contradiction systématique ne préside pas à l'interprétation des faits et des découvertes.

J'ai dit que la science possède déjà certaines propositions des spécialistes les plus recommandables, qui sont comme des aperceptions fugitives de cette loi d'antipathie exclusive de la phthisie. Nous allons les reproduire textuellement :

1° Commençons par la bronchite, que la masse des universalistes a établie comme une cause pathogénique du tubercule pulmonaire.

M. Louis, à la page 604 de son livre, ayant à se prononcer sur ce sujet, dit :

« *A*. Les bronches sont ordinairement saines près des tubercules crus.

« *B*. La rougeur et l'épaississement (l'inflammation) des bronches qui communiquent avec les cavités tuberculeuses semblent être des effets consécutifs de la maladie principale.

« *C.* Que dans tous les cas de phthisie aiguë (rapide) observés, les bronches étaient parfaitement saines. »

Laennec, Clark, M. Fournet, pensent de même et s'expriment aussi catégoriquement sur ce fait. M. Andral, qui s'était inscrit à ce sujet en faveur de l'inflammation primitive de Broussais, comme principe de la tuberculisation, a eu la conscience de se rétracter pour se ranger du côté des grands spécialistes. Donc, la phthisie est loin de s'associer à la bronchite, qu'on lui donne pour principe pathogénique.

Nous ne parlerons pas de l'hémoptysie : il est par trop démontré aujourd'hui qu'il n'y a pas de *phthisis ab hœmoptoe*, mais bien que l'hémoptysie en général est un effet de la phthisie. Voyons la pneumonie.

2° *Phthisis a peripneumonia*, a-t-on répété généralement après Morton. Mais Laennec répond :

« *A.* On ne trouve que bien rarement des tubercules chez les sujets qui succombent à une pneumonie ou péripneumonie aiguë.

« *B.* Le plus grand nombre des phthisiques meurt sans avoir éprouvé aucun symptôme de pneumonie, sans en présenter aucune trace après la mort.

« *C.* Si le tubercule n'était qu'une terminaison de la pneumonie aiguë, on connaîtrait les divers passages de la première de ces affections à la seconde, et on pourrait les décrire comme on décrit tous les degrés intermédiaires entre le simple enrouement inflammatoire et l'abcès du poumon.

« *D.* Dans le *petit* nombre des cas où l'on voit les

signes de la phthisie apparaître durant la convalescence d'une péripneumonie aiguë, peut arriver quelquefois que l'inflammation du poumon y hâte le développement des tubercules auxquels le malade était prédisposé par une cause inconnue pour nous, mais bien certainement autre que l'inflammation. »

Au lieu de se contredire pour mieux affirmer, Laennec aurait dû dire que l'inflammation pneumonique ajourne, retarde le développement tuberculeux, au lieu de le hâter.

« *E.* Car, conclut-il, les caractères anatomiques (il aurait pu ajouter : *et pathologiques*) de la pneumonie diffèrent complétement de ceux de la phthisie. »

M. Andral a écrit, dans une note au *Traité de l'Auscultation* de Laennec : « Seule et sans le secours d'une cause primitive, l'inflammation du poumon, quels que soient sa durée, son intensité, son siége, ne saurait créer la matière tuberculeuse ; ce qui détermine la formation de celle-ci, c'est la disposition innée ou acquise... » Ces paroles sont précises.

« Dans tous les cas, dit M. Fournet, on ne saurait être trop éloigné de la pensée que la pneumonie puisse devenir la cause directe des tubercules. »

« La phthisie pulmonaire, dit enfin M. Grisolles, ne succéderait, selon les observations, à la pneumonie que dans un trentième des cas, et encore alors n'est-il point démontré que la première de ces affections soit la conséquence de la seconde : tout fait présumer, au contraire, que les tubercules sont antérieurs et ont provoqué cette inflammation. »

Sur cent cinquante-deux cas de phthisie observés

par ce médecin, cinq fois seulement la maladie manifesta ses premiers signes immédiatement après une pneumonie; parmi les autres, six seulement avaient été atteints de pneumonie au moins deux ans auparavant. Passons à l'examen de la pleurésie.

3° Les fauteurs de l'irritation primitive, et ceux qui ne veulent voir la phthisie que comme une conséquence, un pur symptôme d'une foule de maladies accessoires, ont prétendu qu'elle peut être la conséquence directe de la pleurésie. Mais l'autorité de M. Bouillaud, qui certes n'est pas suspecte en cette circonstance, doit nous suffire pour étayer notre opinion.

Ce médecin déclare expressément qu'il n'a pas rencontré *un seul cas*, dans le cours de sa pratique, duquel on pût déduire que la formation ou le développement des tubercules fût la suite morbide d'une pleurésie.

Enfin, M. Louis, qui résume pour nous la science spéciale, a écrit cette conclution, résultat de sa pratique : « Le sexe qui semble le plus exposé à la phthi-« sie est le moins sujet à l'une ou à l'autre de ces « diverses phlegmasies » (bronchites, catarrhes, pneumonie, pleurésies, etc.).

Rappelons aussi que l'*asthme*, selon l'un des plus célèbres spécialistes de l'Angleterre, est une affection préservatrice de la phthisie probable, et un moyen curatif de la phthisie déclarée; ajoutons que Brendel provoquait un catarrhe pulmonaire pour guérir la pulmonie, et concluons de ces observations et de ces témoignages, que l'on pourrait, dès à présent, sans trop de témérité, hasarder cette formule d'antipathie morbide, à savoir : que la phthisie et les autres maladies de la poitrine sont antipathiques et s'excluent.

Examinons rapidement l'influence pathogénique des fièvres. Nous croyons avoir développé assez explicitement celle des fièvres intermittentes ; nous avons même vu qu'elles pouvaient servir de type à la loi d'antagonisme morbide que nous cherchons à étendre sur toutes les maladies qui peuvent envahir l'organisme vivant ; et en particulier sur toutes les affections spéciales aux organes pulmonaires.

4° La fièvre typhoïde est-elle la cause génératrice ou seulement occasionnelle de la phthisie ? Un grand nombre d'auteurs le pensent ; mais M. Louis, dont le témoignage pèse, à notre avis, d'un autre poids dans la balance, prouve au contraire que les cas de pulmonie succédant à la fièvre typhoïde sont très-rares, et encore, dans ces exceptions, dit-il, peut-on sans crainte supposer la préexistence des tubercules.

5° Enfin les fièvres exanthématiques, généralement portées par les praticiens comme sources de la phthisie, nous fournissent des témoignages spéciaux à l'appui de notre opinion : ainsi la variole ou petite vérole, en particulier, a donné lieu à une affirmation de la part de MM. Rilliet et Barthez, que nous reproduisons autant parce qu'elle favorise notre présomption que parce qu'elle vient de deux hommes bien éloignés de la pensée de généraliser la loi d'antagonisme morbide, qui est notre but à nous. Ces deux observateurs ont écrit : *Que la variole et la tuberculisation sont deux maladies de nature différente et qui se repoussent mutuellement.*

Ces deux dernières citations, prises des fièvres qui sortent de l'examen des affections spéciales à la poitrine que nous nous proposions, n'ont trouvé place dans ce chapitre que pour les deux affirmations positives qu'elles contiennent. Nous croyons qu'on peut les étendre expressément à la bronchite, à la pneumonie, à la pleurésie, à l'asthme, etc., à toutes les maladies accessoires enfin qui affectent l'appareil de la respiration.

Nous ne prétendons pas tirer des citations ni des observations écrites ce qu'elles ne contiennent point, nous ne voulons pas faire dire aux auteurs ce qu'ils ne pensent pas; nous ne conclurons donc pas de leurs assertions qu'ils soient partisans de la loi d'antipathie morbide entre la phthisie et les autres affections de la poitrine, telle que nous la présumons. Cependant ils professent:

1° La différence radicale de l'inflammation qui préside à la pneumonie, et de celle toute particulière qui préside à la phthisie ;

2° Ils tranchent les caractères renversés de leur marche morbide, en disant que la première entreprend les poumons par la base, tandis que la seconde l'entreprend invariablement par les sommets ;

3° Que ces maladies accessoires de la poitrine sont essentiellement différentes de la phthisie ;

4° Que celle-ci ne s'acquiert, n'éclôt, ne se développe que très-rarement durant l'occupation de celles-là (bronchite, pneumonie, catarrhe, etc.);

5° Que la logique médicale et l'ordre pathogénique enseignent à considérer ces affections accessoires comme les symptômes consécutifs plutôt que comme les causes de la phthisie, quand elles coïncident,

Tout cela ne signifie pas, à la rigueur, une conviction, ni même une présomption générale de la loi d'antagonisme telle que nous la voulons ; car voici ce que nous cherchons à établir, ni plus ni moins :

La phthisie étant une maladie *sui generis*, il faut conclure : 1° qu'elle est par soi, *per se ;* 2° qu'*espèce* morbide du plus haut degré, elle ne vient pas d'une *espèce* morbide différente ou inférieure, non plus qu'elle ne s'y résout ; 3° qu'elle est exclusive, absolue dans l'organe où elle élit domicile.

Dans les temps naïfs ou poétiques de la science médicale, on aurait exprimé tout cela par un mot pittoresque : *La phthisie a horreur des autres maladies.* C'est de la phthisie pulmonaire surtout qu'on aurait dit alors : *Non bis in idem.*

C'est sous la conscience de cet aphorisme qu'il faut recommencer les observations ; sans préoccupation affirmative, sans préoccupation négative, voir les faits et les interpréter comme si on écrivait sous leur dictée. Les vrais spécialistes ont peu de chose à ajouter à leurs déclarations, il ne manque guère que le sceau définitif qui les justifie : qu'ils constatent la loi d'antagonisme en termes formels, et leurs assertions seront complétées et légalisées. Jusque-là ce ne sont que des vues en l'air, des propositions isolées et perdues pour la science, qui ne vit pourtant que de généralisations.

La phthisie a horreur des autres maladies ; lorsque cet aphorisme anticipé aura reçu sa sanction légale, lorsqu'il aura pris sa place vide dans le corps de la doctrine médicale, trois choses instinctives encore seront légitimées et réalisées dans la médecine : *L'espèce* de la phthisie, la *spécificité* du remède, et la *spécialité* du médecin.

Cela fait pour la phthisie, l'exemple et l'impulsion seront donnés, on l'essayera pour les autres grandes espèces de maladies ; et si la chose réussit, c'est-à-dire si on reconnaît que la phthisie et les autres affections d'espèce différente s'excluent, la spécialité médicale sera établie définitivement dans le domaine de la pathologie et de la thérapeutique.

Nous ne terminerons pas ce chapitre sans avoir fait mention de la question palpitante de l'époque. M. Lugol, s'étayant de toutes ces propositions étiologiques des auteurs qui impliquent entre telle phthisie et la scrofule une communauté ou identité de nature, s'est fait un système en changeant la présomption pour une affirmation positive, tant il est facile en médecine de se lever systématique et chef de secte. Pour M. Lugol, les glandes scrofuleuses et les tubercules ne sont toujours que la même maladie ; voici ses deux raisons probantes : 1° Ces deux maladies ont également une origine héréditaire, elles sont l'une et l'autre générales dans la famille, elles y occasionnent la même mortalité ; 2° la scrofule a, le plus souvent, une origine tuberculeuse, et tous les individus scrofuleux sont tuberculeux pulmonaires.

Ces raisons nous paraissent d'une faiblesse indigne d'un homme si distingué ; de puissants adversaires ont démoli pièce à pièce et scientifiquement cet échafaudage sans consistance. Nous ne les répéterons pas : nous traiterons la question par le témoignage des yeux et le jugement du bon sens. Il n'est pas d'homme, si ignorant qu'il soit de la physiologie et de la pathologie, qui ne distingue, à la première vue, un scrofuleux d'un poitrinaire. Regardez le premier, tout son corps est gonflé, sa peau est tendue; ne le touchez pas, c'est un *noli me tangere* incarné; suivez les conséquences d'une simple piqûre sur ce corps envenimé : quel travail organique pour réparer un tissu lésé! la plaie s'agrandit toujours et l'ulcère est interminable; il semble que l'organisme n'attende qu'un accident pour se dégorger à l'extérieur. Un cautère sur un de ses membres c'est une fontaine; un vésicatoire serait un lac purulent inépuisable. Blanc et humide, la première pensée qui vous vient en voyant le scrofuleux, c'est de le faire sécher au soleil ou de le plier dans la cendre chaude. Vous aurez l'idée contraire en voyant le phthisique. Sec de sa nature, desséché par la tuberculisation et la fièvre hectique consécutives, la première pensée c'est de l'exposer à une évaporation humide. Les plaies factices sur son corps sont bientôt cicatrisées, et on a de la peine à entretenir la suppuration pratiquée pour la dérivation. Voyez l'aspect comparatif du sang de ces deux malades. Pour tout esprit dégagé de système préconçu, la cachexie scrofuleuse tend à refluer à l'extérieur et à s'étendre; la cachexie tuberculeuse tend au contraire à se concentrer dans les organes pulmonaires, et n'arrive qu'à force à la périphérie. Que les glandes de la scrofule se propagent jusque dans les ganglions bronchiques et sur le parenchyme du poumon, rien de plus facile à concevoir; qu'elles y aboutissent à la suppuration et à l'ulcération, cela est possible; mais que ce soit là un travail morbide essentiellement différent de celui qui caractérise la tuberculisation, il ne faut, nous l'avons dit, que des yeux. Rien de plus sain que la peau des poitrinaires, rien de plus infect que la surface cutanée des scrofuleux. Les auteurs, tant anciens que modernes, ont observé que les phthisiques sont de préférence pris dans la classe des tempéraments bilioso-sanguins; je crois que le tempérament scrofuleux s'éloigne diamétralement de ces caractères. Vous viendra-t-il jamais l'idée thérapeutique d'envoyer un enfant scrofuleux dans un lieu humide et marécageux? c'est là pourtant que nous envoyons avec confiance les malades tuberculeux, et pourtant *naturas morborum ostendunt curationes*. Au fait, voici l'observation de M. Fournet, dont le témoignage a un grand poids dans l'espèce : Les individus, dit-il, qui sont peu lymphatiques sont très-sujets à la phthisie; ceux, au contraire, qui sont très-lymphatiques (ou presque scrofuleux) y sont très-peu sujets.

Il nous semble qu'il faudrait ajouter peu de chose à l'expression de ce témoignage pour étendre même entre ces deux cachexies, la scrofuleuse et la tuberculeuse, la loi d'antagonisme que nous avons tenté d'établir entre la phthisie et les autres maladies. Mais nous ferons de la prudence; avant de nous prononcer nous attendrons de nouvelles observations. La scrofule peut être proche parente de la tuberculisation pulmonaire; car si nous avons trouvé ci-dessus qu'il leur faut des médications contraires, nous trouvons d'un autre côté que la même médication leur convient à toutes les deux : ainsi la saignée leur est contraire, comme le remarque

M. Lugol, et le Goudron peut servir de spécifique contre l'une et l'autre. Il nous faut donc d'autres preuves que celles qu'a apportées ce médecin pour les voir identiques; nous reconnaissons qu'il nous faut aussi d'autres preuves pour les déclarer antipathiques.

Il nous reste un problème intéressant à proposer, car nous croyons qu'il n'appartient pas à un seul individu de le résoudre; d'ailleurs tout ce chapitre ne serait-il pas un paradoxe s'il n'était un problème? Nous convoquons à sa solution l'allopathie aussi bien que l'homœopathie. Qu'est-ce qui fait l'antagonisme entre deux maladies, est-ce leur ressemblance ou leur différence essentielle? En d'autres termes, est-ce par ce que deux maladies ont de semblable dans leur nature qu'elles s'excluent dans l'organisme, ou bien par ce qu'elles ont de contraire? — Qu'on se souvienne que nos pères, jusqu'au XVIIIe siècle, ont appelé deux affections qui se guérissent l'une par l'autre *morbos affines*. Qu'on se rappelle surtout que Brendel traitait la phthisie par une pneumonie provoquée, parce qu'il reconnaissait entre elles de l'*affinité*. — Si l'antagonisme de deux maladies se fonde sur leur parenté, sur leur affinité, il sera facile de comprendre que le même remède les guérisse séparément toutes les deux, et, par exemple, que le Goudron guérisse la phthisie et la bronchite chronique, la cachexie tuberculeuse et la cachexie scrofuleuse.

CHAPITRE IX.

Maladies accessoires de la Poitrine.

Nous appelons maladies accessoires des voies respiratoires toutes les phlegmasies propres aux tissus qui composent ces organes : la laryngite, la bronchite, la pneumonie ou péripneumonie, la pleurésie, l'asthme, la coqueluche, et enfin les ulcérations scrofuleuses. Nous les appelons *accessoires* parce que, comparées à la phthisie, qui est notre objet spécial, leur gravité est ordinairement moins redoutable ; parce que les statistiques morbides sont loin de compter autant de victimes de ces maladies que la phthisie ; mais surtout parce que le pronostic des praticiens universels et des pathologistes n'est pas aussi fatalement mortel pour celles-là que pour celle-ci. Qui n'a pas eu plusieurs rhumes ou catarrhes dans le cours de sa vie ? qui n'a pas eu son point de côté, etc.? On ne dit pas malheureusement de la phthisie : Qui n'en a pas eu deux ou trois? On meurt ou on guérit de la première ; nous avons donc eu raison d'appeler ces maladies *accessoires*, réservant par là le titre de *principale* à la phthisie.

Mais ces phlegmasies de la poitrine, si peu importantes dans la majorité des cas, si faciles à vaincre par le moindre traitement antiphlogistique quand on fait attention à elles, ont une aptitude remarquable à passer de l'état aigu à l'état chronique, et c'est dans celui-ci qu'elles peuvent faire regretter au médecin et surtout au malade d'avoir pris trop peu de soin du premier. C'est quand elles sont arrivées à l'état de *rhume négligé*, comme on les appelle vulgairement, qu'elles nous appartiennent et qu'elles fixent toute notre sollicitude. Qu'on le remarque bien, c'est le remède qui détermine notre tâche pathologique ; nous ne parlons et ne traitons que de la maladie que nous croyons pouvoir guérir, et encore ne parlons-nous de la maladie que lorsqu'elle est parvenue au degré voulu pour que notre médication et notre remède aient une action curative sur elle.

Le Goudron n'étant point indiqué dans la période aiguë ou inflammatoire, mais bien à la période chronique, nous n'allons que définir la maladie et l'envisager aussitôt dans les désordres qu'elle fait à cette dernière période ; nous ne faisons pas notre état, comme tant d'autres, de décrire à l'infini des affections que nous ne songions pas à guérir ou que nous déclarions incurables.

Le nom scientifique de ces phlegmasies diverses ne ressemble guère aux dénominations sous lesquelles on les désigne ou plutôt dans lesquelles on les confond. En considérant les trois principaux tissus qui forment l'appareil respiratoire, il semble que l'on pourrait comprendre toutes les inflammations qui leur sont respectivement propres, sous le nom de bronchite pour les bronches, de pneumonie pour le parenchyme pulmonaire, et enfin de pleurésie pour les plèvres. Sous ces trois dénominations sont comprises toutes ces maladies connues sous les noms vulgaires de *catarrhe*, de *rhume*, de *fluxion de poitrine*, de *point de côté*. Nous dirons, en passant, à quelle espèce de phlegmasie correspondent ces expressions, afin que nous devenions intelligible pour tout le monde.

Que si l'on nous refusait, par pur esprit de contradiction, le droit que nous avons acquis de croire aux vertus spécifiques du Goudron en vapeurs et sous d'autres formes pour guérir ces diverses maladies, nous rappellerions que, dans l'origine, lorsque le célèbre M. Crichton et les professeurs Hufeland et Neumann publiaient les cures de phthisie qu'ils avaient réalisées, on se récriait de toutes parts en disant : — Ces messieurs prétendent avoir guéri des tubercules pulmonaires avec le Goudron ; ils doivent avoir pris des bronchites ou des pneumonies pour la phthisie ! — Ainsi, selon les hommes qui nient la guérison et même la curabilité de la tuberculisation, le Goudron ne pouvait guérir que des pneumonies et des bronchites! Nous prenons acte de cet aveu pour nous mettre à l'œuvre. Passons en revue chacune de ces maladies accessoires.

§ Ier.

La Pneumonie ou Péripneumonie.

La *pneumonie* est l'état d'inflammation du parenchyme ou de la substance même du poumon. Cette inflammation se manifeste par un mouvement fébrile, la toux, la dyspnée, le serrement et les douleurs internes, sourdes, de la poitrine, et enfin les expectorations rosées ou sanguinolentes. Tous ces symptômes sont propres à la période aiguë de la maladie, qui dure sept, neuf, onze, quatorze ou vingt et un jours au plus.

En exaltant par la pensée chacun de ces symptômes, on arrivera facilement à ce qu'on appelle une *fluxion de poitrine*, maladie terrible comme on sait, et qui emporte quelquefois le malade sans attendre le premier terme de l'acuité morbide, fixé par Hippocrate à sept jours.

Nous voudrions de grand cœur avoir des données positives et fixes pour établir les différences caractéristiques qu'il y a entre la pneumonie, les bronchites et la phthisie, mais nous sommes condamné à la confusion à cet égard. Il n'en faut pas vouloir aux pathologistes, ils se sont assez donné de soins pour trouver et constater des signes pathognomoniques : il n'y en a pas de bien tranché. M. Louis n'a trouvé que deux seuls signes assez constants : c'est que la pneumonie et la bronchite sont presque toujours précédées d'un *coryza*, et la phthisie presque jamais ; c'est que la pneumonie entreprend le poumon par la base, tandis que la tuberculisation l'envahit par les lobes supérieurs. Ce qui distingue la pneumonie de la bronchite ellemême, c'est, à la percussion, le son mat qui la caractérise, tandis que l'inflammation des bronches laisse au poumon toute sa sonorité et son bruit respiratoire normal, à moins toutefois que, pour le dernier signe, les mucosités accumulées dans un tronc des bronches ne viennent priver la portion du poumon qu'on auscule de sa perméabilité ordinaire. Au reste, notre dessein n'est pas d'entrer dans ces fines distinctions diagnostiques ; nous aimons mieux supposer que le malade et son médecin connaissent parfaitement l'espèce d'affection à laquelle ils ont affaire. D'ailleurs, si nous demandions aux pathologistes quel avantage retirera leur thérapeutique de la détermination exacte et différentielle de ces inflammations, ils seraient forcés de répondre : Aucun. Et, en effet, le traitement ne se ressent guère de ces finesses de diagnose. Qu'a gagné celui de la phthisie depuis la découverte glorieuse du tubercule? Rien. De même dans les phlegmasies qui nous occupent, la distinction propre à chacune ne présage pas une grande révolution dans la médication. Passons donc outre à la pneumonie chronique.

La guérison radicale d'une pneumonie est rare, il reste toujours quelque chose après cette inflammation; mais comme le malade ne s'en trouve pas trop dérangé, il n'y fait pas attention et il reprend ses occupations, ses habitudes et ses plaisirs, s'il les a suspendus pour quelques jours. En passant à l'état chronique, la fièvre a presque disparu, la toux est devenue beaucoup moins incommode; le malade s'est habitué à une petite difficulté de respirer, à une légère tension partielle ou générale du poumon; l'expectoration s'est réduite à une petite quantité de matière muqueuse; mais l'empâtement du parenchyme pulmonaire, une certaine induration de la portion phlogosée (quand ce ne sont pas déjà des ulcérations vomiques), persistent après le travail de la période aiguë. C'est là le foyer de la pneumonie chronique. Les années peuvent passer et même conduire le malade jusqu'à la vieillesse, il n'en résulte qu'une abondante expectoration grasse, blanche, qui fait de l'homme un vieillard cacochyme; mais il n'en est ainsi que dans le petit nombre des cas. Pour l'ordinaire, il se forme au centre ou à la circonférence de la partie indurée une vomique ou une érosion qui deviendront deux sources purulentes se dégorgeant par les bronches, lesquelles s'affectent elles-mêmes en conséquence de ce voisinage et de ce contact de matières putrides. La fièvre hectique s'est établie, la toux et la dyspnée sont permanentes avec des exaspérations le soir, le matin et après le repas, et pour la moindre sensation morale ou physique. L'amaigrissement continue, et le malade voit la mort s'approcher sans aucune de ces illusions qui soutiennent les phthisiques jusqu'à la fin.

Voilà le travail de la pneumonie chronique. C'est une inflammation pulmonaire lente ou mal soignée dans le principe, ou mal guérie dans la période aiguë; c'est, comme dit la famille du malade, un *rhume négligé*, qui date quelquefois de trois ou quatre ans et souvent remonte plus haut.

La pneumonie est donc mortelle lorsqu'on la livre à elle-même, mais au moins le pronostic mortel n'est pas le jugement des pathologistes. C'est pourquoi ils ne refusent pas de porter les secours de la science au malade; ils y épuisent toutes les ressources de l'art antique: les dérivatifs de toute espèce et les décoctions émollientes de tous les règnes sont mis en usage; pour eux la pneumonie chronique n'est en vérité que la continuation de la pneumonie aiguë, partant leur traitement est le même pour la première et pour la dernière, et ils ne songent pas qu'il y a dans l'essence de celle-ci quelque chose d'atonique ou d'hyposténique indiqué et manifesté par la fièvre hectique; ils ne songent pas que la maladie, en passant par l'induration pour arriver à l'ulcération, a pris quelque chose de l'espèce de la phthisie à sa troisième phase, et partant que les moyens antiphlogistiques et débilitants ne doivent pas avoir un plus heureux effet que dans les ulcérations pulmonaires qui succèdent à l'excavation tuberculeuse. Les médecins ont usé de tous les traitements et médicaments appropriés à la phthisie contre la pneumonie; quand ils ont obtenu quelque allégement dans celle-ci, il a été dû à des substances qui avaient produit de pareils effets sur celle-là. Voulez-vous un exemple? Un médecin anglais, TENNENT, fait retentir, un jour de l'année 1738, l'Europe entière de la découverte d'un spécifique contre la pneumonie : il s'agissait du *polygala de Virginie.* Il a, en effet, une action efficace contre cette maladie; mais transporté dans la thérapeutique de la phthisie, il a eu la même efficacité. Pouvons-nous conclure de cette identité d'action de la même substance sur deux affections différentes que le Goudron, qui est le spécifique de l'une, servirait pareillement à l'autre? Pour nous, nous n'hésitons pas à le croire; n'avons-nous pas d'ailleurs le témoignage négatif de ces savants qui ont nié le Goudron comme remède de la phthisie, mais qui ont reconnu à ses vapeurs des vertus curatives sur la pneumonie ou la bronchite chronique? Nous verrons plus loin, en parlant de cette dernière affection, les raisons que nous avons de croire à la pneumonie chronique des affinités essentielles avec la tuberculisation.

§ II.

La Bronchite.

La *bronchite* est, comme son nom l'indique, une inflammation de la membrane muqueuse qui tapisse les bronches. Son siége la distingue assez de la pneumonie, avec laquelle on l'a confondue. Elle débute par une toux sèche suivie bientôt d'une expectoration de matières muqueuses, filantes, limpides et transparentes qui ne tardent pas à prendre de la consistance et de l'opacité ; une douleur générale, plus sensible vers la région médiane du thorax, le sternum et l'épine entre les deux omoplates ; elle est la suite ordinaire d'un coryza, ce qui la distingue avec la pneumonie, dit M. Louis, de la phthisie, qui en est très-rarement précédée. Un mouvement fébrile, l'oppression pectorale, la respiration courte et gênée, une courbature générale, la céphalalgie et l'anorexie : voilà les caractères généraux de cette inflammation. Diminuez par la pensée l'intensité de tous ces symptômes, vous arrivez à un simple rhume qu'on laisse passer sans soins ; augmentez-en la gravité, vous aurez à combattre une maladie aiguë, sérieuse, qui exige les plus prompts secours de la médecine.

Le diagnostic de la bronchite est sujet à la confusion, surtout avec la pneumonie. Cependant la percussion les distingue en rendant un son mat pour la seconde, et le son clair, presque normal, pour la première. L'auscultation aussi les distingue en transmettant les vibrations respiratoires presque normales pour la première; en les transmettant sourdes, voilées, obstruées, nulles, dans la seconde. Du reste, comme nous l'avons dit souvent, ces distinctions fines ne profitent qu'à la vanité du pathologiste, et n'atteignent jamais le traitement, lequel est toujours identique, que la maladie soit distinguée ou confondue. On a aussi divisé la bronchite en deux variétés, selon qu'elle affecte les gros troncs ou les ramuscules capillaires des bronches: cette autre distinction est encore purement scientifique; le malade n'y gagne rien, le traitement n'en est pas le moins du monde influencé : que la bronchite soit trachéale ou capillaire, c'est toujours la même thérapeutique, la même médication.

Cette définition et cette diagnose de la bronchite appartiennent plus régulièrement à la diathèse aiguë; or, comme en cet état la maladie n'indique pas le Goudron, ou plutôt comme le Goudron ne nous l'indique qu'à l'état chronique, supposons que tout ce que nous avons dit jusqu'ici de la bronchite ne soit que préambule ou préparation à ce qui va suivre.

1° La bronchite chronique peut être la suite de l'aiguë, soit que celle-ci ait été négligée, mal soignée, mal guérie; car il est rare qu'elle ne laisse des restes de son passage, même à la suite de traitements bien entendus. Les signes sensibles de l'affection se sont amoindris, la toux a disparu, sauf quelques petites réminiscences qu'elle donne le matin et le soir; la fièvre est nulle; la poitrine, qui a pris l'habitude de l'oppression, fait que l'on ne s'aperçoit pas d'un peu de gêne dans la respiration; l'abondance des expectorations est presque ou totalement réduite; le malade mange, digère, dort, vaque à ses occupations, reprend ses bonnes et mauvaises habitudes; en somme, comparativement aux jours de la période aiguë, il peut se croire raisonnablement guéri. Erreur! c'est seulement la bronchite qui est passée à l'état chronique; elle a pris un caractère tout différent, si différent en effet que, dans ce dernier état, la bronchite a perdu son génie inflammatoire. Déjà, en parlant de la pneumonie chronique, nous avons timidement insinué qu'elle avait une nature opposée à celle de la pneumonie aiguë; c'était une aperception à nous propre, nous n'avions pas d'autorité à invoquer. Ici nous avons le témoignage de Laennec, nous serons plus hardi. Disons auparavant la deuxième espèce de bronchite chronique.

2° Supposez par la pensée qu'au lieu de faire son évolution dans sept, onze, quatorze ou vingt et un jours, qui sont les termes organiques fixés à notre phlegmasie par Hippocrate, la bronchite la fasse en plusieurs années, le nombre n'en peut pas être déterminé, vous aurez la bronchite chronique. Cette forme s'accompagne des mêmes symptômes que la forme aiguë; mais ces manifestations sont moins douloureuses, il semble enfin que la loi des compensations de la statique se transporte dans la sphère morbide de l'organisme : ce que nous gagnons en temps dans celle-ci, nous le perdons en intensité et en gravité, *et vice versa*, pour la maladie aiguë. Une petite toux sèche d'abord, un léger embarras de la poitrine, une pesanteur vague du corps, une moindre appétence qu'à l'ordinaire, fièvre inappréciable; la personne, enfin, n'a pas le droit de se dire ou de se croire malade. Au bout d'un temps plus ou moins considérable, ordinairement de quelques mois, tous ces symptômes se tranchent d'une manière plus matérielle, et cela va croissant jusqu'à ce que la toux, devenue humide, amène des expectorations cuites et abondantes la nuit, le jour et surtout après les repas. La fièvre s'établit continue avec des exaspérations périodiques tous les soirs, jusqu'à ce qu'elle ait pris tous les caractères de la fièvre hectique. Les crachats traduisent à l'extérieur un foyer morbide qui s'ulcère et sécrète des matières puriformes. La maigreur, tous les jours de plus en plus sensible, jette le malade dans un état d'anxiété dont rien ne le relève. Le chemin de la mort n'a pas ici les illusions que nous avons vues aux poitrinaires, elle arrive attendue depuis bien longtemps. Voilà le train de la bronchite chronique; elle est de tous les âges : il y a des exemples de malades qu'elle a accompagnés durant trente ans, d'autres même, dit-on, qui ont dû aux évacuations qu'elle engendre de vivre jusqu'à un âge fort avancé. Voilà pourquoi, sans doute, son diagnostic n'est pas porté fatal dans les livres des pathologistes. Il ne faut pas calculer sur les cas rares, il faut agir promptement contre elle, à sa première période quand on le peut; à sa seconde et sa troisième on est toujours forcé de recourir aux moyens de la médecine, peut-être trop tard!

Les désordres organiques qu'on a constatés à la surface des bronches sont une dilatation dans leur calibre, et partant un amincissement dans leur épaisseur; cela tient sans doute à l'amas continuel des crachats qui y séjournent et s'y sécrètent. D'un autre côté, on a trouvé un rétrécissement de calibre, et partant un épaississement du tissu. Nous ne chercherons pas à expliquer cette différence d'altération. On a trouvé des érosions, des ulcérations, des excavations rarement, voilà les découvertes de l'anatomo-pathologie.

A voir le traitement appliqué dans le cours des siècles jusqu'à nos jours, il est indubitable que la bronchite chronique n'ait été regardée comme affection de nature inflammatoire. Laennec s'est opposé à cette manière de voir ; pour ce spécialiste célèbre, la bronchite chronique relève d'un état d'hyposthénie générale des organes de la poitrine ; elle prend, ainsi que nous l'avons dit de la pneumonie, une sorte de parenté essentielle avec la phthisie. C'est là surtout ce qui nous justifiera de lui appliquer en traitement la substance qui a une si heureuse action sur les tubercules pulmonaires, savoir : les fumigations de Goudron.

Le *traitement rationnel*, on le devine, n'est que la répétition de toutes les pratiques qu'on a vantées successivement contre la phthisie considérée comme inflammation tuberculeuse : les dérivatifs, les révulsifs, les vomitifs, les sédatifs, les purgatifs ; la métastase, enfin, sous toutes ses formes inflammatoires. Voyant leur insuccès sans trop se l'expliquer, on en est venu aux toniques et aux astringents : le quinquina a passé comme le spécifique. Drake, de New-York, inventa les *inspirations d'air froid*. Tous ces nouveaux moyens, pris d'une conception différente touchant la nature de la bronchite, eurent quelques résultats de soulagement, d'allégement symptomatique ; mais la cure de la maladie se fait encore attendre : c'est qu'il n'y a que très-peu de maladies aussi rebelles que celle-ci. La pneumonie et la bronchite, toutes curables qu'elles soient portées dans les pronostics de nos pathologistes, n'en font pas moins le désespoir de la thérapeutique rationnelle. On meurt de ces maladies comme de la phthisie elle-même, et les procédés du mal vers la mort dans ces trois sortes d'affections ont des ressemblances frappantes, comme il y en a dans leur essence pathologique. Or, pour nous, ces affinités indiquent un seul et même remède pour toutes les trois : les vapeurs de Goudron en seront le topique spécifique, c'est le baume sur la plaie. Emolliente et tonique à la fois, voilà ce qui justifie cette médication aux yeux des savants qui demandent la raison de notre conduite thérapeutique. Substance spécifique des voies respiratoires, voilà ce que nous dirons à ceux qui ont la prudence empirique de ne jamais juger un remède *a priori*, mais sur les effets, pour déterminer ses vertus.

Que si on accusait nos vapeurs de n'être que locales et par conséquent de n'avoir point d'action physiologique sur l'agrégat, nous rappellerions que le Goudron est devenu potable par l'invention de l'évêque Berkley, qui fit une dissolution de son principe médicamenteux dans son *eau de Goudron ;* nous rappellerions qu'il est surtout devenu potable dans l'essence spiritueuse qu'en a tirée le docteur Hastings sous le nom de *medicinal naphtha*. La médication par le Goudron est complète. Nous dirons bientôt toutes les formes pharmaceutiques et vulgaires sous lesquelles on a imaginé de l'introduire dans l'organisme sain ou malade. Passons à une autre maladie.

§ III.

La Laryngite ou Phthisie laryngée. — La Trachéite.

Le larynx est la partie supérieure ou gutturale de la trachée-artère, le principal organe de la voix. Il peut être affecté de plusieurs sortes de maladies; nous ne nous occuperons, selon notre habitude, que de celles que le Goudron nous indique comme pouvant céder à son influence médicamenteuse. La principale est la *laryngite*, qui est l'inflammation de la muqueuse qui revêt le larynx : elle débute, le plus souvent, par un picotement assez importun du gosier, qui est accompagné d'une toux petite et sèche, plutôt volontaire que spontanée; bientôt après se déclare une irritation véritable, la phlogose; suivent enfin, très-rapprochées les unes des autres, toutes les phases d'une phlegmasie qui produit la rougeur vive, l'érosion, l'excoriation et l'ulcération du larynx, avec les excrétions dont l'aspect et la consistance caractérisent évidemment toutes les périodes de cette maladie. La toux volontaire devient une nécessité de la maladie : sifflante et sèche d'abord, elle devient bientôt humide, grasse et glapissante. La voix est faible, puis voilée, rauque et enfin insonore. Une petite fièvre avec céphalalgie et lassitude, et une douleur assez marquée vers le cartilage thyroïde, avec difficulté de respirer, d'avaler la salive : voilà les signes qui précèdent et accompagnent la maladie dans son cours aiguë.

La susceptibilité et les conditions de la muqueuse laryngique aux impressions de la température et de l'atmosphère, l'exposent à mille causes d'inflammation; aussi n'est-il personne (et le plus prudent n'est pas le plus épargné) qui n'ait été plusieurs fois atteint de cette affection, le plus souvent négligée ou livrée aux seuls soins de la nature, qui en vient facilement à bout lorsqu'elle n'aboutit pas à l'ulcération. C'est heureusement le cas le plus ordinaire; mais quelquefois elle apparaît si brusquement et procède si violemment, qu'elle change de nom pour prendre celui de *croup* ou d'angine laryngée, avec formation de fausses membranes. Comme sous ces formes aiguës le Goudron n'est pas indiqué, nous passerons outre pour nous arrêter un peu plus longuement sur la laryngite chronique.

La laryngite chronique peut être la suite d'une ou plusieurs affections aiguës mal soignées ou mal guéries; elle peut aussi prendre d'elle-même la forme chronique, en parcourant lentement toutes les phases que nous avons énumérées ci-devant.

Les causes qu'on lui reconnaît sont les mêmes que celles de la laryngite aiguë : la suppression des menstrues, des hémorrhoïdes, de quelque flux naturel ou artificiel, la répercussion d'un exanthème, une sueur *rentrée*, l'impression du froid, les cris de colère ou les efforts de la voix. C'est la maladie des orateurs, des avocats, des acteurs, des chanteurs et des crieurs publics, qui, comme nous l'avons fait remarquer en parlant de l'antagonisme des maladies, sont les moins exposés (s'ils n'en sont pas préservés par le fait) à la phthisie pulmonaire. La laryngite chronique a été appelée *phthisie laryngée;* mais nous ne voyons pas de raison pour qualifier cette affection de *phthisie*, lorsqu'on n'a pas appelé la bronchite chronique une *phthisie bronchique*. Si les noms n'impliquaient rien dans les choses nommées, nous laisserions volontiers appeler toutes les maladies accessoires de poitrine *des phthisies;* mais cela leur donne une communauté d'essence ou de nature avec la tuberculisation : quand on la reconnaît donc pour l'une, il faut la reconnaître pour les autres. Cela ne contrarie nullement notre manière de voir : on sait que nous avons admis une certaine affinité entre toutes les ulcérations qui peuvent prendre leur siége dans les tissus qui forment l'appareil respiratoire, et c'est même par cette affinité que nous avons tenté d'expliquer l'antagonisme qu'il y a entre elles.

Le diagnostic est plus facile dans cette maladie que dans celles que nous avons déjà étudiées : en faisant ouvrir largement la bouche au malade et en abaissant la base de la langue, l'œil peut explorer les portions supérieures du larynx ; le toucher et la pression extérieure exercés sur le trajet de la trachée jusqu'à l'os thyroïde appelé la *pomme d'Adam*, viennent confirmer ce que l'inspection directe pouvait avoir de vague ou d'indéterminé. Du reste, le son de la voix, la dyspnée, la douleur locale, les sécrétions muqueuses, sont autant de signes de certitude pour satisfaire la curiosité du médecin ; car nous regardons comme des curiosités pathologiques tout ce qui ne doit en rien influencer le traitement.

Supposons donc la laryngite chronique parfaitement connue et décidée. Nous savons qu'elle produit au premier degré l'épaississement, l'induration et le ramollissement de la muqueuse laryngique; au deuxième degré, l'érosion et l'ulcération superficielle; et au troisième, enfin, les ulcérations purulentes, profondes, du même tissu, accompagnées de crachats puriformes, de sueurs nocturnes, de diarrhée colliquative et de fièvre hectique, qui conduisent à un état de marasme en tout semblable à celui qui est la suite de la phthisie; supposons, dis-je, tout cela connu, il s'agit de lui adresser un traitement convenable et différent de celui que l'on a employé jusqu'à ce jour, lequel n'a pas empêché les pathologistes de porter sur ladite maladie un pronostic fatal; car la laryngite chronique est déclarée mortelle, ce qui lui a mérité sans doute le nom de phthisie laryngée, toute phthisie étant rangée dans l'ordre des affections incurables.

Nous ne perdrons pas notre temps à détailler les moyens de traitement qu'on a appliqués contre la laryngite chronique; c'est toujours la même chose : une répétition perpétuelle de ceux qu'on a déployés contre la pneumonie, la bronchite, etc. L'espèce morbide varie, les médecins mettant toute leur gloire à créer des différences entre les maladies; le remède reste le même, la vanité médicale ne trouvant rien de flatteur à la découverte d'un nouveau spécifique. Ce sont les saignées, les révulsifs, les dérivatifs, après ceux-là les opiacés, et enfin la cautérisation locale lorsqu'elle a été possible et peu dangereuse. Il faut que la thérapeutique dite rationnelle soit restée bien impuissante contre cette affection pour que M. Delpit se soit enhardi jusqu'à écrire le passage suivant dans le grand *Dictionnaire des sciences médicales;* nous copions :

« S'il est une espèce de phthisie où les fumigations simples ou composées puissent devenir utiles, c'est sans contredit celle du larynx, plus accessible à ce genre de remède et par conséquent plus susceptible d'en ressentir l'impression favorable ou funeste. M. Alexandre Crichton, médecin de l'empereur de Russie, etc., a recueilli et publié des observations propres à faire naître quelque espérance de l'usage des fumigations de Goudron, dirigées d'une manière convenable. S'il est vrai, comme l'espère cet auteur, que ces vapeurs puissent devenir un puissant secours pour la cure de la phthisie pulmonaire, on devra *surtout* les employer contre la phthisie laryngée (le mot laryngite n'était pas encore inventé), lorsqu'elle sera primitive, indépendante. » — C'est-à-dire lorsqu'elle ne paraîtra pas être un symptôme ou une irradiation dépendante d'une autre maladie; car nous avons oublié de dire que les ulcérations du larynx peuvent provenir d'une source syphilitique, qui n'indique pas l'emploi des vapeurs de Goudron.

Cet extrait nous dispense de donner nous-même le conseil de notre spécifique. Nous n'avons pas besoin, comme M. Delpit, que la laryngite chronique soit primitive; nous recommandons aussi bien ces fumigations, que les ulcères proviennent de la phthisie pulmonaire ou de toute autre affection hyposthénique des voies respiratoires. Le principe syphilitique seul peut les contre-indiquer, et encore ceci aurait-il besoin d'observation ultérieure; c'est une simple précaution.

—

Le larynx est encore sujet à deux autres maladies

que nous traitons avec les vapeurs de Goudron : nous voulons parler de l'affection décrite par Bayle sous le nom d'*œdème de la glotte.* C'est l'infiltration de sérosités dans la membrane muqueuse de l'organe, qui en est très-susceptible. Comme cette maladie porte tous les caractères qui signalent l'atonie organique et le défaut d'activité circulatoire, les fumigations sèches données comme atmosphère au malade nous paraissent devoir produire de très-bons effets.

Mais c'est surtout dans une autre affection de ce genre qu'elles sont destinées à avoir les plus heureux résultats. Il y a des individus dont le cou est gros et gras, dont le larynx présente au dehors un volume anormal, et au dedans une rougeur pâle avec épaississement de tous les tissus qui tapissent l'arrière-cavité de la bouche, gonflement des amygdales, de la luette et de la glotte, etc. Cette incommodité se manifeste par une sécrétion excessivement abondante de mucosités qui s'accumulent durant le sommeil, éveillent quelquefois en sursaut ceux qui en sont affectés, le plus souvent sont expectorées au lever du lit avec quelques secousses de toux grasse. Quoique la santé ne se trouve pas sensiblement altérée de cette maladie, que le moindre changement de régime, de température ou d'hygrométrie atmosphérique peut exaspérer dans ses symptômes, il est du devoir d'un médecin d'en prévenir les suites, car il est rare qu'elle ne devienne une véritable infirmité dans la vieillesse. La magnésie en poudre, les purgatifs et les amers, que l'on prescrit en pareil cas, nous paraissent bien insuffisants, quand nous pensons surtout que les vapeurs de Goudron sèches, dégagées dans la chambre à coucher pour être respirées pendant le sommeil, viendraient facilement à bout de la cure radicale de cette maladie.

Il est sous-entendu que l'eau de Goudron entrera dans le régime diététique du malade pour tous les cas où les vapeurs seraient ordonnées. Ce sont deux éléments concomitants dans le traitement spécifique de toutes les affections accessoires des voies de la respiration : ce que les fumigations modifient dans l'organe particulier, l'infusion aqueuse le modifie dans l'organisme général. Lorsque l'eau de Goudron est désagréable, répugnante ou nauséabonde pour les personnes atteintes de ces maladies, on peut la remplacer par quelques gouttes de *medicinal naphtha*, qui en est en quelque sorte la quintessence. Dans le cas même où les vapeurs seraient insupportables, cette nouvelle substance pourra tenir lieu de toute autre préparation ; d'ailleurs la pharmacopée du Goudron est assez riche pour pouvoir offrir un mode d'administration qui soit supportable aux malades.

La *trachéite*. Nous ne ferons pas un paragraphe spécial pour la trachéite, c'est l'inflammation qui peut avoir son siége dans toute la longueur de la muqueuse qui revêt la trachée-artère. Le point affecté est facile à déterminer par le tact extérieur, la douleur locale accusée par le malade et enfin par l'auscultation médiate. Les signes morbides ou symptomatiques ne diffèrent guère de ceux que nous avons assignés à la laryngite et à la bronchite : la marche aiguë est la même à peu de chose près, la forme chronique n'a rien qui la spécifie d'une manière bien tranchée ; les désordres qu'elle entraîne à sa suite sont analogues : rougeur, épaississement, induration, érosion, ulcération, suppuration ; voilà ses progrès morbides ; la terminaison serait fatale si on n'agissait pas directement sur le fond de la maladie elle-même. C'est pourquoi tous les traitements antiphlogistiques, les saignées, la dérivation, les contro-stimulants en un mot, n'ont rien qui les recommande au praticien. Les toniques appelés *rationnels* n'ont guère de meilleurs résultats à revendiquer. Il faut en venir à l'emploi de la médication empirique : le Goudron ; ses vapeurs, son eau, son extrait le *medicinal naphtha*, voilà la substance spécifique ; toutes ses préparations sont bonnes, il ne faut que choisir entre toutes, celle ou celles dont s'accommode mieux le malade ; car la maladie se trouvera bien de toutes.

Nous finirons en rappelant l'accord unanime de l'opposition systématique qui s'éleva contre le Goudron, lorsque M. Alexandre Crichton publia la relation de ses cures de la phthisie : — Ce n'était point de véritables phthisies ! s'écria-t-on de toute part : c'est quelque affection accessoire de la poitrine que le Goudron aura réduite ; c'est quelque bronchite ou laryngite chronique, ce n'était pas la phthisie ! — Qu'on ne se rétracte pas et qu'on applique les vapeurs de Goudron contre toutes ces maladies accessoires, qui emportent le malade aussi bien que la phthisie. Quand on aura constaté l'effet spécifique qu'elles ont sur celles-là, le plus grand pas sera fait, on sera peut-être tenté de le constater sur celle-ci ; car nous ne réclamons humblement que l'essai et l'expérience contre l'esprit de système qui doute et nie toujours *a priori*.

La maladie vulgairement connue sous le nom de *catarrhe chronique* de la poitrine, doit être comprise sous le nom scientifique de *pneumonie* ou de *bronchite*. Nous ne voyons pas comment il serait possible, à l'imitation de quelques nosographes, d'en faire une maladie distincte de celles que nous venons d'énumérer dans la catégorie des accessoires. Mais comme nous ne sommes pas ici pour discuter sur la réalité différentielle d'une affection, une de plus ou de moins, peu nous importe, nous admettrons le catarrhe chronique des poumons, et nous le traiterons toujours avec les mêmes moyens, c'est-à-dire la même substance, le Goudron : en vapeur, c'est le topique par excellence ; en eau, c'est, comme disait Berkeley, son inventeur, le *savon* de tout ce qui est sordide et impur dans l'organisme ; en extrait, c'est, comme dit l'inventeur du *medicinal naphtha*, le spécifique de la phthisie et des autres altérations des organes pulmonaires. Toute maladie de ces organes, enfin, qui a des phases analogues à celles de l'une des affections que nous venons d'étudier, indique le Goudron lorsqu'elle est dans sa forme chronique et qu'elle n'a rien d'actuellement inflammatoire.

§ IV.

La Coqueluche.

La *coqueluche* est cette maladie particulière aux enfants, manifestée par une toux convulsive revenant par accès plus ou moins fréquents, et dans laquelle plusieurs secousses expiratoires se succèdent sans qu'ils reprennent haleine ; elle a sa cause dans un état morbide particulier des nerfs diaphragmatiques et pneumo-gastriques. Comme dans nos résumés des descriptions nosographiques, nous n'avons pour but que de déterminer à nos lecteurs — qui tous, nous l'espérons, ne seront pas docteurs en médecine — l'espèce précise de la maladie dont nous voulons parler ; nous serons ici dispensé de ce soin. Chacun sait ce que c'est que la *coqueluche*, les mères surtout la redoutent assez pour avoir appris à la distinguer au milieu des rhumes qui peuvent affecter l'enfance ; du reste, nous ne signalons ici cette maladie que parce que le Goudron nous l'indique comme une de celles sur lesquelles il a des vertus curatives, ainsi que nous allons le voir par les expériences de Wansbrough, qui le premier eut l'idée de la traiter par les fumigations.

Jusqu'à ce jour, il faut qu'on en convienne, la coqueluche a guéri quand elle a voulu, expression vulgaire qui signifie sans contredit que les prescriptions et les inventions des médecins n'ont rien produit de spécifique ou décuratif contre elle.

Le traitement de cette affection, si nous voulions en dresser le tableau historique, ne nous montrerait qu'une perpétuelle reproduction des moyens employés contre la phthisie et les autres phlegmasies de la poitrine : les saignées, les irritants de la peau, les purgatifs, les vomitifs et les narcotiques. Après l'us et l'abus de ces méthodes, on a mieux étudié la nature de la maladie et on a prescrit la belladone, la jusquiame, les anti-spasmodiques de toute espèce. Le Goudron, dans ses effets curatifs contre la coqueluche, devait démontrer qu'il a encore une autre vertu que celle d'être émollient et tonique : il est antispasmodique des nerfs de la poitrine et du diaphragme. Voici le rapport abrégé de Wansbrough sur l'emploi des vapeurs de Goudron contre cette maladie, nous l'extrayons du *Magazin der medizinischen Litteratur* :

« Un enfant âgé d'un an était atteint depuis six semaines d'une coqueluche dont les efforts avaient déterminé une inflammation de la poitrine. L'enfant refusait le sein de sa mère et était très-inquiet. On prescrivit les bains, on lui appliqua trois sangsues au creux de l'estomac, un vésicatoire, on le purgea avec l'antimoine ; après treize jours de ces diverses médications, l'inflammation céda, mais la toux persista, seulement les accès devinrent plus rares ; il semblait enfin que l'enfant allait se rétablir, lorsqu'un nouveau refroidissement ranima la coqueluche, la respiration devint très-courte par l'accumulation des glaires et des mucosités dans la poitrine. Le docteur Wansbrough, consulté, eut l'heureuse idée de le soumettre aux vapeurs de Goudron, qu'il produisait en plongeant un fer rouge dans cette matière et en tenant l'enfant exposé sur le dégagement gazeux qui s'élevait. Peu de temps après les premières épreuves, l'enfant manifesta, par des signes non équivoques, le sentiment d'un meilleur état ; il se laissait volontiers tenir dans cette position, qui eût été gênante et désagréable pour un enfant bien portant. Le soulagement fut évident, l'expulsion des matières qui gênaient les voies respiratoires eut lieu à la suite de la toux. A la sixième épreuve, enfin, la coqueluche avait perdu son caractère convulsif, elle ne tarda pas à disparaître ; l'enfant entra en convalescence. »

Le docteur Wansbrough croit que c'est l'hydrogène carbonné dégagé dans ces fumigations qui a la vertu curative ; aussi dit-il, comme tous ceux qui emploient le Goudron sous la forme gazeuse, que ce moyen ne doit pas être employé quand on craint que la coqueluche exprime quelque chose de la diathèse inflammatoire, et qu'il faut calmer l'irritation accidentelle des bronches avant d'y avoir recours.

L'observation thérapeutique de Wansbrough nous paraît judicieuse, nous la mettons nous-même en pratique. Il n'en est pas de même de la manière dont il obtient les fumigations : elle a l'inconvénient, si la baguette de fer est trop chaude, de produire un dégagement d'acide empyreumatique qui détruira le bon effet des vapeurs pures et balsamiques du Goudron. Nous préférons de faire bouillir le Goudron de Norwége, préparé au carbonate de potasse, sur une petite flamme à l'esprit-de-vin, ou, pour les faire plus douces encore, de jeter le Goudron dans de l'eau bouillante et faire vivre l'enfant dans cette atmosphère d'évaporation.

Dans le journal anglais *the Repository*, de 1821, on peut voir le compte rendu de semblables expériences faites par le docteur Robertson, qui assure avoir toujours produit le soulagement, quand il n'a pas obtenu la guérison de la coqueluche, au moyen des fumigations de Goudron.

§ V.

Le Coryza.

Le *coryza* est l'état d'inflammation de la muqueuse qui tapisse les fosses nasales et de leurs sinus. Tout le monde sait aujourd'hui que le coryza est le nom scientifique de l'indisposition passagère que l'on appelle vulgairement *rhume de cerveau*.

Cette inflammation se manifeste dans sa forme aiguë par une certaine pesanteur de la tête, un état de céphalalgie sourde, l'éternument, l'écoulement continuel d'une sécrétion limpide qui se transforme peu à peu en mucosités filantes, lesquelles prennent successivement de la consistance et de l'opacité. C'est après ces transformations que se termine ordinairement cette maladie, à laquelle on prête très-peu d'attention.

Mais le coryza peut s'établir d'une manière chronique, soit qu'il se développe lentement, soit qu'il succède à un coryza aigu mal soigné ou mal guéri : or, c'est dans cet état qu'il rentre dans notre ressort; c'est, dis-je, sous cette forme qu'il indique l'emploi des vapeurs du Goudron.

Un épaississement sec ou humide de la muqueuse nasale, l'enchifrènement permanent, une douleur à la racine du nez, la perte de l'odorat et du goût, l'altération désagréable du timbre de la voix, qui devient alors nasarde ou nasillarde, l'excrétion d'une morve jaunâtre ou jaune verdâtre, et enfin l'ozène ou la punaisie, l'affection la plus dégoûtante qui puisse affliger l'homme, puisqu'elle infecte l'haleine et répand autour de lui une odeur fétide qui repousse et lui interdit le plus nécessaire de ses rapports sociaux, la conversation : voilà le cortége des phénomènes qui accompagnent le coryza chronique. Sans doute tous les cas n'arrivent point à l'ulcération qui constitue la punaisie ; mais il faut le craindre et prendre d'avance les moyens de la prévenir, lorsque la douleur à la racine du nez et la couleur foncée des excrétions se manifestent.

Le traitement dérivatif a démontré par ses insuccès que le coryza à l'état chronique n'a rien d'inflammatoire; au contraire, puisque les toniques généraux et locaux ont mieux réussi. Les inhalations et inspirations émollientes et humides ont produit de bons résultats, mais au fond elles n'ont produit que des soulagements passagers, des suspensions dans les symptômes. La médecine cherche encore une médication et des substances qui réalisent des résultats curatifs.

Les fumigations de Goudron viennent fort à propos remplir l'attente et satisfaire les recherches des médecins : les propriétés spécifiques de cette substance sur tous les tissus de l'appareil respiratoire les recommandent en ce cas. Outre leurs qualités émollientes, toniques, nervines, elles apportent les vertus antiseptiques et détersives que réclame le coryza chronique, devenu ou procédant à devenir une punaisie. Leur application et leur préparation pour cette infirmité exigent quelques modifications, que nous allons indiquer succinctement, nous reposant du reste sur l'intelligence du praticien.

Les fumigations ne doivent pas, dans l'origine de la diathèse chronique, être faites au Goudron pur ; nous ne les produisons que combinées avec les vapeurs aqueuses des décoctions d'herbes émollientes. Ainsi l'on fait bouillir la guimauve, le sureau, le tilleul, et sur cette eau bouillante nous jetons une cuillerée de Goudron de Norwége; on remue et l'on fait immédiatement respirer ces émanations au malade, en lui recommandant d'aspirer exclusivement par les narines, quand l'enchifrènement laisse assez de liberté à ces voies. Cette pratique doit être répétée plusieurs fois dans les vingt-quatre heures. Dans la période plus avancée de la chronicité, on doit laisser le malade dans l'atmosphère permanente du Goudron, ayant soin, si le coryza est sec au lieu d'être humide, comme il arrive dans la majorité des cas, d'ajouter les fumigations émollientes ci-dessus par moments, dans le cours de la journée.

On peut joindre avantageusement à la diète les boissons amères, et spécialement l'usage de l'*eau de Goudron*, aux repas et hors des repas. Tel est le fond du traitement spécifique. Le médecin conserve l'appréciation des circonstances qui exigent des modifications accidentelles, que nous ne pouvons préciser dans ce court aperçu de la maladie et de la médication.

Notre cadre ne nous permet pas d'autres détails sur le coryza qui attaque fréquemment les enfants nouveau-nés. Quelquefois cette maladie, selon l'observation de Billard, passe à l'état chronique et finit toujours par laisser des altérations graves, dont la principale est l'arrêt de développement du nez et la perte de l'odorat pour le reste de la vie. Le traitement par le Goudron est le même; il suffit de l'approprier à l'âge ou à la ténuité des organes de l'enfant : les vapeurs humides et l'usage de l'eau de Goudron fort légère, une grande propreté des fosses nasales suffisent pour la guérison.

§ VI.

L'Asthme.

L'*asthme* est cette difficulté de respiration que tout le monde connaît et distingue aisément de toute autre infirmité. Il est périodique et essentiellement chronique avec resserrement de la poitrine; il ne doit point s'accompagner de toux: c'est ce qui le distingue de la dyspnée, maladie toujours symptomatique de quelque affection du poumon, des bronches ou de la plèvre.

Quand on ne peut pas rattacher l'asthme à un principe héréditaire, il est fort difficile de lui assigner une cause d'acquisition; car il paraît et s'établit sans que rien d'appréciable ait présidé à son invasion. Il est très-probable qu'il dépend des deux nerfs que nous avons nommés dans le paragraphe de la *Coqueluche*. On a remarqué qu'il suit assez régulièrement les phases de la lune, et le docteur FLOYER, qui en était atteint, dit que ses accès étaient aussi réguliers que les mouvements de la marée.

Quoique l'asthme ne soit guère dangereux par lui-même, puisque le vulgaire le regarde comme un brevet de longue vie, il serait bon cependant d'alléger ses attaques, qui mettent les individus qui en sont affectés dans un état affreux. RHAZÈS l'Arabe, qui ne voyait pas de meilleur signe pour la guérison ou le soulagement des asthmatiques que les plaies qui survenaient aux jambes, défaut de ces plaies, en suscitaient d'artificielles; d'un autre côté, ayant remarqué que cette affection se termine fréquemment par l'hydropisie, on a prescrit les diurétiques de toute espèce, et les malades s'en sont bien trouvés. Mais RAMSPACK mettait l'*eau de Goudron* au-dessus de toutes les médications imaginées jusqu'à lui, et WANSBROUGH ordonnait les fumigations de Goudron à cause de l'analogie morbide qu'il voyait entre l'asthme et la coqueluche. Nous pensons, avec ces deux spécialistes, que l'usage de cette substance sous ces deux formes thérapeutiques peut fournir contre l'asthme un traitement complet, qui laisse bien en arrière les traitements employés jusque-là.

Ainsi, lorsque l'asthme manifeste des caractères humides, les vapeurs sèches au Goudron pur sont indiquées. Lorsque, au contraire, c'est un asthme sec, les vapeurs doivent être combinées aux vapeurs dégagées des décoctions bouillantes d'herbes antispasmodiques : c'est ce que nous appelons fumigations humides. Les frictions au *medicinal naphtha* sur les parois thoraciques peuvent avoir d'excellents effets dans ce cas aussi bien que dans la coqueluche.

L'asthme dit *métastatique*, qui tient à la surabondance des sérosités dans les organes pectoraux, nous semble devoir être soulagé par les vapeurs sèches ; et celui dit *pléthorique*, qui dépend de la suppression des évacuations naturelles, nous semble devoir l'être par l'usage abondant de l'eau de Goudron.

En résumé, ces six maladies accessoires, qui font ensemble autant de victimes que la phthisie toute seule, indiquent le Goudron. Revenons à notre objet principal.

CHAPITRE X.

Pronostic de la Phthisie.

Le pronostic de la phthisie est fatal, invariablement fatal, de l'avis de tous ces pathologistes qui prennent la médecine sous leur bonnet de docteur. M. Louis commence son chapitre par ces paroles : *La phthisie se termine presque toujours par la mort!...* Ainsi le but scientifique et humanitaire du meilleur livre qui ait été fait sur la maladie qui nous occupe se réduit à la répétition de cette terrible sentence, que le progrès sera obligé de confirmer ! Le poitrinaire est condamné à mourir ; M. Louis ne lui donne pour s'y préparer que vingt jours au moins et sept ans au plus, pour dire que l'agonie peut varier entre ces deux extrêmes.

— Mais il y a des terminaisons favorables ! il y a des guérisons !

— Oui, dit M. Louis, c'est pour cela que j'ai dit : *Presque toujours ;* mais ces cas exceptionnels ne sont l'effet ni de la médecine, ni du médecin ; ce sont des caprices de la nature : les exemples que nous en avons sont pris de phthisiques qui sont guéris loin des Facultés savantes, sans consultations doctorales, sans formules magistrales, sans remède pris au Codex...

— Et vous ne pourriez point croire sans effort que ce sont des leçons que la Providence vous donne pour modifier votre pronostic, vous sauver de votre impénitence finale, et vous rappeler que la médecine est la science et l'art d'imiter de la nature.

— Je puis croire cette dernière proposition (1).

— Je n'en demande pas davantage. Or, la nature guérit les tubercules par cicatrisation, par plis rayonnés, par ratatinement, par concrétion, par séquestration, par élimination, par induration, que sais-je encore, si je voulais répéter tous les modes de guérison naturelle avoués par vos amis ! Donc, la médecine étant la servante ingénieuse de la nature, le médecin ne doit pas désespérer comme vous faites de ses moyens pour arriver aux mêmes résultats.

— J'en conviens; mais quand même la médecine ferait à notre pronostic autant d'exceptions que la nature en fait à la règle générale, je ne verrais pas de motif suffisant pour changer mon *presque toujours :* je n'ai recueilli, dans ma longue carrière d'expériences, que trois cas de guérison, et encore ne sont-ce que des probabilités, puisque les individus étaient vivants, et n'arrivaient à ma connaissance que quinze ou dix-huit ans après l'existence de la maladie.

— Vous avez été moins heureux que M. Rogée, qui a trouvé les traces de cinquante et une guérisons sur cent cas de phthisie, et cela démontré sur cadavre, argument *ad hominem* du pathologiste moderne. Vous exprimez un sentiment de regret en faveur de ce même M. Rogée, *trop tôt ravi à la science;* mais si cet

(1) Laennec a dit : « La guérison de la phthisie n'est pas au-« dessus des forces de la nature ; mais la médecine ne possède « encore aucun moyen d'arriver à ce but. » (*Traité de l'auscult.*)

observateur, qui n'a fait que passer, laisse dans la spécialité plus de matériaux qu'il n'en faut pour conjurer vos pronostics de mauvais augure, qu'aurait-ce été de tous vos travaux s'il avait eu le temps de développer les siens ?...

Un plus long dialogue serait inutile ; arrêtons ce qu'il y a d'important dans ce fragment :

1° Le médecin parle pour la médecine ; ce devrait être l'inverse ; il y a anticipation de sa part. La médecine se fonde en principe sur la curabilité des maladies : effacez la curabilité, en effet, vous abolissez la médecine, vous supprimez le médecin. Ainsi, du pronostic dépendent la science et le praticien. Celui qui nie la guérison se nie lui-même et voue ses œuvres au néant.

2° M. Louis n'a rencontré que trois cas douteux de guérison naturelle sur plus de trois mille malades ; M. Rogée a constaté cinquante et un cas de guérison, anatomo-pathologiquement démontrés, sur cent phthisiques ; mettons, au pis, que les cinquante et un cas de M. Rogée ne fassent que certifier les trois cas de M. Louis, il reste donc certain, sur des faits positifs, que la phthisie est curable.

3° La médecine étant à la nature comme une force supplémentaire, un élément d'intervention contre le mal pour le bien, si la nature opère seule trois guérisons sur trois mille phthisies, la médecine aidant, rien ne s'oppose à ce que le chiffre des guérisons ne s'élève tous les jours davantage et à proportion que le médecin découvrira des moyens conformes au procédé naturel pour la victoire du mal.

Le pronostic est redoutable ; ce n'est pas là ce que

nous voulons infirmer, au contraire; mais ce n'est pas un moyen d'éveiller la sollicitude des malades, ni le zèle investigateur du médecin, que de professer qu'il est fatal et mortel : d'ailleurs cela n'est pas vrai, la médecine le dit en principe et l'observateur le vérifie dans sa pratique.

Une remarque singulière, que bien d'autres auraient pu faire sur l'histoire même de la science, c'est que tous ces pessimistes qui nient la curabilité de la phthisie n'ont jamais guéri par hasard aucune de leurs victimes, et que ceux qui dans le cours des siècles se sont inscrits pour la curabilité ont guéri beaucoup de poitrinaires. Cela s'explique suffisamment sans avoir besoin d'invoquer les miracles de la foi : celui qui ne croit pas à la guérison ne croit pas au remède; or, on ne cherche pas ce qu'on nie, on ne trouve pas ce qu'on ne cherche pas, on n'applique pas ce qu'on n'a pas trouvé; aussi, de proche en proche, la négation initiale se propage jusqu'à la pratique; or, quel peut être le produit d'une multiplication de zéros? Zéro. Voyez, au contraire, dans les annales de la thérapeutique tous ces inventeurs de remèdes spécifiques : tous étant partis de la conviction fondamentale que la phthisie n'est pas invincible, chacun d'eux a fourni son contingent de guérisons, et s'est retiré en recommandant sa substance et sa méthode d'administration à ses successeurs.

— Comment se fait-il, dira-t-on, que le spécifique n'ait jamais eu de puissance curative qu'entre les mains de son inventeur?

— La fable d'aujourd'hui n'est que celle d'hier : la vanité peut varier, mais ne change pas ses moyens; rappelez-vous de quoi elle est capable dans la confrérie médicale ! Il faut que vous ayez inventé bien peu de chose si vous n'avez pas à vous en plaindre ; vous devez être bien petit si vous n'avez qu'à vous en louer.

Il faut, en vérité, que l'espérance des phthisiques soit bien profondément ancrée pour résister aux assauts que lui livrent incessamment les jugements de nos spécialistes modernes. Vous qui avez lu le livre des *Recherches anatomo-pathologiques de la phthisie*, ne direz-vous pas, si vous voyez entrer son auteur dans une maison : *Il va y avoir un mort là-dedans ; cet homme est un oiseau de mauvais augure ?* Pour moi, je ne vois pas d'autre avantage à recourir aux lumières de ce grand praticien que celui de payer chèrement une autorité pour être plus sûr de mourir. Singulière mission pourtant, diront nos neveux, que celle du médecin d'une maladie qui la déclarait toujours incurable, ou qui n'a vu se réaliser que trois cas de guérison douteuse dans un exercice de trente années de célébrité !

Nous n'aurions pas besoin de dire notre opinion sur le pronostic de la phthisie ; la critique que nous venons de faire de l'opinion qui le regarde comme généralement fatal devrait nous dispenser de toute profession de foi à cet égard ; résumons cependant ce qu'il y a de positif dans cette discussion. Le pronostic de la phthisie est grave, très-grave ; mais la médecine, parlant par la bouche du médecin, qui est son interprète, ne dit jamais qu'il soit mortel. La Providence annonce la prédisposition, annonce le début de la maladie par des signes auxquels il est impossible de se méprendre ; ce n'est pas assez, la Providence, luttant contre l'aveuglement des savants, démontre matériellement la réduction des tubercules à tous les degrés de développement; enfin les archives de la thérapeutique conservent les noms d'un grand nombre d'hommes qui ont vu et opéré de nombreuses guérisons. Pour toutes ces raisons, nous respectons et nous partageons l'espérance des phthisiques; la Providence ne s'amuse pas à tromper avec ce sentiment. La phthisie est curable, son remède existe, il est trouvé ou à trouver. Nous allons bientôt passer en revue les plus célèbres spécifiques de la phthisie, nous en verrons un qui a traversé les âges sous diverses formes; nous verrons, dis-je, une substance qui, seule ou combinée, a toujours fait le fond de toutes ces médications héroïques que le zèle de l'humanité a inspiré par intervalles aux médecins qui ont cru fermement que la médecine est une puissance contre le mal, sous quelque espèce morbide qu'il affecte l'organisme.

Quant au pronostic des affections *accessoires* de la poitrine, nous avons donné celui des savants, nous avons donné le nôtre: tous les deux impliquent la curabilité, notre traitement seul la réalise en guérissant.

des savants, découvre matériellement la [illegible] des tubercules à tous les degrés de développement [illegible] les archives de la thérapeutique conservent les noms d'un grand nombre d'hommes qui ont vu et [illegible] de nombreuses guérisons. Pour toutes ces raisons, respectons [illegible], partageons l'espérance des phthisiques ; la Providence ne s'amuse pas à tromper [illegible] ce sentiment. Le spécifique est certain ; son remède existe, il est trouvé ou à trouver. Nous allons bientôt passer en revue les plus célèbres spécifiques de la phthisie ; nous en verrons un qui a traversé les âges sous diverses formes ; nous verrons [illegible] substance qui, seule ou combinée, a toujours [illegible] de toutes ces médications [illegible] l'humanité a inspiré [illegible] ont cru fermement que la [illegible] contre le mal, sous quelque espèce [illegible] effets d'organisme.

Quant au pronostic des affections [illegible] de la poitrine, nous [illegible] avons donné le [illegible] curabilité, notre [illegible]

Troisième Partie.

THÉRAPEUTIQUE DE LA PHTHISIE.

CHAPITRE IER.

Traitement des Auteurs.

Constatons un fait littéraire et tirons-en brièvement quelques conséquences raisonnables.

De tous ces livres, de tous ces auteurs spéciaux qui, au chapitre du pronostic, déclarent la phthisie mortelle, invincible à tous les moyens connus de l'art, il n'en est pas un qui ne finisse par donner un chapitre au traitement de la maladie.

Or, en conscience, que peut vouloir dire le mot *traitement* appliqué à une affection réputée incurable ? qu'est-ce qu'une exposition de remèdes pour une maladie dont le cours est fatal, dont la mort est infaillible ? quel peut être le terme ou l'objet d'une médication adressée à un malade dont la science a prononcé le jugement suprême? Un remède pour un phthisique, si les pessimistes avaient un peu de logique, serait-ce autre chose qu'un bouillon pour un mort?

En vérité, il était réservé aux médecins de faire rire l'homme de bon sens à propos du fléau qui décime l'humanité. Un livre qui finit par le traitement d'un mal qu'il a déclaré incurable! il faut vraiment que le génie de la médecine ait voulu frapper d'absurdité les auteurs qui nient sa puissance et lui ont fait dire, au pronostic, tout juste le contraire de ce qu'il implique de son escence. Croyez-vous qu'ils ne soient inconséquents que dans la théorie? ils le sont encore davantage dans leur pratique. Il semblerait rationnel, de la part de ces praticiens, qu'une fois la diagnose de la phthisie bien confirmée, ils ne revinssent plus auprès du phthisique; mais point du tout, ils veulent revenir. Ils font leur formule magistrale, établissent le mode d'administration; ils reviennent le lendemain en apprécier les effets thérapeutiques, modifier, proroger, changer ou prolonger la prescription, selon le résultat. Si vous leur rappelez imprudemment qu'ils ont appliqué à la phthisie la fameuse inscription de cette porte de l'enfer : *Voi chi cui intrate lasciate ogni speranza*, l'un d'eux, le plus fameux, vous rappellera qu'il a vu TROIS *guérisons douteuses* sur plus de trois mille poitrinaires! Rassurez-vous sur la possibilité de faire la *quatrième*, et laissez revenir le médecin de la probabilité consolante.

Mais prendrions-nous dans notre critique le traitement fugitif de quelques symptômes pour le traitement spécial de la maladie? Ces auteurs de mauvais augure n'ont peut-être en vue que d'adoucir le passage, ou de rendre moins douloureuse la voie du trépas pour les condamnés. En ce cas, ce serait encore bien mal imaginé; car, dans le long catalogue des maux qui peuvent affliger l'homme, il n'en est pas qui emporte plus doucement sa victime que la phthisie; et le traitement de ces messieurs n'est ordinairement que l'ensemble systématique des tortures que fournit la médecine dérivative : les vésicatoires, les cautères, les onguents et emplâtres stibiés, etc. L'échange d'une inflammation interne plus que douteuse pour une multiplication de plaies externes qui désolent les malades.

Après tout, quand cette thérapeutique ne serait que l'ensemble des moyens divers fournis par une médication purement symptomatique; quand, dis-je, le traitement de ces pessimistes, pour être conséquent, n'aurait rien de spécial qui s'adressât à l'essence même de la maladie; quand, enfin, la contradiction que nous leur reprochons serait nulle et que leur logique serait sauve, croyez-vous qu'ils soient pleinement justifiés devant l'humanité, parce qu'en vérité ils ne prétendent jamais traiter ou combattre le mal qu'ils ont déclaré incurable? Dites au poitrinaire qui suit scrupuleusement les ordres de ces spécialistes, que ce n'est pas un traitement réel de sa maladie qu'il subit, mais bien un traitement palliatif des symptômes qui la manifestent par-ci par-là; et vous verrez que de bénédictions il réserve à tous ces *hommes de l'art!* Pour nous, au fond de tant de logique, il nous semble voir M. Lisfranc procéder à l'exfoliation des cors aux pieds dans l'attente de l'amputation prochaine de la jambe; ou M. Lugol s'appliquant à combattre les engelures des extrémités pour tout traitement de la cachexie scrofuleuse? Voilà pourtant l'image de ce qu'il y a de plus sérieux et de plus réel dans l'exercice pratique de ces médecins à prognose sinistre qui à tout prix veulent être conséquents avec l'incurabilité qu'ils ont faite à la phthisie. *Ce qu'ils appellent traitement ne porte jamais sur le fond, mais seulement sur les apparences diverses de la maladie.* Ils ne veulent que pallier.

Tout balancé, nous aimerions mieux qu'ils fussent moins sensibles à un reproche d'inconséquence et même de contradiction logique, si, avec moins d'amour-propre, ils confessaient que c'est par routine que, auteurs, ils ont consacré une partie de leur livre au *traitement*, et que praticiens, ils se sont laissés aller à la prescription magistrale; car il vaut mieux un médecin qui, surpris en flagrant délit de traitement, se reconnaît en faute et dit : *Par ma foi, j'oubliais que j'ai porté un pronostic mortel!* qu'un logicien qui, la formule thérapeutique à la main, persiste à vouloir que le mal soit sans remède, et, partant, nie ou dévie l'intention de celui qu'il formulait à l'instant.

La qualité d'*auteur* est un engagement personnel qui désespère la médecine. Le médecin qui a publié une opinion par la voie de la presse a fait avec sa vanité un contrat indélébile. Tant qu'il parle, ce n'est rien encore, *verba volant;* les paroles une fois écrites restent et doivent répondre de l'auteur. Faites passer le soleil devant ses yeux, si son système écrit est pour les ténèbres, il faut qu'il fasse nuit. Comment voulez-vous qu'un médecin qui s'est porté, dans un livre célèbre, pour l'incurabilité de la phthisie, en accepte un beau matin le remède spécifique? Cela est impossible. Il peut être partisan du progrès incessant qui procède par des découvertes tous les jours plus belles et plus heureuses, le progrès n'est plus une vérité s'il ne réalise pas l'opinion systémastique qui déclare la phthisie éternellement incurable. Trouvez un médicament qui ne guérisse pas, c'est bien; mais présentez un remède qui guérisse, l'*a priori* du pessimiste dit non, et si, par respect scientifique, il veut bien le mettre à l'épreuve, soyez sûr qu'il ne réussira pas entre ses mains; car la main du systématique est rarement favorable au succès qui contrarie le système.

Maintenant que nous avons constaté le défaut de logique de ces auteurs qui donnent à la fin de leur livre la thérapeutique d'une maladie qu'ils ont déclarée incurable au pronostic, faisons une exception pour M. Louis : cet auteur a dit que la phthisie n'a pas un seul cas de guérison bien constaté; aussi n'a-t-il jamais tenté un seul médicament en son nom; aussi son livre n'a-t-il pas de partie ni de chapitre consacré au traitement curatif; aussi tous les spécifiques heureux entre les mains de ses confrères ont ils failli dans les siennes. Nous ne connaissons pas d'homme en médecine qui ait payé au despotisme de la logique un plus rigoureux tribut que M. Louis.

Adoptons la division de traitement que nous trouvons dans un dictionnaire moderne et qui nous paraît complète. La voici sous le même coup d'œil :

- Traitement
  - rationnel
    - prophylactique.
    - palliatif.
    - symptomatique.
    - curatif.
  - empirique ou par les remèdes dits *spécifiques.*

On voit dans ce tableau que les auteurs admettent un traitement *rationnel curatif;* ce qui suppose, comme nous l'avons assez repété, que la phthisie leur paraît quelquefois curable, quoiqu'ils aient dit le contraire ailleurs. On voit aussi, dans les mots : *Traitement empirique*, l'expression du dédain qu'ils portent aux remèdes *spécifiques.* Quant à nous, c'est précisément sur ces spécifiques que nous insisterons avec le plus de complaisance, et nous ne reprocherons pas à ceux qui rendent ridicules ces mêmes spécifiques d'avoir choisi parmi eux les principaux médicaments qui défrayent non-seulement leur prophylactique, mais aussi leur traitement rationnel curatif.

CHAPITRE II.

Prophylaxie ou Traitement préventif de la Phthisie.

La prophylaxie est cette partie de la thérapeutique qui a pour objet de prévenir le développement d'une maladie chez les sujets qui y sont prédisposés. Dans l'espèce qui nous occupe, il ne faut donc que se rappeler les causes éloignées ou prochaines que nous avons reconnues à la phthisie pour établir notre traitement prophylactique. Ayant reconnu l'hérédité et la contagion au premier rang de ces causes, nous devons spécifier quelques-uns des moyens préventifs que le bon sens et l'expérience indiquent. Détruire les causes, c'est le plus sûr moyen pour couper court aux effets.

Pour prévenir la phthisie qui procède de l'hérédité, le simple bon sens fait un devoir moral de s'enquérir des conditions physiologiques que les époux apportent dans le mariage. L'Etat se montre plein de sollicitude pour la pureté du sang, lorsqu'il s'agit de bœufs ou de chevaux; il a des règlements sévères pour empêcher la propagation de la morve, qui est la phthisie des animaux : il n'intervient pour rien de sanitaire dans les rapports organiques qu'il sanctionne entre les membres de la famille humaine. Sous prétexte de liberté individuelle, il laisse passer et s'étendre peu à peu sur la société le fléau des affections tuberculeuses. Le désespoir de la médecine en présence de cette maladie devrait au moins, ce nous semble, lui donner le zèle des précautions que les médecins indiquent pour la conjurer avant qu'elle éclate.

Le médecin consulté dit donc à cet égard : Le mariage doit être interdit :

1° A tout individu provenant de parents phthisiques, pour peu qu'il donne des signes d'hérédité ;

2° A tout individu, quelles que soient les apparences de santé, s'il manifeste l'existence de tubercules crus dans les poumons ;

Et pour plus grande sûreté, il doit être interdit :

3° Entre deux individus scrofuleux ou simplement lymphatiques s'ils tiennent à la même souche : la dégénérescence de ces affections en cachexie tuberculeuse étant, dit-on, possible ;

4° Entre individus naturellement faibles, ou ruinés par des excès ou des maladies antérieures ;

5° Entre des individus séparés par une grande disproportion d'âge.

Il faut se rappeler ces résultats de l'observation de M. Staub : 1° que l'influence morbide de l'héréditaire est d'autant plus à craindre, que la phthisie remonte plus haut dans les générations de la famille ; 2° que la prédisposition dans la famille nombreuse est plus imminente pour les enfants nés les derniers; 3° que l'héritage morbide venant plus souvent de la mère que du père, la bonne constitution de l'épouse est plus importante, toutes choses égales d'ailleurs.

Malheureusement, le médecin n'est pas appelé pour donner son approbation ou prononcer son interdiction. En attendant que les convenances organiques soient prises en considération comme les convenances pécuniaires ou nobiliaires, il est obligé d'accepter les faits accomplis et de soigner l'enfant dans le sein de la mère poitrinaire. « Montrez alors à la femme, dit Clark, toute la responsabilité qui pèse sur elle, apprenez-lui que la vie de son enfant dépend du soin qu'elle va prendre de sa propre santé. »

La modération en toute chose, la paix de l'âme, le calme des passions, la régularité des fonctions, l'éloignement des circonstances qui justifieraient les exceptions à l'ordre hygiénique ; l'exercice à l'air pur, l'habitation claire et exposée au midi, l'alimentation saine, succulente; les vêtements de laine, convenablement serrés; les frictions douces à la surface du corps, et enfin l'usage ordinaire de l'*eau de Goudron* mêlée ou non aux vins de Bordeaux, au repas et hors des repas.

Grâces à l'observance de toutes ces recommandations prophylactiques, la mère donnera facilement le jour à un enfant dont la beauté et la santé apparentes dans les premiers mois de la vie, ne doivent pas lui faire illusion jusqu'à suspendre les précautions qu'elle a prises d'elle-même durant la grossesse. Ses soins ne font, pour ainsi dire, que de commencer, et son dévouement va être mis à une dure épreuve : elle ne doit pas allaiter son enfant.

La nourrice choisie doit apporter les garanties nécessaires contre la maladie que l'on veut conjurer. Il faut qu'elle vienne d'une famille dont aucun membre n'ait péri victime de la phthisie ou des scrofules; il faut que son lait porte toutes les qualités antidotes de ces cachexies : constitution vigoureuse, une santé actuelle qui serve de certificat à la santé du passé; avec tous ces titres, la nourrice doit continuer à peu près le régime de bouche qu'on avait appliqué à la mère pendant la gestation. L'enfant doit jouir de l'air, de la lumière, de la température que l'on a ménagés à la mère; avoir ses vêtements de laine peu serrés, pour permettre la facilité des mouvements et de la respiration; avoir enfin les frictions de temps en temps.

Après l'âge de sept mois, si le nourrisson vient à souhait, on peut aider l'allaitement avec des bouillons de poulet, des crèmes de riz ou autres fécules, et mener ainsi l'époque du sevrage à quinze mois ou un an et demi. Jusque-là, les tentatives ordinaires que l'on fait pour hâter la marche de l'enfant seraient plus préjudiciables qu'utiles; tous les signes de force et d'embonpoint que peut présenter le nourrisson ne doivent jamais faire perdre de vue l'objet des craintes qui nécessitent toutes ces précautions hygiéniques.

L'enfant sevré doit recevoir une alimentation progressivement plus substantielle, avoir le ventre libre, les pieds chauds, le sommeil tranquille et régulier. Rien ne peut lui tenir lieu de l'exercice à la lumière et en plein air. Il faut, aussitôt qu'on le peut, et par tous les moyens possibles, le mettre à l'usage de l'eau de Goudron, qui lui rendra tous les accidents et toutes les évolutions organiques propres à cet âge faciles à supporter. Cette boisson serait d'autant mieux indiquée, que l'enfant manifesterait quelques signes d'atonie, quelques traces de tempérament blanc ou lymphatique ; à plus forte raison s'il tendait au rachitisme ou aux scrofules. Les vésicatoires, tant usités, sont plus nuisibles qu'avantageux, de l'avis de M. Louis : ils peuvent, dit-il, favoriser la maladie que l'on redoute, en débilitant la constitution générale des enfants prédisposés.

Les soins de l'intelligence ne doivent pas préoccuper de bonne heure les parents; l'enfant prédisposé à la maladie est déjà trop précoce sous ce rapport; il faut moins le suivre dans ce sens que l'en distraire. L'étude des arts, tels que la musique ou le dessin, sont moins fatigants que les exercices de la mémoire ou du calcul ; mais encore faut-il y apporter la modération raisonnable; la gymnastique vient fort à propos pour divertir l'enfance. « L'influence hygiénique de la gymnastique est telle, dit le spécialiste Fourcault, que les enfants les plus moroses deviennent rapidement expansifs et gais. La face des sujets lymphatiques s'anime et perd sa couleur pâle et blafarde; l'embonpoint factice disparaît, la peau se colore d'un sang plus pur...» Tous ces effets doivent être recherchés et utilisés pour les enfants prédestinés à la phthisie, naturellement portés à la réflexion et marqués parfois du sceau de l'affection lymphatique. Parmi tous les exercices, il faut choisir et insister sur ceux qui peuvent corroborer les muscles du thorax, et donner de l'extension à la cavité pectorale (1).

Les soins moraux sont ici de la plus haute importance : l'exemple de la pureté et des bonnes mœurs doit accompagner l'enfant jusqu'au delà de l'adolescence. Dès l'âge le plus tendre, et lorsqu'on le croit encore bien loin de comprendre ce qui se passe autour de lui, l'enfant médite et cherche à s'expliquer ce qu'il voit; il le répète, une chose le conduit à l'autre; la logique de l'enfance ferait bien souvent honte à celle de l'homme fait. Il faut voir, dans saint Augustin, les raisonnements que peut faire l'enfant bien avant qu'on lui attribue la raison.

Il faut surtout se rappeler que l'instinct de la luxure est très-précoce et très-développé chez les sujets de cette maladie; d'où, la surveillance matérielle doit accompagner les leçons morales sans

(1) Nous recommandons spécialement l'exercice que les Anglais ont importé en France, lequel consiste à tenir empoigné un peson de plomb de chaque main, et le corps fixe, les bras pendants, à faire décrire à ceux-ci un cercle dont chaque main fournit la moitié de la circonférence. C'est l'exercice qu'ils appellent *the dumb bells*.

interruption. Non-seulement l'enfant médite et, déduit, mais il invente encore ce dont rien de tout ce qui l'environne n'a pu lui donner l'idée : c'est ce vice que tous les parents devinent sans le nommer qu'il faut prévenir, dans l'impuissance presque absolue où nous sommes de le guérir lorsqu'il a pris empire. Après l'âge de dix ans, les principes religieux, seuls, peuvent en avoir victoire.

L'adolescence et la puberté n'en sont pas quittes pour ces soins de l'enfance : les deux époques critiques de l'organisme, qui peuvent être simultanées pour la jeune fille, la croissance et la menstruation je veux dire, doivent être suivies, accompagnées et aidées avec une sollicitude toute particulière. Ici les connaissances vulgaires ne suffisent pas; le médecin doit être fréquemment consulté : lui seul peut apprécier l'état, et prescrire le régime à suivre au jour le jour. Le développement précoce et rapide est un des signes caractéristique de la maladie; car la phthisie est une affection tout exceptionnelle : elle hâte la saison de ses victimes, elle les embellit avant l'âge ordinaire, comme pour les rendre plus dignes de ses cruelles préférences.

En somme, l'individu qui est né de parents ou d'aïeux qui ont succombé à l'affection tuberculeuse, ne doit jamais oublier les conditions de son origine, de peur d'être forcé trop tard au repentir inutile de l'avoir oublié pour quelque satisfaction passagère de jeune homme. Le calme dans l'ordre, le régime dans la vertu, l'hygiène dans les limites de l'Evangile, voilà les moyens d'ajourner indéfiniment le développement de la prédisposition à la phthisie.

—

Pour ce qui est de la contagion, comme cause productrice de la maladie à prévenir, les prescriptions de la science n'ont pas grand'chose à ajouter aux conseils du bon sens le plus ordinaire. Si le contact, l'association, la vie en commun, le mélange des effets nécessaires au ménage peuvent engendrer l'affection dans un organisme naturellement sain, la prophylaxie est toute simple : diminuer ou rompre l'intimité matérielle, cesser la cohabitation permanente, prendre les précautions vulgaires pour avoir le moins de rapports avec les malades, ou avec ce qui leur tient de près. La science, sans doute, peut bien ajouter à cette conduite l'usage de quelques préparations ayant la propriété de rendre impuissants les miasmes de l'atmosphère où respire le poitrinaire; mais les vinaigres, les sels volatils, le camphre, etc., ne doivent pas faire braver les circonstances qui concourent à propager le vice de la contagion. De tous les moyens préservatifs, nous ne citerons que les fumigations de Goudron. La chambre du malade, à quelque degré que soit arrivé le mal, étant chargée convenablement de la vapeur de Goudron, peut être un lieu de réunion pour la famille, il n'en saurait résulter aucun inconvénient que celui de l'odeur si on ne la supportait pas facilement. Dans le Nord, toute mauvaise exhalaison du dehors, toute infection intérieure, tout miasme morbide est absorbé ou tout au moins rendu innocent par les fumigations que l'on produit le matin dans l'intérieur des maisons, en faisant brûler et fumer les bourgeons de sapin. En Autriche et dans le Nord, les vapeurs sont autant un parfum qu'un préservatif; en France, nous ferons volontiers le sacrifice du parfum au remède de la phthisie.

Je sais que cette multiplication de soins que je viens d'énumérer, comme moyens prophylactiques contre l'hérédité et la contagion tuberculeuse, est presque une insulte à la misère; les riches seuls peuvent se les donner tous. Hélas! nous avons dit le plus pour avoir le moins, c'est notre excuse : les pauvres et les ouvriers feront ce qu'ils pourront pour se rapprocher autant que possible de ces prescriptions. L'*eau de Goudron* est faite pour eux; elle doit leur tenir lieu de tous ces soins préventifs que se donne la fortune contre l'héritage de la phthisie; les fumigations de Goudron leur tiendront lieu de toutes les précautions qui leur sont refusées contre la contagion. Le Goudron, avec ses formes diverses, défrayera un jour toute la médecine des pauvres et des artisans.

CHAPITRE III.

Traitement palliatif de la Phthisie.

Nous n'avons plus affaire ici à une affection douteuse ; ce n'est pas une maladie probable que nous cherchons à conjurer, c'est la maladie réelle, avec les désordres et les douleurs véritables attachés à chacun des trois états qui marquent les phases pathologiques de la phthisie. L'incurabilité systématique des médecins dont le pronostic est toujours fatal a inventé le traitement palliatif; il marque leur impuissance avouée de guérir : adoucir la voie du trépas, c'est, selon eux, tout ce que peut la médecine. Pour nous, qui croyons fermement à la guérison de la phthisie, les moyens de pallier ne sont pas notre dernière ressource; nous les acceptons comme des accessoires qui peuvent aider la médication principale, comme des soins généraux qui peuvent servir les propriétés du remède spécifique ; c'est ainsi que nous allons les étudier.

Bien avant les doctrines contradictoires et antipathiques de Brown et de Broussais, on avait discuté sur la nature de l'alimentation générale qui convient aux poitrinaires. Faut-il un régime tonique ou débilitant? La réponse dépendait de l'opinion qu'on s'était faite sur l'essence de la phthisie. Les partisans de l'inflammation répondaient donc, d'après l'aphorisme *Contraria contrariis curantur*, que la diète devait être rafraîchissante, débilitante, et ils réduisaient les malades à l'usage du lait et des végétaux; ceux, au contraire, qui ne voyaient rien d'inflammatoire dans l'essence de la phthisie, prescrivaient, d'après le même principe, une nourriture fortifiante, et tonique : le bon vin de Bourgogne à l'ordinaire, et les viandes noires. Quelque tendance que nous ayons à nous rapprocher de ces derniers, nous devons établir nos réserves exceptionnelles à ce genre de régime, et pour cela diviser la maladie dans ses phases diverses, en tenant compte des accidents qui peuvent survenir et modifier temporairement l'état ordinaire de l'affection fondamentale.

1° Dans la première période, c'est-à-dire lorsque le dépôt tuberculeux a lieu consécutivement à la prédisposition ou à la contagion, nous croyons que le défaut d'activité organique des poumons préside le plus souvent à ce travail morbide; d'où le régime doit être fortifiant, la nourriture substantielle, le vin généreux; l'exercice du corps, surtout celui des muscles thoraciques, doit être fait pour développer l'énergie qui manque à l'organisme. C'est surtout dans cette période qu'il faudrait soumettre le sujet au traitement de Ramadge, qui consiste à faire inspirer souvent au malade de grandes quantités d'air atmosphérique afin de distendre le tissu pulmonaire, et par là comprimer et réduire les granulations primitives des tubercules naissants. Nous reviendrons sur ce procédé en traitant des pratiques spécifiques. A cette période naturelle du mal, l'usage des dérivatifs peut arriver, comme l'a fort bien remarqué M. Louis, à un but contraire à celui qu'on se propose. Le poumon ayant besoin de toutes ses forces, les vésicatoires, les cautères, les sétons, etc., ne feraient que les dériver au lieu de les développer.

Telles sont les indications sommaires qui résultent de cette opinion pathologique qui considère le dépôt et le développement des tubercules comme le résultat d'un vice atonique des poumons.

Mais ce dépôt s'opère-t-il dans des circonstances particulières, au milieu d'un rhume ou autre complication évidemment inflammatoire; y a-t-il toux violente et suivie d'hémoptysie, constipation rebelle ou diarrhée, fièvre continue, etc.? notre règle subit ici une exception rationnelle : il faut combattre l'accident, et pour cela changer momentanément le régime succulent pour la diète antiphlogistique.

Ce que nous venons de dire pour la première phase de la pulmonie doit être répété pour les phases suivantes. Toutefois, l'exception est plus fréquente à la deuxième phase, celle dite *de coction.* A ce degré de la maladie, lorsque le dépôt est vaste et largement développé, la compression des tissus environnants peut, au moindre accident, amener la rupture de l'enveloppe des tubercules ou des tissus sains eux-mêmes, ce qui est plus fréquent, et de là une attaque d'hémoptysie. Le traitement antiphlogistique est donc indiqué; j'ose même dire que durant cette période, la distension mécanique exercée par le produit morbide, pouvant susciter une inflammation des tissus pulmonaires ambiants, ou ces tissus prendre une irritation contractile pour réagir contre les tubercules, le régime thérapeutique du deuxième degré de la phthisie pourrait être adoucissant, ce qui ne signifie pas qu'il doive être débilitant.

Au troisième degré, marqué par l'ulcération et l'excavation des tubercules, les sueurs et les expectorations sont si abondantes, qu'il faudrait être Broussais lui-même pour refuser aux malades une nourriture nécessaire et de nature à réparer les pertes de l'organisme. On objectera la fièvre hectique et ses exaspérations quotidiennes; mais l'observation contaste que les privations n'entraînent pas plus de modifications dans ces paroxysmes, que les satisfactions de l'appétit, qui est excellent pour l'ordinaire, quoi qu'en aient dit certains pathologistes. Le poitrinaire au troisième degré a toujours faim; pour moi, je respecte cette indication de la nature, sauf la modération et le choix approprié des substances alimentaires. On objecte aussi les diarrhées qu'il faut prendre garde de provoquer en cet état. Les purées de légumes, les œufs frais, le blanc de volaille peuvent très-bien défrayer le régime dans ce cas; la diète lactée ou aqueuse ne viendraient pas plus facilement à bout de ce mauvais symptôme.

L'*eau de Goudron*, que nous ne saurions assez recommander, est la sauvegarde, aux trois degrés de la phthisie, de tous les accidents qui peuvent venir exaspérer ou compliquer la maladie. C'est elle qui répond du ton des organes et de la régularité des fonctions. Il faut la prendre mêlée au vin des repas, mêlée à toutes les boissons de la journée, la boire quand on a soif et quand on n'a pas soif, chercher tous les moyens de se la rendre agréable ou potable. Nous ne reconnaissons pas d'excès possible dans l'usage de cette infusion par excellence. Plus loin, le texte même de Berkeley, qui en est l'inventeur, enseignera la manière de la préparer partout où l'on se trouve.

Après l'alimentation vient l'examen des milieux ou des localités qui conviennent comme séjour aux poitrinaires. On a vanté les climats secs, on a vanté les climats humides, les cités élevées et les cités basses; les régions chaudes et les régions froides, le midi et le nord ont eu leur tour de préférence. Il est à remarquer que chaque nation a voulu avoir son pays antiphthisique. Tel médecin, soit Clark, a préconisé le voyage comme déplacement; tel autre, soit Laennec, le déplacement comme voyage. Il y a de tout, en médecine, grâce au caprice des médecins. Prenons ce qu'il y a de plus raisonnable dans les contradictions de ce traitement palliatif.

Les fortes transitions de température exerçant des effets funestes à toutes les périodes de la maladie, la raison indique pour séjour du sujet phthisique le choix d'un climat et d'un lieu où les variations de température soient rares ; et lorsqu'elles ont lieu par le fait nécessaire du changement des saisons, que ces transitions soient le moins marquées possible. Entre toutes les localités que nous trouvons signalées comme propices ou favorables au but qu'on se propose, savoir : de faire mourir le poitrinaire le plus doucement qu'il soit possible, l'île de *Madère* est, en effet, celle qui a notre préférence comme médecin. Dans cette île, les extrêmes de température de l'été et de l'hiver ne sont jamais marqués de plus de 10 degrés au thermomètre centigrade. Après Madère, comme Français, nous ne désignerons que la ville de Pau, en Béarn.

Toutes les fois que l'on a porté d'autres localités comme séjour avantageux aux poitrinaires, il y a eu une autre considération que celle de la constance de température et l'invariabilité météorologique. : la loi d'antogonisme morbide, dis-je, a présidé au choix des autres résidences; le moyen de pallier la phthisie en provoquant les fièvres des marais nous paraît une idée digne de nos thérapeutistes. On se rappelle que, d'après les observations de M. Boudin, nous avons établi comme loi générale que les parages où les fièvres intermitttentes sont fréquentes ou endémiques, fournissent proportionnellement très-peu de cas de phthisie. De là, à conseiller aux poitrinaires le séjour des localités marécageuses ou des villes qui bordent la mer et les étangs, il n'y a qu'un simple raisonnement. Le Sénégal, Madras, New-York, Rome, Pise, Plaisance, Parme, Venise, Hyères, Aigues-Mortes, etc., offrent donc des résidences où les tubercules rencontreront infailliblement l'antipathie des fièvres de toutes les espèces. Si l'antagonisme pathologique s'étend un jour, comme nous l'avons prévu, de la phthisie à toutes ces autres affections essentielles; si, dis-je, on arrive à établir comme loi nosologique que *la phthisie a horreur de toutes les autres maladies,* il ne faudra plus que s'informer où règnent les constitutions morbifiques, pour y envoyer les tuberculeux ; après avoir calculé toutefois s'il y aurait avantage pour ceux-ci à changer leur mal pour le mal qu'ils vont contracter en se dépaysant. Il faudra aussi tenir compte des assainissements qu'on aura opérés dans les localités désignées par les médecins; car la ville d'Hyères et les environs de Zurich, en Suisse, ont perdu leurs propriétés palliatives sur la phthisie, depuis que la civilisation en a desséché les marécages qui fournissaient les miasmes des fièvres antipathiques à l'affection tuberculeuse.

Le voyage, pour le voyage lui-même, a un effet sur la maladie en question qu'aucun auteur n'a pu contester; mais ce qu'il a de bon a été attribué à toutes les circonstances auxquelles le voyageur peut se trouver exposé en voyageant. Les uns ont dit : C'est le changement incessant de l'air qui produit l'amélioration; d'autres ont dit : C'est le cahotage de la voiture, ou le balancement du navire; d'autres : C'est le mal de mer, les nausées et les vomissements; d'autres : C'est l'air salé de la mer; d'autres ont dit que c'est l'odeur et l'émanation du Goudron qui recouvre et pénètre tous les instruments de la navigation. M. Rush, le plus ingénieux de tous ces observateurs, ne voyait, lui, que le balancement; aussi remplaçait-il pour ses malades les traversées au long cours, par une escarpolette en mouvement où il les plaçait durant le jour, et par un hamac où il les couchait durant la nuit : le malade pouvait se figurer à son aise qu'il faisait le tour du monde sans sortir de sa chambre à coucher. Nous ferons grâce du reste au lecteur, qui s'intéresse peu à toutes ces variantes d'explications scientifiques; quand nous lui dirions que c'est la *peur* de faire naufrage qu'on a portée comme cause d'amélioration ou de guérison, nous doutons fort qu'il lui prît fantaisie d'aller tenter les écueils de l'Océan comme chance d'allégement à son mal. Les émanations du Goudron sont très-probablement ce qu'il y a de plus rationnel dans ces présomptions savantes; cependant, nous ne nous inscrirons jamais contre la navigation sous prétexte qu'on peut se donner les vapeurs de Goudron chez soi. Galien était déjà plus sage que tous ces auteurs exclusifs : il tâchait de concilier les diverses circonstances efficaces du déplacement, en envoyant ses poitrinaires de Rome et d'ailleurs à Naples respirer les vapeurs sulfureuses sur le mont Tabie et en Egypte absorber les effluves humides du Nil.

Tous ces moyens peuvent avoir l'effet palliatif qu'on en espère, mais il faut faire la part de mille conditions diverses, prises de l'état général du malade et du degré de la phthisie. Le malade arrivé à la période de ramollissement et d'excavation, nous semble, toutes choses égales d'ailleurs, devoir retirer moins d'avantages du déplacement que du repos, si le lieu qu'il habite n'est pas trop mal noté dans la statistique morbide des médecins de la poitrine. Il ne suffitpas, en mot, d'être poitrinaire pour mettre à exécution tous ces conseils de voyages et de séjours marécageux; le médecin doit toujours être consulté sur l'opportunité des uns et le choix des autres. Selon l'opinion raisonnable de Clark qui a fait un livre spécial sur *l'Influence du climat* par rapport à la maladie tuberculeuse, Madère est le pays où le phthisique peut toujours habiter sans inconvénient; pour ce qui est des autres pays, « les pulmoniques, dit-il, qui ont le système nerveux irritable et les bronches très-sensibles aux airs de la mer et aux vents, doivent aller à Rome ou à Pise; ceux qui ont une constitution languissante, qui sont sujets aux congestions et hémorrhagies, doivent préférer Nice; ceux qui ont les voies digestives en mauvais état se trouveront bien à Hyères. » Nous ne reproduisons ce passage que pour justifier ce que nous avons dit, savoir : que le médecin doit toujours être le juge du voyage et de la localité qui convient aux malades poitrinaires.

Pour nous, on le devine aisément, quel que soit le pays ou le climat que nous assignions pour résidence au poitrinaire, nous y transportons avec lui les fumigations de Goudron. C'est ainsi que nous associons les éléments palliatifs avec le remède spécifique.

CHAPITRE IV.

Traitement particulier des Symptômes de la Phthisie.

Ceux qui réduisent la maladie à un faisceau plus ou moins nombreux de symptômes, peuvent croire qu'il suffirait de combattre l'intensité de ceux-ci pour réduire complétement celle-là. Les systématiques qui se distinguent par cette opinion sont aujourd'hui en très-petit nombre, et j'ose affirmer que les praticiens qui font contre la phthisie de la médecine symptomatique sont parfaitement convaincus qu'ils n'atteignent jamais le fond essentiel de l'affection : ils le regardent comme inattaquable aux moyens de la thérapeutique, et ne cherchent en conséquence qu'à pallierles douleursde ses irradiations morbides, toujours afin d'adoucir le chemin qui mène le poitrinaire à la mort qu'ils ont décrétée dans la sagesse de leur pronostic fatal. Ainsi, le traitement des symptômes n'est-il que le détail des moyens palliatifs applicables aux accidents divers que la phthisie peut manifester.

La toux, l'expectoration, la dyspnée ou la difficulté de respirer, les congestions pulmonaires, la diarrhée, la fièvre hectique et ses paroxysmes, les sueurs nocturnes qui les suivent et les palpitations qui surviennent dans des cas rares et comme complication : voilà le cortége des symptômes que présente vulgairement la maladie. Pour réduire les trois premiers, nous aurons peu de chose à ajouter aux recettes que chacun connaît et s'administre au besoin : les infusions pectorales, les décoctions béchiques, les pâtes et tablettes recommandées dans les rhumes et catarrhes de la poitrine, fournissent les principales médications ; nous pouvons conseiller les emplâtres sur les parois thoraciques, celui de ciguë principalement. Mais les fumigations aqueuses, qu'il est si facile de se procurer puisqu'il ne faut que de l'eau bouillante, dont on respire la vapeur en plaçant le vase à portée des aspirations de la bouche et des narines, sont la meilleure recommandation que nous puissions faire aux malades, quel que soit le degré de la tuberculisation ; quand elles ne s'adressent pas à la toux, quand elles n'ont pas pour but de faciliter l'expectoration, elles ont encore des effets palliatifs sur le fond de la maladie elle-même ; la difficulté de respirer sera infailliblement allégée par leur usage. Comme la dyspnée a toujours quelque chose de nerveux, si l'on produit ces fumigations au moyen des infusions de stramonium, d'hyssope, de valériane, ou simplement de tilleul ou de fleurs pectorales, au lieu d'eau pure, l'effet sera plus constant et plus efficace.

Dans les cas de congestion produite par l'accumulation des matières contenues dans les tubercules, nous ne sommes point partisan des émissions sanguines; à cette période de la phthisie, nous pensons que les révulsifs, détournant momentanément l'inflammation pulmonaire, et l'ipécacuanha, administré à faible dose pour provoquer et hâter l'expectoration des sécrétions morbides, peuvent suffire et dispenser le médecin de l'emploi des sangsues et des saignées, que nous regardons en général comme contre-indiquées durant tout le cours de la maladie. Mais il n'en est plus de même si la congestion pulmonaire provient d'une hémorrhagie : après avoir cherché tous les moyens de dégager l'organe par les voies naturelles, il faut avoir recours à la saignée du bras : « Je n'ai jamais eu à regretter, dit Clark, d'avoir employé ce moyen. » Il est bien entendu que le sujet doit offrir les apparences de forces qui justifient le médecin dans cette opération, et qu'il ne faut pas répéter l'épreuve si elle ne réussit pas.

La diarrhée peut se manifester à toutes les périodes de la phthisie, car elle tient, dit M. Louis, à l'essence même de la maladie; c'est, avec les sueurs nocturnes, le symptôme qui produit le plus de malaise et amène le plus rapidement la faiblesse et la prostration du malade. Il faut agir contre elle avec toute la persévérance possible; dans les premiers degrés de la maladie, avant, dis-je, que les tubercules intestinaux soient arrivés à l'état d'ulcération, les lavements amidonnés et à la rigueur laudanisés doivent suffire pour suspendre la diarrhée et amener des selles normales. Dans le troisième degré, lorsque les muqueuses sont largement ulcérées, M. Devergie conseille un quart de lavement à la décoction de graine de lin, auquel on ajoute 1 décigramme d'acétate neutre de plomb, 5 centigrammes de carbonate de soude et 4 gouttes de laudanum de Sydenham ; matin et soir. Nous adoptons cette formule de préférence à celles que l'on a tant préconisées en ces derniers temps, et dans lesquelles entre, d'une manière héroïque, le nitrate d'argent. L'usage des fécules et mieux encore des purées de lentilles comme alimentation est recommandé.

L'eau de Goudron, par l'énergie qu'elle apporte à l'estomac et aux intestins, par l'effet antiputride et détersif qu'elle produira sur les muqueuses intestinales livrées à l'ulcération tuberculeuse, doit être préférée à toute autre préparation ; elle prévient la colliquation si on l'applique avant qu'elle se déclare, et la réduit doucement et sûrement si on l'applique lorsqu'elle est déclarée. Tous les accidents et symptômes de la phthisie, enfin, lorsqu'elle ne les empêche pas, lui doivent une bénignité qui lui mérite, sinon le titre de remède curatif, au moins celui de palliatif par excellence ; il faudrait en prendre l'habitude de longue main. Si nous ne réservions un espace exclusif pour parler du *medicinal naphtha* et de ses propriétés, ce serait ici le cas d'exposer les vertus qu'il possède contre tous ces symptômes, en s'adressant directement ou comme spécifique à la nature même de la phthisie.

La découverte de l'*agaric blanc* excita une sorte d'enthousiasme il y a quinze ans : il avait la propriété de réduire les sueurs nocturnes des phthisiques, c'était admirable assurément; M. Andral l'expérimenta et lui donna son approbation; par malheur, la substance provoque la diarrhée chez ceux qui ne l'ont pas, elle l'exalte chez ceux qui l'ont; l'agaric blanc a passé, laissant une réputation éphémère. Les praticiens modernes devraient tirer de là une leçon morale: l'accident d'une maladie leur en fait oublier l'essence, un symptôme leur fait oublier tous les autres, une indication particulière leur dérobe la contre-indication opposée; ouvriers sans conscience, ou médecins qui ne cherchent qu'à gagner un peu de temps et à épargner un peu de souffrances, ils font comme Pénélope : ils sont obligés de nier le lendemain ce qu'ils ont vanté la veille; et c'est ainsi depuis des siècles, les plus grands noms n'y font pas exception.

Quelle que soit notre résolution à cet égard, il nous est impossible de voir l'impuissance avouée des thérapeutistes pour combattre les paroxysmes de la fièvre hectique et les sueurs nocturnes, et de nous taire sur l'effet que peut avoir le naphtha sur ces deux symptômes consécutifs.

Nous avons vu le *medicinal naphtha*, à la dose ordinaire des poitrinaires, arrêter dans l'espace de quelques jours la diarrhée colliquative, modifier sensiblement les accès quotidiens de la fièvre, vaincre complétement les sueurs nocturnes, et cela sans exaspérer aucun des autres symptômes, mais bien au contraire en les adoucissant tous et en améliorant l'état général, qui dépend de la nature même de la maladie.

Les palpitations, enfin, que nous ne considérons que comme une complication accidentelle, doivent être combattues par les moyens reconnus valables dans la pratique de cette affection du cœur. La digitale est préférable à toute autre substance.

En résumé, faire contre la phthisie de la médecine symptomatique, c'est avoir désespéré de la médecine elle-même; c'est prétendre épuiser un fleuve en absorbant sur les bords les gouttes lancées par les flaques; c'est, mieux que cela, s'attaquer aux effets dont on respecte la cause; mais nos comparaisons critiques sont injustes, car les médecins en question avouent franchement d'avance qu'ils ne prétendent nullement à la guérison de la phthisie, qu'ils ont pris la précaution de déclarer incurable, pour être dispensés du traitement curatif; ce qu'ils oublient souvent, comme nous l'avons vu et comme nous allons le voir.

CHAPITRE V.

Traitement curatif rationnel.

Traitement curatif rationnel : si ces mots ont leur sens ordinaire, s'ils signifient en vérité l'application raisonnée de certaines substances médicamenteuses dans le but d'attaquer et de guérir la phthisie, il faut nécessairement de deux choses l'une : ou que ceux qui les prononcent et les écrivent professent la curabilité de cette maladie, ou qu'ils aient oublié les termes de leur système, qui la déclare formellement incurable. Or, lorsqu'on a la hardiesse de s'inscrire pour la guérison raisonnée de la phthisie, il faut avoir celle d'écrire son nom dans la science ; car il doit être beau de faire exception à la classe des médecins qui vouent généralement le poitrinaire à la mort.

M. Louis est plus conséquent et plus logique que tout cela : pour lui, le pronostic est fatal, la phthisie incurable. Aussi n'y aura-t-il pas de traitement curatif, pas plus empirique que rationnel, il n'écrira jamais un de ces mots ! Je me trompe ; il les écrira, il fera plus que cela, il essayera les substances qu'on vante comme remède; mais comme il faut que la logique ait son cours avant tout, et que son système de la mort ne soit point sujet à la contradiction, l'*iodure de fer* de

M. Dupasquier, le *chlorure de chaux* de M. Hirzog, la *créosote* de M. Elliotson, le *chlore gazeux* de MM. Gannal et Gaubert, passeront par ses mains, seront administrés à ses malades ; mais toutes ces expériences tourneront à la gloire de la négation qu'il a prononcée sans retour : un grand homme comme lui ne rebrousse pas chemin pour de si petits obstacles. A Dieu ne plaise que je veuille jamais insinuer l'accusation de mauvaise foi et de détournement de sa part dans l'administration rigoureuse de ces substances ! Je proteste formellement contre une telle intention ; mais je suis spiritualiste, et je pousse ce caractère jusqu'à croire qu'il faut être libre de toute profession de foi contraire pour faire réussir quelque chose, quoi que ce soit. Pour bien travailler à l'affirmation, dis-je, ne choisissez jamais un homme célèbre par la négation opposée ; il y a des mains malheureuses, et celle de M. Louis ne pouvait pas être heureuse aux remèdes de la phthisie, pour les raisons ci-dessus.

Poursuivons :

Un traitement rationnel curatif de la phthisie implique d'abord que cette maladie est curable ; suppose ensuite qu'elle est curable en connaissance de cause morbide ; suppose enfin qu'il existe un ou plusieurs remèdes contre l'essence spécifique de la tuberculisation. Sans ces deux dernières conséquences, le traitement curatif perd le titre de *rationnel* pour prendre celui d'*empirique*, et la science s'évanouit.

Ce n'est pas nous qui avons inventé cette distinction entre le traitement curatif *rationnel* et le traitement curatif *empirique;* nous l'avons trouvée toute faite dans une publication ou compilation moderne (Voir *Compendium de médecine pratique*, VIe vol., pages 562 et 571). Ce dictionnaire n'étant que la reproduction bien faite, quoique abrégée, des œuvres originales, nous en induisons qu'elle doit avoir été écrite par des auteurs spéciaux. Sans nous préoccuper donc de la recherche ni de la découverte de ceux qui ont établi les premiers cette distinction, — car peu nous importe ici de savoir s'ils sont conséquents ou inconséquents à leurs prémisses sur la curabilité ou l'incurabilité, — nous devons sérieusement étudier les motifs qu'ils ont eu d'honorer l'un de ces traitements curatifs du titre de rationnel pour conserver à l'autre le titre injurieux d'empirique. La chose en vaut la peine; car, 1° si nous trouvons que le premier de ces traitements mérite en conscience son titre honorable, nous pourrons demander aux partisans de l'incurabilité pourquoi ils se refusent à ce qui est rationnel; 2° si nous trouvons au contraire que ce traitement rationnel n'est pas mieux fondé en raison que le traitement empirique, ou que le traitement empirique soit fondé sur des raisons aussi valables que le traitement rationnel, nous demanderons compte à la science de cette distinction par laquelle elle adopte l'un et rejette dédaigneusement l'autre.

Procédons par ordre. Qu'est-ce qui fait qu'un traitement ou qu'un remède est rationnel? C'est sans doute que le médecin qui l'applique se fonde sur une opinion théorique qu'il s'est faite concernant la nature de la maladie. Or, s'il n'en faut pas davantage, quel est l'inventeur d'une médication nouvelle qui n'ait eu l'amour-propre ou la vanité de la justifier sur une idée plus ou moins vraie de l'essence de l'affection qu'il prétend combattre et vaincre avec elle? Il faut être bien suffisant pour croire que la médecine a attendu jusqu'à ce jour l'avénement des savants qui cherchent à se rendre raison de leurs prescriptions sur la nature du mal. Il y a trois siècles, on administrait aux poitrinaires le bouillon de poumon de renard; ne trouvez-vous pas que ce traitement a sa raison organique? Sinon, dites-moi ce qu'a de plus rationnel votre bouillon de mou de veau, votre *trésor de la poitrine*, votre pâte pectorale de Dégenétais? Il y a plus de deux mille ans, on donnait aux phthisiques la décoction de bourgeons de sapin, le lait des amandes du pin, le Goudron lui-même, comme nous l'apprend Pline le naturaliste. On regardait déjà la phthisie comme un état de cachexie ou de corruption générale du sang et des tissus, et on administrait les substances prises des conifères, qui avaient la vertu de préserver les cadavres de la pourriture. Dites-moi ce que vous trouvez de plus rationnel dans l'emploi de la *créosote*, qui n'est au fait qu'une répétition perfectionnée de l'antique?

Il y a trente ans bientôt, un médecin célèbre entre dans une corderie sur les bords de la mer Noire, le Goudron bouillant dans de vastes chaudières s'exhale en vapeurs abondantes; de loin, il se demandait comment les ouvriers de cet atelier pouvaient vivre en respirant au milieu de cette atmosphère; il se mêle à eux, les interroge longuement : il apprend que jamais aucun d'eux n'a péri de maladie pulmonaire, et il reste tout étonné lui-même de se sentir la respiration la plus libre que l'air pur ait jamais procurée; tandis que ses yeux souffrent, pleurent et se refusent au contact de ces vapeurs. Le médecin en induit à l'instant que le Goudron peut fournir des fumigations avantageuses comme traitement de la phthisie. Huit jours après il en commençait l'expérience sur un seigneur russe qui se mourait de la poitrine; trois mois après, la guérison de ce malade démontrait à M. Alexandre Crichton qu'il venait de faire une découverte qui devait l'immortaliser. Six mois après, l'empereur de Russie octroyait à son médecin ordinaire l'hôpital des pauvres de Saint-Pétersbourg, pour y établir en grand le centre de ses expériences thérapeutiques, dont nous traduirons plus loin les résultats. Dites-moi ce que vous trouvez de plus rationnel dans le traitement par l'*iode* qu'il vous plaît de qualifier de ce titre?

Vous reprocherez peut-être au traitement de M. Crichton d'être né *a posteriori*, c'est-à-dire de n'avoir pas été précédé de quelque divagation sur la nature de la phthisie. Je réponds : M. Crichton avait sur la maladie la même opinion que les anciens, la même opinion qu'Hippocrate et que Celse : maladie de pourriture générale localisée dans les poumons ; les émanations volatiles des sécrétions du pin et du sapin, de tout temps reconnues antiputrides, pouvaient en être l'antidote spécifique. Et ce raisonnement vaut bien les nôtres, sans doute.

Il était facile sous le règne de Broussais de fonder des traitements rationnels : l'inflammation présidant au développement de toute maladie, faisant le fond essentiel de toute affection, toute médication devait être antiphlogistique ; il n'y avait pas d'exception ni de difficulté à élever contre cette loi. Alors les saignées locales et générales, les révulsifs, les dérivatifs externes, la diète lactée ou aqueuse, les débilitants et les exténuants au dehors et au dedans, voilà le traitement rationnel ; car la phthisie avait été décrétée une phlegmasie des glandes pulmonaires, qui n'existent pas. C'est égal, le traitement était rationnel.

Dans l'ère de la réaction qui s'est levée sur la tombe du tyran médical, la phthisie étant redevenue une maladie de nature asthénique, la tuberculisation, dis-je, étant une altération liée au tempérament lymphatique et même scrofuleux, s'il faut en croire M. Lugol, à un état de débilité générale enfin, le traitement doit être tonique et corroborant, le contraire enfin de ce qu'il était hier, et cependant tout aussi rationnel qu'hier. On proscrit les moyens débilitants, on prescrit le fer, l'iode, l'huile de foie de morue, les respirations forcées et tout ce qui peut porter une vie nouvelle dans l'organisme affaissé : et tout cela s'appelle pourtant de la thérapeutique rationnelle.

Les plus sages laissent passer ces flots d'opinions contradictoires sur la maladie, ces phases de traitements rationnels qui s'excluent tour à tour, et pensent que chaque médecin s'est fait, sur la nature de la maladie qu'il traite, une idée vraie ou fausse qui légitime son traitement, qui fonde en raison l'action de son remède ; et comme il n'y a rien d'arrêté, rien de fixe sur l'essence primitive de la phthisie, que tout y est conjectural, chacun peut hasarder la conjecture qui favorise ses vues thérapeutiques, et donner même, à la rigueur, l'explication des effets curatifs de la substance employée.

Sachant donc le dédain que professent les grands médecins pour tout remède surnommé *spécifique,* nous craignons bien que les auteurs du *Compendium* n'aient été induits en erreur dans leur division du traitement. C'est toute médication au moyen de substances dites spécifiques qu'ils auraient dû appeler traitement curatif *empirique*, réservant le nom honorable de traitement *rationnel* pour toutes les autres prescriptions innocentes ou palliatives qui laissent rationnellement mourir le poitrinaire. Pour nous, on le sait, les spécifiques seuls peuvent fournir un traitement logique et raisonnable ; c'est donc au milieu de tous ces médicaments inscrits dans les annales de la thérapeutique comme spéciaux des voies respiratoires, et spécifiques de la tuberculisation, que nous devons choisir celui qui a l'autorité des temps et des lieux, l'autorité scientifique et l'autorité populaire. Nous sommes persuadé que c'est moins une innovation du génie moderne qu'une répétition perfectionnée de ce qui a l'assentiment universel qu'il faut invoquer aujourd'hui contre les maladies de poitrine. Disons-le d'avance, puisque nous ne visons pas à l'effet littéraire, c'est le Goudron que nous devons distinguer entre toutes les découvertes que le zèle de la médecine et de l'humanité ont fait faire aux praticiens de tous les âges. Commençons donc l'exposition historique de tous ces remèdes dits *spécifiques* de la phthisie ; la vanité médicale avec sa suffisance et ses dédains scientifiques n'a rien d'assez imposant, à notre avis, pour nous empêcher de remettre au jour ces procédés et ces substances préconisés dans les temps comme antidotes spéciaux des affections pulmonaires.

CHAPITRE VI.

Spécifiques de la Phthisie.

> Dans l'état actuel des connaissances médicales, la curabilité d'une maladie est essentiellement attachée à la connaissance de son spécifique.
>
> DE MONTÈGRE.

Nous l'avons exprimé en d'autres termes au commencement de ce livre, si quelque chose peut consoler l'humanité du désespoir des médecins à l'égard de la phthisie, c'est la sollicitude et le zèle incessant des médecins pour en découvrir le remède ; si quelque chose peut compenser la négation systématique des uns, c'est l'affirmation raisonnable des autres ; il n'y a, dis-je, que la contradiction médicale qui soit consolante. Voyez en effet : du temps que la théorie émet ou maintient son pronostic fatal contre le poitrinaire, il semble que la pratique, prenant à cœur de faire mentir cette fatalité elle-même, invente et proclame tous les jours de nouveaux remèdes. Le champ de la médecine est comme une arène, enfin, où les uns cherchent à prouver par les faits ce que les autres nient par système. C'est, en somme, un beau spectacle dans les annales de la thérapeutique de voir dix fois autant de spécifiques de la phthisie qu'il y a eu de jugements individuels portés sur son incurabilité définitive.

Nous ne connaissons que deux ou trois vaines raisons générales (que l'on a divisées pour varier en une douzaine de subtilités physiologiques) militant en faveur de l'incurabilité de la phthisie; mais nous connaissons plus de cent cinquante spécifiques qui impliquent tous la curabilité spéculative et souvent la guérison réelle. Il y a donc, tout bien compté, dans l'histoire, avantage du côté de ceux qui s'inscrivent pour la terminaison heureuse de cette maladie.

Que ces traitements ou remèdes spécifiques soient tous dignes de ce nom, ce n'est pas là ce que nous prétendons assurément; mais notre mission n'est pas de discuter le mérite qui revient à chacun d'eux; tout ce que nous pouvons faire à cet égard, c'est de nous arrêter un peu plus longuement sur ceux que nous estimerons le mieux.

Notre intention principale, en produisant ce grand nombre de remèdes, est de faire voir qu'il y a en face de l'autorité désespérante inscrite pour l'incurabilité des tubercules, une autorité contraire assez honorable et assez consolante pour la balancer. Le pronostic de la phthisie, comme question médicale de vie ou de mort pour le poitrinaire, résume parfaitement la division intestine qui déchire le sein de la science dans toutes les autres questions ; mais si l'histoire de ses luttes particulières et générales démontre que la médecine a été jusqu'à ce jour une doctrine militante, la raison démontre que l'avénement des spécifiques et l'établissement de la spécialité en feront, tôt ou tard, une doctrine triomphante.

Si nous jetons un coup d'œil synthétique ou sommaire sur cette moisson abondante de spécifiques, il est impossible, 1° de ne pas distinguer l'intention générale qui a présidé à cette récolte thérapeutique; toutes les opinions étiologiques que l'on s'est faites, dans le cours des siècles, sur la nature et l'essence de la tuberculisation y sont représentées par des espèces ou des substances médicinales qui ne laissent pas le moindre doute sur la pensée qui a guidé le médecin dans la recherche et le choix de ces spécifiques; il est impossible, 2° de ne pas voir, à côté de l'intention thérapeutique, un progrès successivement marqué par la préférence de plus en plus générale pour les meilleures d'entre ces substances, et par l'adoption des modes d'administration les mieux appropriés à l'organe malade.

Nous verrons bientôt, dis-je, comment la thérapeutique de la phthisie a gravité tous les jours d'une manière plus exclusive vers les baumes naturels, les huiles, les résines, les carbures d'hydrogène, jusqu'à ce qu'elle ait retrouvé le Goudron, et comment, entre toutes les préparations diverses de celui-ci, elle a fini par adopter la forme gazeuse, qui en fait le topique de l'organe respiratoire.

1re CATÉGORIE.

SPÉCIFIQUES DÉRIVATIFS.

La phthisie est-elle considérée comme une maladie inflammatoire, localisée ou propre aux organes respiratoires? vous allez voir tout le cortége des dérivatifs, des révulsifs, les métastatiques (qui se fondent plus ou moins sur la loi d'antagonisme morbide dont nous avons parlé), les émétiques, les cathartiques, les diurétiques, et enfin la thoracentèse ou ponction des parois de la poitrine.

Hippocrate recommande le respect pour les fistules anales quand elles existent heureusement chez le poitrinaire; dans le cas où elles auraient tari, il faut les raviver, et au besoin les créer. De nos jours le docteur Pereyra, de Bordeaux, a renouvelé la méthode antique en établissant et en entretenant un séton à l'anus. Ce n'est pas, il faut le dire, par le conseil d'Hippocrate : sa pratique l'a mis à même de voir un phthisique arrivé au degré désespéré de la tuberculisation, et guéri par le fait d'un abcès stercoral qui s'ouvrit largement dans cette région. M. Fouquier réclame l'honneur d'avoir inventé ce moyen spécifique, mais nous avons des preuves écrites qu'il appartient de deux ans au moins à M. Pereyra;

Vaine dispute; Hautesierk, qui est de beaucoup antérieur à ces deux messieurs, avait déjà pour méthode curative unique ce précepte antique : *Metastasis ad anum !* Il faut être bien pauvre d'érudition pour croire inventer en plein XIXe siècle des fistules, des fonticules et autres moyens de dérivation contre la phthisie ; voyez plutôt.

BANG recommande toute espèce d'éruptions de la peau, s'il n'en existe pas : tous les moyens sont bons, le kermès et les cantharides ; POUTEAU y joint les cautères et les moxas ; THILENIUS, les scarifications et la combustion. Le point de la surface cutanée qu'il faut choisir varie à l'infini ; depuis les pieds jusqu'à la nuque, chaque région du corps a eu ses partisans. Selon nous, CELSE a marqué au *fer rouge* tous les points importants dans la région thoracique : « Brûlez, dit-il, au fer rouge-blanc un point sous le menton, un autre sous le gosier, un sur chaque mamelle, un sur la partie inférieure de chaque omoplate, et ne laissez point tarir ces sources purulentes que la toux n'ait complétement disparu. » LANGE recommandait d'envelopper le phthisique dans un lit d'orties *cuisantes*, d'autres médecins dans un sac de fourmis rouges ; que sais-je encore !

MAY ne craint pas la contagion des affections cutanées : selon lui, la gale et toute espèce de dartres sont de bons moyens pour dériver et détruire les tubercules.

BRAMBILLA a vu réussir et va presque jusqu'à conseiller l'amputation d'un membre. Les épispastiques ne sont que des amusements ; il faut à ce médecin une longue et large suppuration, prenant sa source à une grande profondeur.

Eductio puris eterna : voilà en résumé le but qu'en général on proposait pour venir à bout de la suppuration ou pour arrêter la formation des tubercules. Les vésicatoires perpétuels sur toute la surface du thorax, selon TARANGET ; entre les deux épaules, selon THILENIUS ; sur le point douloureux de la poitrine, selon POUTEAU, ne sont que des variantes modifiées, que chacun adoptait pour se distinguer.

Laissez venir des tumeurs aux cuisses, il ne peut rien arriver de meilleur : *Quicumque tumores fiunt ad crura, boni, nec potest melius accidere*, dit HIPPOCRATE.

Il y a cent vingt ans, un médecin anglais, E. BARRY, pratiquait comme moyen curatif de la phthisie la *thoracentèse* sur le point indiqué par le centre du dépôt tuberculeux. Selon ses propres expressions, il y avait inhumanité à amuser les malades avec des dérivatifs, des métastases ou des fleurs pectorales ; il fallait, ni plus, ni moins, donner issue à la suppuration interne et par le plus court chemin, en perçant le thorax directement au-dessus du tubercule ; on devine aisément que pour procéder à l'opération, il fallait que le tubercule fût arrivé à sa phase d'excavation, ou tout au moins à celle de coction parfaite. Je doute fort que Barry vît autre chose dans cette opération que l'évacuation des matières purulentes. Ramadge se chargea d'expliquer le bon effet de la thoracentèse en la faisant rentrer dans le plan de son système. On sait que ce spécialiste professe que le meilleur moyen de guérir la phthisie est d'obtenir le repos absolu du poumon, ou tout au moins de la portion tuberculisée. Or, l'ouverture de la paroi thoracique et la communication du foyer morbide avec l'air extérieur réalisent cette immobilité : il s'opère un affaissement de la paroi sur le dépôt, qui fait que l'acte de la respiration ne propage pas ses mouvements de va-et-vient jusque-là, et la thoracentèse est justifiée : aujourd'hui le docteur Marsh s'en est fait une spécialité chirurgicale à Londres, et notre professeur Hastings, l'inventeur du spécifique le *medicinal naphtha,* la conseille aux derniers degrés de la maladie.

Gilchrist, le partisan des voyages au long cours, partage avec Baglivi l'explication de Ramadge, et conseille la thoracentèse. A toutes ces raisons et autorités s'ajoute l'observation de M. de Bligny : Un individu réputé poitrinaire se bat en duel et reçoit un coup d'épée dans la poitrine ; la plaie servit d'émonctoire aux matières purulentes de la tuberculisation, et le malade revint à la santé. En 1840, un malade de l'hôpital Necker fournit à M. Bricheteau l'observation suivante : Après avoir constaté l'existence d'une vaste caverne au-dessous de la clavicule droite de cet individu, on appliqua un large cautère, puis sur cette ulcération factice un autre cautère, et puis encore un autre sur celui-ci. Après deux mois d'entretien, on plongea dans le centre de la plaie un bistouri, qui atteignit l'excavation : il en sortit le lendemain et les jours suivants une matière purulente grisâtre, délayée dans un liquide brun, et des débris pulmonaires; bientôt la plaie fut obstruée et cicatrisée, il resta une vaste excavation qui ne rendait plus ni bruit de gargouillement ni pectoriloquie, comme auparavant. Le patient se remit peu à peu. Le neuvième mois il mourut, mais d'une péricardite aiguë. A l'autopsie, on trouva la portion caverneuse du poumon affaissée sur elle-même, et presque entièrement comblée par un travail récent de cicatrisation qui consistait en bourgeons demi-celluleux, demi-cartilagineux; du reste, la caverne était inférieurement séparée du parenchyme sain par une cloison ancienne, fortement organisée et de nature cartilagineuse : ainsi, le poitrinaire était au moins en voie de guérison. Il faut craindre dans cette opération l'épanchement des matières dans les cavités pleurales; partant il faudrait être sûr qu'il existât des adhérences de la plèvre au poumon dans le point qui doit être percé : avec ces conditions, la thoracentèse peut être un moyen spécifique de guérison. Le docteur Watson nous a montré à Bath un adolescent qu'il avait opéré deux ans auparavant, et qui paraissait jouir de toute la santé possible pour une constitution lymphatique et appauvrie dès l'enfance.

BRENDEL semble fonder, nous l'avons dit, toute sa thérapeutique spécifique sur la loi d'antagonisme morbide qu'on appelait de son temps, *affinitas morborum.* « La dérivation ordinaire est trop éloignée du foyer affecté; provoquez, dit-il, un catarrhe pulmonaire ; c'est le remède souverain de la phthisie. » Pour lui, une bonne et franche pneumonie devait conjurer les vomiques de la tuberculisation, à toutes les phases de la maladie; quand on n'a pas le bonheur de l'obtenir, il faut tenter les épistaxis abondantes. SPINDLER, ayant remarqué, ainsi qu'il le rapporte dans sa vingt-huitième observation, que la phthisie et la colique alternaient, est assez porté à conseiller le plomb pour vaincre l'affection pulmonaire par une colique saturnine. Bang demande une fièvre essentielle quotidienne pour détruire la fièvre hectique, et par suite les vomiques.

MARCELLUS a vu de bons effets d'un catarrhe de la vessie ; l'urine purulente lui paraît surtout une crise métastatique souveraine dans la maladie.

PFEIFFER et RUSH provoquent la salivation par tous les moyens : par le mercure doux d'abord, et par l'onguent mercuriel quand on ne l'a pas obtenue autrement. Du temps où l'on considérait, avec Boerhaave, la salivation comme une crise favorable de la syphilis, les discussions pour et contre ce moyen devinrent si animées, qu'à force de la voir niée, ceux qui l'affirmaient la firent la crise souveraine de toutes les maladies : d'où son application spécifique à la phthisie.

Salvadori a fait une collection complète de toutes les espèces diurétiques possibles : évacuer par les urines lui semble le travail curatif par excellence. Desault partage cette manière de voir, ainsi que Theden, Unterrich et une foule d'autres : pour eux les cloportes de muraille et le sel de Glauber n'ont eu rien de comparable.

Duboueix purge indéfiniment; mais à son avis les purgatifs ordinaires sont fort sujets à produire des effets subversifs. La *poudre d'Ailhaud* a toute son estime et même toute son admiration. La réputation de cette poudre, qui a servi de panacée dans le commencement du XVIIIe siècle, nous ferait un devoir d'en indiquer la composition, puisqu'elle était un spécifique de la phthisie; mais Ailhaud, que l'on appelait il y a moins d'un siècle, *nouveau Salomon*, *sauveur des hommes*, et *le premier des médecins*, a emporté le secret de sa recette. On pense que les principales substances qui y entraient étaient la scammonée, la suie ou le Goudron.

Hippocrate lui-même n'est peut-être pas l'inventeur des émétiques contre la phthisie; mais, depuis ses nombreux préceptes, les vomitifs n'ont pas cessé d'être employés à cet effet. Clark, spécialiste moderne que nous avons cité souvent, a trouvé dans son érudition qu'on n'avait jamais eu qu'à s'en louer; Morton assure que les émétiques manquent rarement d'enrayer la maladie à sa première période; le docteur Hugues, qui en a fait toujours usage dans sa pratique, leur attribue l'effet curatif dans le début de la tuberculisation ; le docteur Giovani de Vittis dit avoir guéri avec le tartre stibié quarante-sept poitrinaires au premier degré, cent deux au deuxième, et quarante-sept au troisième : il n'en faudrait pas davantage pour justifier à une substance et à un traitement le titre de spécifique ; MM. Bricheteau et Rufz lui reconnaissent invariablement une influence heureuse à toutes les phases de la maladie.

Reid est partisan de la navigation; mais au lieu de voir dans les voyages maritimes le changement d'air ou les exhalaisons salines, comme Celse, Pline et Galien ; au lieu d'y voir le mouvement vibratoire ou d'oscillation comme Smyth, l'odeur et les émanations du Goudron qui enduit tous les appareils, comme tant d'autres, il n'y voit, lui, que le mal de mer, qui fait vomir et toujours vomir : ce moyen, selon lui, est éminemment préférable au tartre stibié, à l'ipécacuanha, au sulfate de cuivre, à tous les émétiques possibles.

Après cela, les espèces sudorifiques de Salvadori doivent paraître peu de chose; mais si on pense qu'outre leur action sur la peau, elles activent abondamment la perspiration pulmonaire, on comprendra, à la rigueur, qu'elles puissent avoir un effet spécifique sur la résolution des vomiques tuberculaires.

Hippocrate conseille encore l'ellébore et autres poudres qui ont des propriétés sternutatoires. L'éternument, en tant que secousse convulsive des organes respiratoires surtout, peut avoir un effet salutaire sur la maladie considérée comme catarrhe chronique du poumon.

Les saignées, comme traitement spécial de la phthisie, ne datent pas de BROUSSAIS, qui en a fait le fond de la thérapeutique universelle. En 1733, un médecin anglais, DOVAR, dans un traité spécial ayant pour titre : *Testament ou legs de nos anciens*, recommande, à leur imitation, une saignée quotidienne de 185 à 245 grammes dans le début de la phthisie, et chaque cinq jours au moins dans les dernières périodes. MEAD, son compatriote, affirme qu'il a vu cette pratique lui réussir dans des cas désespérés. On devine ce que doivent faire encore de nos jours, malgré les justes oppositions que l'on a faites à cette funeste méthode, les successeurs de Broussais et particulièrement M. BOUILLAUD, son légataire direct.

Si nous voulions résumer ce qu'il y a de bon dans ce paragraphe, il nous serait facile de faire voir que la plupart du temps le but que se sont proposé les praticiens prudents de tous les âges a été atteint au moyen des substances médicinales prises dans la famille végétale des conifères. Les diurétiques, les purgatifs, les sudorifiques, les antiictériques, etc., tous les moyens de déplacement et d'expulsion par les voies ordinaires de l'organisme, sont des préparations plus ou moins pharmaceutiques des produits du pin, du sapin, du genévrier, etc. Le *vinum piccatum* des Grecs et des Latins, renouvelé par Hoffmann;

la *cervoise sapinette* du moyen âge, ou bière faite aux bourgeons de sapin, comme l'indique son nom; les *dragées de Saint-Roch,* ou baies de genièvre en pilules naturelles; l'*eau de Goudron* de BERKELEY, la panacée du XVIIIe siècle, que son inventeur avait trouvée dans la médecine domestique des Américains; les *pilules au Goudron* de CULLEN; et tant d'autres préparations simples ou composées que nous pourrions accumuler, si nous ne leur réservions pas un chapitre spécial, prouveraient au besoin que la pratique de tous les siècles a été spécifiquement servie, dans le traitement de la phthisie et des autres affections pulmonaires, par des recettes dont les conifères ont fourni la matière principale. La dérivation exanthématique ou cutanée elle-même n'a jamais été mieux réalisée que par ces liniments, frictions, onguents ou emplâtres, dans lesquels entraient comme agents principaux la térébenthine, la poix, les résines, les naphthes et le Goudron lui-même. Les emplâtres surtout, que la médecine a empruntés de l'usage immémorial du peuple qui les emploie contre toutes les douleurs ou embarras de la poitrine, ne peuvent retirer leur vertu incontestable que des substances résineuses et balsamiques dont ils sont ordinairement composés.

Ainsi, sans compter l'élément antiphthisique qu'enveloppent les produits naturels ou médicinaux des arbres qui forment la famille des conifères, nous les trouverions encore jouant le rôle principal dans les médications diverses de cette catégorie : preuve irrécusable que les médecins qui les administraient n'ignoraient pas les vertus qui les recommandent comme agents spéciaux des organes respiratoires ou espèces pectorales. Ils remplissaient ici le rôle de dérivatifs, de diaphorétiques, de dépuratifs ou de métastatiques ; mais ils remplissaient ces intentions avec quelque chose de spécifique sur la maladie ; ce qui rendait ces produits végétaux préférables à toutes les autres substances qu'on eût pu employer pour obtenir les mêmes effets.

Pour toutes les préparations célèbres dans la science et recommandables dans la pratique, nous renvoyons le lecteur au chapitre réservé à l'histoire thérapeutique du pin, du sapin et des substances spécifiques qui en proviennent.

Paracelse, comme on le pense bien, doit avoir fourni son contingent au catalogue des spécifiques de notre maladie, et s'être distingué par quelque invention ingénieuse ou bizarre dans son tribut. Ouvrez son *Traité de la phthisie*, vous verrez au premier rang de ses recettes la *transplantation.* Ce mot est de sa création, nous allons l'expliquer à ceux qui ne voient pas quel rapport peut avoir l'action de transplanter en thérapeutique humaine. Paracelse était convaincu que toutes les créatures de ce bas monde étaient si bien liées entre elles par des relations de fraternité, qu'il concevait parfaitement des échanges de santé et de maladie entre l'homme et tous les autres êtres de la nature. Dans cette conception de la vie universelle, où le bon et le mauvais se transmettaient mutuellement, se *transplantaient* de l'un à l'autre, il imagina, la phthisie étant d'un ordre fort élevé, de rapprocher du poitrinaire des individus robustes et sains, qui coucheraient avec lui et absorberaient ses effluves morbides, tandis que le malade s'approprierait, lui, leurs émanations vitales et salutaires : et voilà la *transplantation* de la cachexie tuberculeuse. Cette pratique est plus ancienne que Paracelse ; elle lui a même survécu, malgré l'indignité à laquelle l'a condamnée unanimement le corps médical. Il n'y a pas longtemps encore qu'un médecin adressait à l'Académie royale un mémoire où il constatait la transplantation de la goutte d'une femme à une chatte qui couchait depuis longtemps avec elle.

La *transfusion* du sang pur de l'homme et des animaux dans les veines du malade épuisé par la consomption n'est, on le voit, qu'une modification exagérée, plus immédiate et inverse de la transplantation. Bartholin la recommande comme traitement spécial de la phthisie, le sang du poitrinaire devait provenir des veines brachiales. Et Lentilius proposait la transplantation *per salivam equo propinatam* : la salive du malade devait être bue par un cheval bien portant. L'idée antique du bouc émissaire ou du bélier à toison noire que l'on allait immoler et brûler hors des portes de la ville, après l'avoir chargé des maladies épidémiques, n'est autre chose que le mythe ou le type primitif de la transplantation de Paracelse. Les monarques du moyen âge, affaissés par les ans, la guerre ou les plaisirs, que les iatres royaux environnaient nuit et jour de jeunes enfants respirant la fraîcheur et la gaieté, nous fournissent aussi bien des exemples antérieurs à la pratique de l'inventeur de l'*élixir de propriété*. Mille vieilles pratiques et même le système moderne des compensations aboutiraient facilement à la transplantation.

Voilà le catalogue très-abrégé des méthodes de traitements spécifiques dirigés contre la phthisie considérée comme maladie inflammatoire ou locale. Toutes ces médications, que nous aurions pu multiplier, à l'exception de celle de Paracelse qui implique la phthisie une cachexie générale, supposent que l'affection est de nature à céder à la méthode de dérivation. L'essence de la tuberculisation n'était pas connue de nos anciens; le tubercule pulmonaire n'était pour eux qu'une *vomique*, une sorte d'abcès inflammatoire ou de phlegmon propre au poumon: voilà la source de cette thérapeutique. Il n'y a rien d'empirique dans ces traitements, quoi qu'on en dise; tous reposent sur une conception préalable de la nature de la phthisie. L'érudition que nous aurions pu étaler dans cette énumération nous eût paru de mauvais goût : la conception étant imparfaite, les spécifiques ne peuvent pas être vrais. Cependant les dérivatifs divers que nous avons décrits peuvent, dans les mains du praticien intelligent et modéré, avoir quelque bonne application : les exagérations et les *imaginations* mises de côté, il reste à la thérapeutique certains principes de conduite qui ne sont pas à dédaigner. Le tubercule, pour n'être pas une vomique, n'en est pas moins une production morbide qui indique parfois les moyens recommandés par nos aïeux. Nous verrons, pour notre compte, le profit que nous pouvons en tirer, non point comme spécifiques, mais à titre de moyens adjuvants.

2e CATÉGORIE.

SPÉCIFIQUES NUTRITIFS.

La phthisie est-elle considérée dans son essence comme une affection générale de l'organisme caractérisée par l'appauvrissement progressif des tissus et des humeurs ; est-elle, comme le veut LINNÉE, une maladie *émaciante ;* n'est-elle, enfin, que le marasme ou la maigreur elle-même, comme le veulent SAUVAGES et TOURTELLE (1)? vous allez voir le traitement de la

(1) Outre le mot grec *phthisie*, qui signifie desséchement, et *tabes*, mot latin qui revient au même, plusieurs des dénominations modernes expriment la même vue : ainsi les Anglais l'appellent *consumption ;* GOOD même l'appelle *marasme* phthisique,

phthisie prendre tous ses moyens curatifs dans l'ordre des substances nutritives, analeptiques, les administrer par toutes les voies de l'organisation. L'appareil digestif est sans doute le plus fréquemment employé ; mais l'absorption cutanée et les inhalations pulmonaires ne seront pas oubliées.

La seule énumération nominale des substances et préparations que l'on a employées dans le cours des siècles comme spécifiques pectoraux nous prendrait plus d'espace que nous ne pouvons en donner à l'exposition succincte des traitements particuliers qui sont notre objet ; nous choisirons donc, afin d'être plus utile qu'érudit, entre ces substances celles dont l'usage s'est perpétué jusqu'à nous.

L'histoire pathologique de la phthisie nous montre trois conceptions sur la nature de cette affection ; ces trois manières de voir doivent être suivies de trois médications correspondantes : la phthisie est-elle une diminution dans la quantité des solides et des humeurs ? le traitement consistera en une alimentation solide et liquide prise dans l'ordre des substances émollientes ; est-elle seulement une diminution dans les humeurs ? le traitement aura les qualités liquides ; est-elle, enfin, la simple déperdition de la graisse ?

---

faisant ainsi de la maladie l'adjectif et du symptôme le substantif. Tout cela pour prouver qu'un grand nombre de médecins ont pu regarder la phthisie comme la maigreur essentielle, et la traiter en conséquence par les substances analeptiques.

le traitement adoptera toutes les substances qui peuvent réparer cette perte, et la graisse des animaux elle-même sera le spécifique de la phthisie.

Cette corrélation entre ces conceptions de la maladie et le choix thérapeutique de la matière médicale pourrait nous servir de guide dans l'exposition historique des médicaments qui font l'objet de ce paragraphe ; mais ces divisions ne seraient pas toujours possibles : il est des praticiens qui ont traité la maladie avec des substances qui cumulent les trois sortes de propriétés. Tout ce que nous pouvons faire, c'est de graduer les spécifiques médico-nutritifs de cette catégorie, en allant des substances les plus légères, les plus douces fournies par les végétaux, aux substances plus succulentes fournies par les animaux à sang blanc, à chair blanche et jeune, pour arriver enfin aux viandes noires fournies par les animaux tels que le bœuf, le mouton et le vieux gibier.

A l'égard des mucilages, gommes, fécules, huiles et sucres provenant du genre végétal, si on voulait chercher les médecins qui en firent le premier usage thérapeutique, on risquerait de remonter à l'origine de la médecine, qui est toute populaire et traditionnelle. Vouloir désigner les médecins qui les ont employés dans le traitement de la phthisie, c'est vouloir nommer tous ceux qui se sont occupés de près ou de loin de cette maladie. Cependant nous signalerons quelques spécialistes qui ont mis plus ou moins exclusivement leur confiance dans l'un ou l'autre de ces produits.

Les décoctions de mauve, de bourrache, de pulmonaire, de pruneaux, de pommes, de pariétaire, de lin, d'orge, de gruau, de mie de pain, de chiendent, des quatre fruits pectoraux, etc.; les pâtes de guimauve, de polygala sénéka, de jujubes, de lichen, d'amandes douces, etc.; les fécules de salep, de sagou, de riz, de racahout et de nafé des Arabes, de chocolat, etc.; les émulsions gommeuses de graines de melon, de courge et surtout du *pignon de pin*, qui est le plus anciennement et le plus universellement connu des médicaments prescrits aux poitrinaires : voilà l'énumération succincte et choisie des préparations végétales appropriées au traitement de la phthisie.

La gélatine, l'albumine, l'osmazôme ; les graisses, les huiles animales ; le lait, le petit-lait, le sucre de lait, la crème : lait de femme, d'ânesse, de vache, de brebis, de chèvre, de jument, etc.; le bouillon de cancres, de limaçons, de tortue, de grenouilles, de vipères ; l'eau et le bouillon de veau, de mou de veau ; la poudre et le bouillon de poumons de renard ; l'usage des huîtres et des œufs ; le bouillon de poulet, de volaille vieille, de mouton, de bœuf : voilà l'énumération choisie des substances et préparations animales que l'on a dans le temps recommandées de mille façons diverses, non-seulement comme régime, mais comme médication, aux poitrinaires. Il est inutile de dire que les viandes reconnues comme propres à toutes ces décoctions servaient elles-mêmes de substance alimentaire. Il ne faut pas oublier, dans le cours de ce paragraphe, que le traitement procède par l'alimentation : il faut réparer les pertes organiques qui font ici toute l'essence de la phthisie. Or, comme on suppose un peu d'irritation dans ce travail de déperdition morbide, les substances végétales seront préférées et plus souvent adoptées par le plus grand nombre des praticiens. Il y a trente médecins qui prescrivent le régime végétal, pour un qui prescrit le bœuf et l'osmazôme pure ; il y a mille médecins qui prescrivent le lait, pour dix qui prescriront l'usage du vin de Bordeaux pur, pour un qui prescrira le vin de Bourgogne.

Désignons maintenant par leur nom les spécialistes qui ont adopté ou préconisé quelqu'une des substances que nous venons d'énumérer.

Home avait une grande confiance dans l'*amidon* et les fécules amylacées ; pour lui, la phthisie devait être une maladie de nature humide. La dépravation des humeurs et le dépérissement cachectique des tissus devaient se trouver infailliblement corrigés par l'usage de cette substance, qu'il regardait comme héroïque dans cette affection.

Marx recommandait la pulpe et les graines du melon, du concombre, et se rencontrait ainsi avec Hippocrate, qui a vanté l'usage des *cucurbitacées*, de la courge, de la citrouille, etc. Marx donnait ces substances fortement sucrées pour toute nourriture à ses malades poitrinaires.

LOBB veut qu'on nourrisse les poitrinaires de pommes de reinette cuites dans du lait ; du reste, la décoction et le sirop de ces pommes, qui se préparent, l'une en faisant bouillir 300 grammes de pulpe dans 1 kilogr. d'eau de fontaine, l'autre en faisant dissoudre 1 kilogr. de sucre blanc dans 500 grammes de suc exprimé, n'ont pas cessé d'être employés, sinon comme spécifiques, au moins comme émollients et parégoriques.

RIVERIUS, lui, ne voulait pour toute nourriture que des raisins secs; la préparation seule en pouvait varier. MOSELEY traitait la phthisie avec le *miel* et le sucre rosat à grande dose; peu s'en fallait qu'il ne réduisît toute la diète du poitrinaire à l'usage de cette substance. AVICENNE, ZACUTUS LUSITANUS et CARDAN, avant Moseley, avaient été encore plus exclusifs. Les vertus pectorales du sucre rosat étaient alors décrites en ces termes : Il déterge et adoucit la poitrine; il excite le crachat; il récrée les esprits animaux du malade.

LINNÉE attribuait des vertus antiphthisiques aux *fraises;* mais c'était sans doute pour la propriété diurétique qu'on leur reconnaissait alors, ou à cause de l'acide acétique qu'elles renferment et qui est un désaltérant.

Le *sagou*, substance amylacée préparée avec la moelle du *sagus raphia*, palmier arborescent des îles Moluques, a été classé par la science au premier rang des analeptiques et des émollients à la fois. Cette substance a eu un grand nombre de partisans, qui l'ont considérée comme spécifique de la phthisie pour ces deux seules propriétés. GARDANE, qui est l'un des spécialistes qui le proposèrent les premiers dans cette intention, publia, en 1766, un livre sous ce titre : *An sago phthisicis ?* Il y résolut affirmativement la question, et le sagou devint la nourriture et le remède des poitrinaires.

Le *salep*, autre substance amylacée que les Persans préparent avec les bulbes de certains orchis, eut aussi son temps de vogue comme le sagou, dont il peut être le succédané. FRIZE a publié un travail dans lequel il établit que cette fécule convient aux phthisiques sous les deux rapports de l'alimentation et de la médication, comme prescription hygiénique et thérapeutique à la fois. On prend le salep comme le sagou : en gelée, en crème ou en bouillie. La formule est la même pour les deux :

R. : Salep ou sagou en poudre, 4 gramm.
Jetez dans eau bouillante, 250 —

Faites cuire convenablement, sucrez. A prendre par petites tasses souvent répétées dans la journée.

Le *chocolat*, pour son huile et sa fécule, a eu aussi l'honneur de passer pour le remède de la phthisie ; sa qualité amère ne lui donnait qu'un plus grand prix aux yeux des spécialistes. GATTREAU le recommanda dans la phthisie nerveuse et le donnait aussi bien dans toutes les autres variétés de la phthisie, comme matière nutritive et médicale en même temps.

Coelius Aurelianus conseillait le *fenugrec*, dont les semences farineuses et mucilagineuses remplissaient le double objet de l'alimentation et de la médication des phthisiques. La manière de préparer cette substance ne semble pas avoir beaucoup varié; elle est fort simple : on jette une partie de semence de fenugrec dans douze parties d'eau; après douze heures de macération, on fait bouillir et on passe le mucilage avec expression. La saveur amère et désagréable peut être corrigée selon le goût du malade.

Roederer avait toute confiance dans la *pulmonaire*. Le nom de cette plante indique assez la propriété spécifique qu'on lui a connue dans l'origine de la science; la thérapeutique ancienne lui a fait une renommée qu'elle a perdue de nos jours, sans qu'on s'explique la raison de cette déchéance. Si cette plante n'avait contre la phthisie que les deux qualités que lui reconnaît la science moderne (mucilagineuse et astringente), il est plus que probable que les anciens ne lui auraient pas voué une préférence si marquée au milieu de tant d'autres substances végétales qui réunissent ces deux mêmes propriétés. Fuller, Meger et Cullen préféraient le suc de ses feuilles à la décoction.

Le *pas-d'âne*, ou tussilage, a joui de la même recommandation que la pulmonaire. Dans cette plante, qui croît sur tous les points du globe, tout est bon : la racine, les feuilles et les fleurs;

on lui conserve encore, aujourd'hui qu'elle a perdu son titre de remède spécifique de la phthisie, les vertus pectorales ou béchiques, qu'on n'a pu lui ôter. KRAMER fondait sur le tussilage tout le traitement des affections de poitrine. PERCIVAL partageait la confiance de Kramer : ils en administraient surtout les feuilles en grande quantité. L'*électuaire résomptif* de tussilage, dont on trouve la recette dans les vieilles pharmacopées, est digne, selon nous, de remplacer les préparations savantes qui l'ont fait oublier.

Le *lichen* ou mousse d'Islande, dont les habitants de cette île font du pain, est trop connu pour que nous ayons besoin de dire qu'il a été regardé comme substance spécifique contre la phthisie. Si les anciens l'avaient connu et préconisé pour cette vertu, il est plus que probable qu'il eût survécu aux travaux scientifiques de nos auteurs. Le chimiste Proust l'a analysé et a trouvé, pour toute explication de ses effets pectoraux, qu'il contient, sur 100 parties, 64 de mucus, 33 de matière amylacée, et 3 de principe amer. Il aurait mieux valu pour la médecine et pour les poitrinaires qu'on en eût étudié et constaté les propriétés sur le malade. Pour nous, rappelons qu'il est un puissant analeptique, c'est-à-dire qu'il est chargé de matières nutritives ; chacun sait, de reste, qu'on en fait des décoctions, des pâtes, des gelées et un chocolat. Le bouillon de lichen, dont voici la recette, nous paraît la nourriture la mieux appropriée que la thérapeutique ait encore imaginée pour les phthisiques auxquels il ne serait pas prudent d'administrer un régime trop succulent; il est surtout indiqué dans ces états où la faiblesse se joint au marasme :

Bouillon pectoral.

R. : Lichen d'Islande, environ 30 grammes.
Douze escargots de vigne ou autres.
Un cœur de mouton.
Poumon de veau, 250 grammes.
Eau pure, 3 pintes.

Faire cuire et réduire d'un tiers. A prendre par petites tasses, le jour et la nuit.

Les pâtes de lichen, qui ont fait la fortune de tant d'industriels et produit le soulagement de tant de poitrinaires, n'ont peut-être encore aujourd'hui que le tort de contenir trop peu de lichen, lorsqu'elles en contiennent.

Cette mousse, à son apparition, suscita un engouement si général, que Stoll fut obligé d'y mettre ordre en déterminant les circonstances dans lesquelles elle était bien ou mal indiquée. Selon ce médecin, le lichen était nuisible dans l'état ou les accidents inflammatoires de la phthisie; il fallait attendre qu'elle eût repris son caractère chronique : alors cette substance donne le ton nécessaire aux organes et facilite l'expectoration des crachats, qui ne viendraient qu'avec peine. Vendt ne voulait pas qu'on administrât le lichen autrement qu'en décoction et mêlé au lait de vache ou d'ânesse. Tous s'accordent à reconnaître ses vertus prophylactiques et même curatives dans l'origine de la tuberculisation. M. le docteur CRICHTON ne lui reconnaît de propriétés véritables que sur la phthisie scrofuleuse, et STOLL que sur la phthisie pituiteuse. Selon nous, le principe amer qu'on cherche à lui enlever ordinairement fait tout son mérite dans ce traitement. HIARNE, qui apporta en 1683 cette mousse en Occident, nous fit connaître les propriétés spécifiques que lui attribuaient de tout temps les Islandais sur les affections de la poitrine.

Le *polygala* devrait être renvoyé dans la catégorie des substances toniques; cependant le polygala sénéka n'ayant pas les qualités amères et astringentes du *polygara amara*, nous pouvons, sans anticiper, dire ici que la gelée, la décoction et la pâte du sénéka a eu un grand nombre de partisans, au premier rang desquels nous comptons le docteur DUHAMEL, et après lui M. ALIBERT, qui donna à notre savant pharmacien M. Moussu le conseil d'en préparer une pâte parégorique pectorale, à laquelle il n'a manqué, pour faire une concurrence avantageuse à celle de Regnault, que la publicité payée dans les journaux; néanmoins, la pâte au sénéka de M. Moussu s'est fait une clientèle assez distinguée dans l'aristocratie des malades et des médecins, pour que nous la citions ici en souvenir du temps où le polygala était à bon droit regardé comme spécifique de la phthisie.

La graine de *seigle*, pour sa farine froide et son pain rafraîchissant, a été, de toutes les fécules provenant des végétaux, la plus vantée en tout temps comme nourriture et médicament des poitrinaires. CELSE, joignant le bénéfice des propriétés animales aux propriétés végétales de cette graine, recommandait l'usage ordinaire d'un pain fait avec de la farine de seigle pétrie dans le suif de mouton. LANGE avait modifié la formule en remplaçant la graisse animale par le beurre frais; il prescrivait ce pain le matin à jeun.

Les *pignons de pin*, dont nous parlerons en traitant des vertus de toutes les substances provenant de la famille des conifères, qui, à notre avis, fournit l'arsenal complet des remèdes contre la phthisie; les pignons de pin, disons-nous, ont des propriétés comme matière huileuse et amylacée qui ne le cèdent à aucune autre. HIPPOCRATE avait plutôt reconnu que découvert les vertus de ces amandes : elles entrent dans son *eclegma antiphthisicum*, associées au galbanum et au miel attique, et résument, selon nous, toutes les qualités des amandes douces, des gommes, des fécules et des mucilages fournis par les autres végétaux, avec un avantage spécifique qu'elles apportent du pin, qui est l'arbre de vie des poitrinaires, comme nous le verrons plus loin dans notre thérapeutique spéciale de la maladie. Passons à l'examen des matières médicales provenant du genre animal.

—

Il y a une gradation insensible dans ce traitement de la phthisie : depuis les émollients végétaux jusqu'aux viandes les plus succulentes, on pourrait faire une échelle de substances de plus en plus nutritives, pour faire voir que toutes les conceptions de l'essence morbide de la phthisie, depuis l'irritation qui dévore l'organisme jusqu'à l'asthénie qui le laisse dépérir par le marasme, ont eu leur spécifique approprié. Ainsi, le passage des substances végétales aux substances animales va se faire insensiblement par les substances qui participent en quelque sorte de l'un et de l'autre règne : le régime lacté, l'usage des décoctions de chairs blanches et de poisson forment une transition ascendante qui aboutit aux viandes noires et aux graisses, qui sont le spécifique par excellence de la phthisie considérée purement et simplement comme la perte du tissu adipeux.

Les *laits* de plusieurs animaux ont eu successivement la préférence dans le traitement de la phthisie. On les a administrés d'abord en mélange avec un grand nombre des décoctions végétales que nous avons énumérées ci-devant; on les a administrés ensuite mêlés aux bouillons que nous allons signaler ci-après; on les a enfin prescrits pour toute nourriture aux poitrinaires.

Le lait d'ânesse, le plus célèbre et le plus souvent employé, conserve encore de nos jours ses vertus pectorales; parmi les médecins qui l'ont donné pour ses qualités médicamenteuses et nutritives, nous nommerons Burserius, qui le donnait comme remède de la phthisie. DE BLIGNY reconnaît des propriétés spécifiques au lait de femme; d'autres ont préféré le lait de vache, de chèvre, de chamelle, de jument, etc. Une foule d'autres praticiens, n'attribuant l'action médicamenteuse qu'à telle partie constituante du lait, recommandaient, l'un la *crème*, l'autre le *caséum* ou le *fromage;* le plus grand nombre, il faut le dire, s'accordait à ne reconnaître la vertu antiphthisique qu'au *sérum* ou la partie qui contient le sucre de lait, qui a eu aussi son temps de vogue. STOLL s'est prononcé formellement à cet égard : Les laits d'ânesse et de femme, dit-il, ne valent rien dans la période ou les accidents inflammatoires; le petit-lait seul convient aux poitrinaires.

Quand le malade se refusait à prendre les remèdes pharmaceutiques, on les faisait avaler à la vache ou à la chèvre, qu'on nourrissait d'ailleurs avec des herbes pectorales; et le lait produit sous cette influence faisait toute la diète et le traitement du poitrinaire.

De cette estime pour le lait à conseiller la *lactation* elle-même, il n'y a qu'un pas; LEAKE le fit : il était rationnel que le lait pris à la mamelle de la femme ou de la femelle eût encore des vertus vitales et curatives plus parfaites. C'était comme une sorte de transfusion : on choisissait une forte et vigoureuse nourrice, et le poitrinaire redevenait un enfant à régénérer. La lactation fut encore une variété de la *transplantation* de Paracelse;

mais alors l'opération se faisait à l'inverse : on cherchait un nourrisson robuste et on le sacrifiait en l'attachant jour et nuit au sein de la dame poitrinaire ; on croyait alors aux échanges de la santé et de la maladie. Ne parlons plus de ces pratiques barbares et impies. Leake conseillait encore à la femme phthisique de devenir enceinte, ce qui n'est guère plus moral.

Le lait et les *œufs* qu'Aretée recommandait aux phthisiques de manger frais pour toute nourriture, forment le moyen de transition pour passer des spécifiques végétaux aux substances animales. Les mollusques forment l'introduction aux traitements spécifiques par les viandes.

Les *limaçons* ont conservé jusqu'à nous leur réputation ; si nous ne les considérons pas comme remède, nous ne pouvons pas nous empêcher de les recommander comme la nourriture la plus douce et la mieux appropriée. On choisit, quand on le peut, de préférence, les escargots de vigne blancs, qu'on dépouille ou non de leur coquille, et on les fait bouillir au nombre de vingt dans deux livres d'eau. Zacutus Lusitanus, qui avait toute confiance dans les propriétés pectorales et analeptiques de ce mollusque, ne prenait pas tous ces soins de précaution : il les donnait, crus ou cuits, en infusion ou en bouillon ; ils étaient toujours bons. Il est rationnel que si l'on associe la chair des limaçons à celle des *cancres* ou des *écrevisses*, qui sont le spécifique de Schenck, on prépare une décoction très-salutaire pour nos malades : Pilez cinquante colimaçons dépouillés avec quinze écrevisses ou cancres ; faites bouillir ce mélange dans trois livres d'eau, et passez la décoction ; à prendre par petites tasses.

Les bouillons de *tortue*, de *vipère*, de *grenouilles*, recommandés par Deidier, ne sont que des succédanés du précédent, quoique ces substances aient eu, chacune, leurs partisans exclusifs.

L'eau, le bouillon, la purée de poulet, de veau, d'agneau, de renard, ne sont encore que des degrés ascendants du traitement ou du régime des phthisiques ; car, on a dû le remarquer dans ce paragraphe, la thérapeutique confond la médication avec la diète ; dans cette conception de la phthisie, tout remède est nutritif, et l'alimentation est le traitement lui-même.

Les viandes noires et la chair des vieux animaux ont été recommandées à toutes les périodes de la maladie, mais surtout à la troisième, où le praticien raisonnable est obligé de chercher une nourriture qui, sous le moindre volume, fournisse le plus de substance alimentaire à l'assimilation. Cependant, on pense bien que les sectateurs de Brown, en Angleterre, sont passés à l'excès de ces moyens toniques. Ainsi Pears nous a laissé son expérience dans un livre où il dit que sur quarante-neuf poitrinaires de tous les degrés, qui furent soumis à tout ce qu'on peut imaginer de tonique et d'incrassant, vingt et un furent radicalement guéris, dix-huit abandonnèrent le traitement, quoiqu'ils éprouvassent une amélioration sensible ; que dix seulement moururent. Si ces chiffres sont vrais, cette médication se recommande d'elle-même aux praticiens et aux malades. Pour nous, quand cela nous a été possible, nous n'avons jamais vu d'inconvénient résulter des côtelettes de mouton, non plus que des biftecks, auxquels nous conseillons de joindre le cresson cru ou blanchi à l'eau bouillante. Gapper, avant Brown, traitait la phthisie avec les substances nutritives données en quantité considérable; mais Coelius Aurelianus, bien avant Gapper, prétendait qu'il faut incessamment donner de la force aux poitrinaires, et qu'entre toutes les substances nutritives prises dans la diète animale, il fallait choisir les plus succulentes à cet effet; il y joignait, comme on le pense, l'usage du vin blanc ou rouge, mais sec et noir : ainsi, le bon vin de Bourgogne lui eût paru bien préférable au meilleur vin de Bordeaux.

Hippocrate prescrivait le vin *optimum sed parcum;* Cardan, plus près de nous, reconnaissait au vin des vertus spéciales contre la phthisie. Nous verrons au chapitre spécial du Goudron, le *vinum piccatum* que les Grecs ordonnaient contre toutes les affections putrides des humeurs, et particulièrement contre la phthisie à tous les degrés.

Enseignons ici quelques anciennes préparations de viandes blanches et noires qui peuvent être d'un très-bon usage, soit en prophylaxie, soit en thérapeutique.

Gelée adoucissante de tortue.

R.: Foie, cœur et chair d'une tortue.
Chair de veau, 250 grammes.
Eau, 1 litre.

Après quelques heures de cuisson, laissez reposer dans un endroit frais. On administre cette gelée dans du bouillon de bœuf, à la dose de 30 grammes environ par tasse de bouillon.

Bouillon pectoral au poulet.

R.: Poulet maigre, un demi.
Raisins secs.
Amandes douces concassées, douze.
Salep, une cuillerée à bouche.
Dattes et jujubes, huit de chaque sorte.
Cresson et cerfeuil, une pincée de chacun.
Eau, 1 litre 1/2.

Faites cuire et réduire d'un quart. On peut sucrer ce bouillon au goût du malade.

Bouillon calmant.

R.: Chair de veau, 100 grammes.
Poulet écorché, un quart.
Gruau de seigle, deux cuillerées.
Feuilles de chicorée sauvage et cresson, une poignée.
Eau, 1 litre.

Faites cuire et réduire d'un quart.

Bouillon pectoral adoucissant.

R.: Collet de mouton, 200 grammes.
Racine de patience, } āā 15 grammes.
— de fraisier, }
Feuilles de chicorée, une demi-poignée.
Feuilles de petite centaurée, } une pincée.
— de petit-chêne, }

Faites cuire et passez.

Gelée analeptique.

R.: Râpure de corne de cerf, 100 grammes.
Cuisses écrasées de vieilles poules, trois.
Cuisse de bœuf, 1 kilogramme.
Eau pure, 3 litres.

Ajoutez cannelle, clous de girofle et sucre, selon le goût du malade.

Faites réduire à un tiers du liquide sur un feu doux.

Lavement nourrissant.

R.: Gélatine de veau, 30 grammes.
Lait, 120 —

Faites dissoudre à petit feu.

Un autre plus fort :

R.: Bouillon de bœuf, } āā 100 grammes.
Lait de vache, }

Nous aurions tort d'en faire un reproche aux médecins du moyen âge : il est une tendance de notre esprit, une sorte de raisonnement, quoi qu'on en dise, dont le thérapeutiste se défend avec peine, c'est celle qui donne l'idée de traiter un organe malade du corps humain avec l'organe semblable pris dans le corps des animaux ; non pas d'un animal quelconque, mais de celui qui jouit dans cet organe d'une force et d'une santé inaltérables. Nous sommes encore loin des anciens, quand nous prétendons guérir le poumon de l'homme avec du poumon de veau ; la phthisie, par exemple, avec du bouillon de mou de veau ou avec la pâte de *Dégenétais*. Le poumon de renard et des oiseaux au long vol, recommandé par LANGE à la fin du XVe siècle, et avant lui sans doute par d'autres praticiens, doit avoir des propriétés spécifiques bien autrement puissantes. Nous croyons inventer et perfectionner, nous ne faisons que répéter les découvertes de nos pères et détériorer leurs formules ; nous faisons, à force de perfectionnement, des sirops de guimauve sans guimauve, des pâtes et des farines de lichen d'Islande sans lichen, des gelées de mou de veau sans poumon d'aucune espèce. J'ai trouvé dans une pharmacopée moderne la recette suivante, intitulée : *Lait d'ânesse :*

R. : Escargots de vigne, six.
Corne de cerf râpée,
Orge perlé,
Racine de panicaut,
} āā 12 grammes.
Eau, 1 litre.

Faites réduire de moitié par la cuisson et ajoutez : Sirop de capillaire, 30 grammes.

Et le lait d'ânesse est fait! Or, qui est-ce qui nous empêcherait d'appeler cette préparation, du lait de vache ou de chèvre, au lieu de lait d'ânesse? Rien, sans doute; mais celui-ci est rare, cher et renommé: puisqu'on prend la peine de faire du lait, tant vaut le faire de la première qualité.

Voilà le genre de supériorité que nous avons sur nos ancêtres, nous venons d'en donner un échantillon sans nommer personne. Si on enseignait à une bonne ménagère à préparer ces sortes de médicaments, nous croyons en conscience qu'ils offriraient d'autres garanties au malade et au médecin que toutes ces préparations pharmaceutiques proprement enveloppées et faussement baptisées. Le choix d'un pharmacien consciencieux, pour les praticiens et pour les malades, est d'une très-grande importance. Voici, par exemple, le sirop de mou de veau que nous préférerons à toutes les pâtes publiées de nos jours :

R.: Mou de veau frais, coupé par morceaux, 500 grammes.
Vin blanc généreux, 1 litre.
Eau de fontaine, Q. S.

Faites cuire à petit feu, et ajoutez ensuite d'une décoction de :

Jujubes sans noyaux, 60 grammes.
Feuilles de pulmonaire,
Dattes et raisins secs,
Racine de réglisse, } āā 30 gramm.

Passez la décoction avec expression ; mêlez-la au bouillon; sucrez et parfumez au goût du malade.

Tout cela exige beaucoup de petits soins qu'il est rare de trouver dans les officines qui n'en auraient point la spécialité. Nous en disons autant du sirop composé de limaçons des pharmacopées, lequel peut être avantageusement remplacé par celui-ci :

R.: Limaçons de vigne vivants, au nombre de cent.

Les laver pour leur faire rendre les mucosités, les dépouiller, les hacher et les faire cuire à petit feu, en vase clos et dans une quantité suffisante d'eau. Passer le tout à travers un linge, ajouter 1 kilogramme de sucre et 1/2 litre de vin blanc généreux, et remettre sur le feu jusqu'à la consistance voulue.

Mais arrivons aux anciennes préparations des *poumons de renard*, spécifique qui a joui longtemps d'une vogue que nous lui croyons méritée. On le donnait en poudre et en bouillon. Voici les deux modes de préparation qui s'y rapportent :

Poudre de poumons de renard, préparée d'après la méthode du célèbre SYLVIUS.

On prend les poumons d'un renard, que l'on coupe par morceaux, qu'on lave ensuite dans du vin blanc, avec pression suffisante pour les dégorger, autant qu'il est possible, du sang qu'ils retiennent; on les fait dessécher au bain-marie ou sur un sable chaud. Lorsqu'ils sont secs, on les écrase et on les renferme dans des flacons bien bouchés. Cette poudre se prend à jeun jusqu'à la dose de 5 grammes.

Les bouillons de poumons et de rachis de renard, recommandés par LANGE, se préparent de la même manière que les bouillons de mouton ou de bœuf.

Les préparations de *cloportes,* dont nous avons parlé dans le paragraphe précédent, à la catégorie des diurétiques, est fort simple. On préférait ceux qui sont attachés aux murailles à ceux qu'on trouve sous le bois moisi ; on les faisait mourir dans du vin blanc, puis sécher au soleil et on les écrasait. C'est la poudre qui a eu tant de vertus spécifiques contre la phthisie et l'hydropisie.

Les serpents, et particulièrement la *vipère,* ne pouvaient traverser le moyen âge sans servir de spécifique à un grand nombre de maladies. Entre les mains d'Esculape, le serpent est l'emblème de la guérison homœopathique : ses vertus contre les humeurs viciées devaient le recommander dans la phthisie ; on donna la chair blanche de la vipère en poudre, en bouillon, etc. Nous verrons plus loin l'usage que l'on faisait de sa graisse.

Les substances nutritives médicinales n'ont pas été, nous l'avons dit, administrées seulement par les voies ordinaires de la digestion, elles ont été données encore par tous les points de la surface extérieure du corps. On a utilisé toute espèce d'absorption cutanée, même l'absorption des muqueuses bronchiques. Nous allons donner en passant la formule du clystère nourrissant, le *clysma nutricus*, tiré de la pharmacopée générale de Spielman, et longtemps auparavant préconisé par les spécialistes, qui prétendaient que les substances alimentaires trop succulentes ne devaient point passer par l'estomac, afin de lui épargner le travail d'élaboration nécessaire que le voisinage et l'intermédiaire du diaphragme rendraient pénible aux organes pulmonaires des phthisiques. On prescrivait donc les nourritures légères par le haut, et les bouillons consommés par le bas.

Lavement nourrissant.

R. : Bouillon de bœuf, } parties égales.
Lait de vache, }

Ajoutez de la gelée de corne de cerf, pour lier le mélange ; mêlez et administrez à petites doses répétées souvent.

L'absorption des émanations nutritives par les voies respiratoires a eu un grand nombre de partisans, non pas que l'on ait jamais pensé que cette assimilation aériforme dût suffire pour nourrir le malade, et réparer les pertes causées par la phthisie ; mais il était presque rationnel de porter sur le foyer de la consomption et de l'amaigrissement des substances qui pussent les prévenir ou les enrayer dans leur développement. Et en effet, si la tuberculisation était la suite de l'émaciation pulmonaire, rien ne paraissait mieux indiqué que la direction d'éléments nutritifs sur les tissus appauvris. La nutrition, enfin, devenait ainsi médication topique ; c'est le dernier degré de la perfection thérapeutique, la phthisie, je le répète, étant considérée comme une maladie de marasme ayant son centre de rayonnement dans les organes de la respiration.

Outre l'*a priori*, l'expérience vulgaire venait confirmer cette méthode recommandable. On avait, dis-je, remarqué que les individus occupés ou vivant au milieu des émanations animales étaient rarement victimes de cette maladie. Les *équarrisseurs*, *corroyeurs*, *charcutiers*, *bouchers*, etc., fournissent en effet une proportion évidemment minime dans les statistiques morbides de la phthisie; bien mieux, on a remarqué de longue date que la prédisposition et l'héritage se développent fort rarement dans ces professions diverses, et que le poitrinaire, enfin, y guérit. *Grasse et fraîche comme une bouchère:* le proverbe ancien enseignait au médecin le remède de la maigreur, et par conséquent de la phthisie regardée comme affection émaciante.

L'énumération des moyens divers que l'on a imaginés pour approprier aux malades ces émanations nutritives nous mènerait trop loin; il nous suffit, je crois, d'avoir désigné les boucheries, où s'exhalent continuellement de grandes quantités de matières animales saines, pour qu'on nous dispense du détail qui se rapporte aux autres professions industrielles où l'on pourrait aspirer et absorber des évaporations moins pures, en ce sens qu'elles sont produites par des substances arrivées à un état d'altération putride plus ou moins avancé. Je sais qu'on a recommandé celles-ci par la raison même de cet état d'altération; mais la médecine est destinée à voir en pratique toute sorte de choses : pour nous, les émanations fraîches de la boucherie ont de meilleurs titres à la recommandation que celles qui se dégagent dans un amphithéâtre d'anatomie ou dans un établissement d'équarrissage. Quant aux atmosphères des tanneries, il y entre d'autres éléments, auxquels nous attribuons d'autres spécificités : nous voulons dire le tan ou tannin, et la chaux, dont nous aurons occasion de traiter un peu plus loin, dans une prochaine catégorie.

Une fois entré dans le domaine de l'absorption nutritive comme médication des maladies de poitrine, on devine bien que l'esprit thérapeutique ne dut pas s'arrêter à la découverte des émanations animales *mortes* : une sorte de raisonnement médical enseignait que ces émanations, si elles étaient *vivantes*, devraient avoir des propriétés autrement efficaces sur le mal. Paracelse arriva par là à l'idée de la *transplantation;* d'autres, même avant lui, arrivèrent à l'idée des étables à vaches, et ici encore le moyen âge est bien loin d'inventer. L'Orient, depuis plus de trois mille ans, se prosterne devant la vache, en reconnaissance sans doute de ses attributs comme source inépuisable d'aliments et de médicaments. La vache est le symbole de la mère et de la Providence, toujours abondante et toujours suffisante aux besoins de l'homme. Toutes les parties de cet animal, jusqu'à la fiente, ont des vertus consignées dans les livres sacrés de l'Inde; la sainte Bible elle-même, aux livres d'Ezéchiel, a rendu son témoignage de vérité, non pas au culte de la vache, mais aux vertus de tout ce qui émane d'elle. Ainsi, tandis que ce grand homœopathe de Paracelse imaginait d'établir le poitrinaire dans un gynécée de nourrices bien portantes, d'autres médecins, plus pénétrés de respect pour l'humanité, imaginaient de l'établir dans une vacherie.

Le séjour du phthisique dans une étable à vaches, ayant pour objet l'absorption des exhalaisons nutritives, compte un si grand nombre de partisans dans tous les siècles, que nous ne pouvons point choisir celui à qui revient en propre ce mode de traitement. Quel que soit le spécifique auquel le médecin s'est voué, il ne récuse jamais ce moyen; ceux mêmes qui ont mis toute leur célébrité dans un pronostic mortel, conseillent quelquefois aux poitrinaires le séjour des vacheries. Il y a un accord universel sur ce point; mais comme tout doit être sujet à contradiction, ne pouvant disputer sur le fond, les savants ont disputé sur l'accessoire. Est-ce l'odeur du lait ou du fumier? est-ce l'odeur propre à l'animal? est-ce la constance de température des étables? est-ce le repos des malades? On cherche à savoir le principe, entre tous ceux qui enveloppent le malade, qui agit sur la maladie : vaine recherche, tracasserie de savant! N'ayant à envisager ici le bénéfice du séjour des étables que par rapport à la conception nosologique qui regarde la phthisie comme maladie d'amaigrissement, comme affection *émaciante*, nous n'aurons donc signalé ce séjour que comme exposition du malade au milieu d'une atmosphère nutritive.

En disant que ces absorptions nourrissantes sont propres aux voies respiratoires, nous n'avons pas dit qu'elles leur fussent exclusives. Nous savons sans doute que tout l'appareil absorbant répandu à la surface du corps est intéressé dans cette médication, nous savons que l'assimilation des vapeurs nutritives peut se faire par tous les points béants de la périphérie organique; mais comme nous devions traiter ailleurs des moyens spéciaux, réservés à l'absorption cutanée, nous avons dû regarder ici ces émanations animales comme propres à l'absorption pulmonaire : voilà notre excuse. On dira aussi que nous oublions l'application qu'on a faite des émanations nutritives végétales : les fumigations des plantes émollientes et le séjour dans les serres chaudes? Nous avouons que, sans nier tout-à-fait ce qu'il peut y avoir de nourrissant dans ces médications, nous nous sommes réservé de les considérer comme vapeurs proprement dites, et de les traiter d'une manière spéciale au chapitre des *Fumigations*. A force de voir des particules nutritives dans toutes les exhalaisons végétales ou animales, il nous aurait fallu ranger dans celui-ci le traitement spécifique de BAGLIVI, qui ordonnait aux phthisiques de suivre le laboureur ouvrant la terre afin d'aspirer, toutes chaudes, les vapeurs humides qui s'en dégagent; on aurait dit autrefois : *les esprits vitaux et aromatiques qui s'en exhalent.*

A choisir entre toutes les matières qu'on pouvait fournir à l'absorption cutanée, on devine que la conception qui faisait de la phthisie une maladie de maigreur indiquait les *graisses animales :* on les appliqua sous toutes les formes, partiellement et généralement.

Michel DE HEREDIA, médecin de Philippe IV d'Espagne, préférait la graisse de vipère à toutes les autres; il l'administrait en frictions le long de l'épine dorsale.

LENTILIUS couvrait le thorax d'une forte couche de graisse de chien. LANGE, pour le même usage, se servait de moelle de cheval.

BEDDOES, enfin, le célèbre spécialiste anglais, que nous retrouverons comme inventeur à l'article des *Fumigations*, administrait les corps gras à l'extérieur et à l'intérieur. BOREL avait une grande confiance dans l'usage du beurre extrait du lait de femme; il l'administrait de préférence comme nourriture interne, et il rapporte des exemples des bons effets qu'il en a vus résulter.

CELSE et ARETÉE étaient grands partisans de toute onction et friction grasse à la surface du corps des phthisiques.

Si à la suite de ce traitement magistral par les substances grasses, nous voulions faire l'histoire de tous les peuples sauvages ou civilisés qui se préservent et se guérissent d'une foule de maladies par des applications de cette nature, nous dépasserions de beaucoup les limites de notre objet; peut-être aussi aurions-nous l'air d'en encourager l'imitation, ce qui n'est pas notre pensée, quoique nous puissions attribuer quelque efficacité aux onctions grasses à la surface de la poitrine du phthisique. Nous ne citerons que les paysans valaques et moldaves, les plus beaux hommes de l'espèce, qui, en santé comme dans la maladie, n'ont d'autre moyen de force ou de rétablissement que l'usage de la graisse de porc et d'autres animaux, sur le corps ou l'organe malade.

Nous terminerons cette énumération par le remède spécifique que le bas peuple d'Angleterre s'administre depuis bien des siècles, et que de grands praticiens, tels que TURKEY, MARRIATT, et bien d'autres, ont adopté pour traitement spécial de la phthisie. La recette est vieille et facile; les poitrinaires pauvres de la Grande-Bretagne y ont toujours la même confiance :

On prend un demi-kilogr. de graisse de mouton, on la fait bouillir une heure dans un litre de lait de vache : c'est la ration quotidienne du malade. Il est rare, dit-on, que l'amélioration ne succède à un pareil régime, si on le continue avec quelque persévérance. Voici la relation d'un cas pris dans la pratique du docteur Young dont M. Alexandre Crichton, notre maître, recommande le témoignage :

« Le malade était un jeune homme de Ports-« mouth. Venu à Londres, il y eut une attaque « d'hémoptysie, qui fut suivie d'une expectora-« tion purulente et d'une fièvre hectique bien « caractérisée. Il revint à mieux à la suite d'un « traitement que je lui prescrivis, et il partit « pour le Northamptonshire ; je n'espérais guère « son retour. Quelques mois après il venait me « remercier. La toux et la fièvre avaient complé-« tement disparu, et il me raconta que de toutes « les prescriptions que je lui avais faites en par-« tant, il n'avait conservé que celle du lait et du « suif de mouton, qui lui avait graduellement « rendu la force et la santé. »

En général, remarque notre savant docteur Crichton, l'usage d'une pareille quantité de graisse est difficile aux estomacs des poitrinaires ; mais quand on peut supporter et digérer cette substance, on doit en attendre de bons résultats.

Voilà l'ensemble des éléments qui constituent le traitement spécifique de la phthisie considérée comme d'essence morbide émaciante. Nous avons parcouru d'un bout à l'autre l'échelle des substances nutritives, depuis les moins riches en molécules assimilables jusqu'aux viandes les plus succulentes. La phthisie, enfin, étant le défaut ou la perte du tissu adipeux, nous sommes arrivé à l'emploi médicamenteux des graisses animales : c'est le moyen de réparation directe et immédiate ; on ne pouvait rien imaginer de plus spécifique, rien trouver, selon nous, de plus rationnel que la graisse pour produire la graisse. Nous avons vu tous les moyens d'assimilation mis en œuvre pour arriver à cette fin, et nous doutons, avec quelque fondement, que le traitement qualifié rationnel de nos pathologistes modernes soit plus invariablement conséquent à une conception morbide, que le traitement spécifique des médecins que nous avons cités ne l'a été à la conception de la phthisie comme maladie d'amaigrissement. Nous croyons même avoir démontré que le reproche d'*empirisme* adressé à nos anciens n'est guère plus mérité que le compliment de *logique* que la flatterie de nos contemporains s'adresse aujourd'hui à elle-même. Passons à une autre catégorie de spécifiques.

3e CATÉGORIE.

SPÉCIFIQUES ASTRINGENTS ET TONIQUES.

La phthisie est-elle considérée comme une maladie générale de nature atonique, ayant son centre d'altération dans les organes pulmonaires ?

Est-elle une altération du sang ou des humeurs,

provenant d'asthénie générale qui s'est localisée dans le foyer de l'hématose?

Est-elle, comme le veut dans sa classification le nosographe VOGEL, une affection de l'essence de la chlorose, de l'anasarque, etc.?

Est-elle, comme le croit le célèbre PINEL, une affection de l'essence du scorbut, du cancer ou des scrofules?

Est-elle enfin, comme le prétend SELLE dans ses *Rudiments de pyrétologie*, une fièvre remittente par ulcération pulmonaire?

Vous allez voir la thérapeutique universelle prendre les moyens médicamenteux, choisir les substances spécifiques dans les espèces toniques de tous les genres, administrer les amers, les astringents, les antiscorbutiques, les martiaux, les fébrifuges, les nervins, etc.; tous les médicaments qui peuvent relever l'organisme général ou l'organe particulier; il faut que toutes les indications qui procèdent de cette conception de la phthisie soient remplies. Il n'y a rien d'empirique dans ces médications; quoi qu'en disent les modernes, nous ne sommes guère à même d'en apprendre à nos pères en fait de logique: ils avaient toujours une vue scientifique sur le mal avant d'en chercher le remède. Je sais que quelquefois le remède et la guérison ont précédé la conception pathologique; mais quand une substance livrée au hasard a eu produit une fois de bons effets sur une maladie, le médecin, à quelque siècle qu'il ait appartenu, s'est hâté, après avoir adopté le remède, de chercher l'explication de ses effets curatifs sur la nature et l'essence de l'affection elle-même.

En un mot, il est vain, inutile et faux d'appeler *empiriques* les médications de nos pères, pour distinguer nos traitements modernes par l'épithète de *rationnels*. Il n'y a, en véritable médecine, de thérapeutique véritablement rationnelle que celle qui se fonde sur les spécifiques, que celle qui les cherche, qui les trouve et qui les applique. Tout le reste, à force d'être logique, est innocent ou palliatif. Parlons des antiphthisiques de cette catégorie.

En tête de tous les spécifiques amers il faut placer les *polygala*. Lorsque les effets de cette plante sur la poitrine furent annoncés au monde savant, tous les remèdes préconisés jusqu'alors faillirent tomber en désuétude. Le docteur TENNENT, en 1738, publia les vertus du polygala sénéka de Virginie sur la pneumonie, avec des expressions d'une admiration telle, que les médecins européens se mirent à l'étude et à l'épreuve de cette substance. En France, DUHAMEL DU MONCEAU, en 1739, dans un mémoire plein de science sur cette plante, rapporte une série d'expériences faites sur les malades, et entre autres les cas de deux individus atteints de pneumonie inflammatoire qu'il avait guéris avec la décoction des feuilles et des racines du sénéka, lorsque tous les moyens antiphlogistiques avaient échoué.

Ces deux guérisons, certifiées par un homme de cette importance, firent au polygala de Virginie une grande réputation. M. Moussu, notre savant pharmacien, est resté le légataire unique de ce médicament. Lorsque, il y a vingt ans, la vogue des pâtes pectorales envahit la pharmacie industrielle, le professeur Alibert lui conseilla d'en composer une avec le polygala sénéka, lui promettant l'assentiment du corps médical et la reconnaissance des malades. M. Moussu se mit à l'œuvre et produisit la pâte *parégorique* qui fait la plus belle spécialité de son officine.

Le *polygala amara* vint après le sénéka : les qualités amères qu'il joint à une saveur balsamique lui donnèrent une spécificité encore plus marquée sur la phthisie. Les médecins de Vienne ne prescrivaient plus aux poitrinaires que la décoction de ses feuilles et de ses racines. Caudon avait commencé par y publier une thèse intitulée : *De polygala in phthisi;* Collin, en France, le recommanda par toute sorte d'éloges. Quelque temps après, Coste et Willemet firent des essais dont le résultat mit le comble à l'admiration : douze phthisiques sont soumis à la décoction de 90 grammes de racine de polygala amara dans 1 kilogr. 1/2 d'eau, réduite à moitié et édulcorée avec les sirops d'hyssope et diacode, et dix sortirent du traitement parfaitement guéris. Je ne fais que résumer les termes de leur rapport. Du reste, ce mode d'administration est le même que celui des médecins viennois. La poudre de cette racine, à la dose de 2 grammes, soir et matin, a les mêmes effets. Nous faisons des vœux pour que l'idée de préparer une pâte antiphthisique avec cette poudre vienne à quelque pharmacien.

En 1814, le docteur Albers, de Fribourg, produisait un nouveau spécifique : c'est l'écorce d'*alconorque*, que de temps immémorial les Américains employaient contre la phthisie. Nous l'avons administrée, dit ce docteur, sur des poitrinaires avérés à la troisième période de la maladie. L'un d'eux, âgé de vingt ans, fut très-soulagé dès le deuxième jour; l'autre, une femme âgée de trente ans, se trouva sensiblement mieux au bout de douze heures; les vomissements rendaient chez elle impossible toute autre espèce de médicament : peu de jours après l'usage de l'alconorque, la malade pouvait manger, et la fièvre était fort diminuée; mais l'écorce vint à nous manquer, la femme voulut partir. Deux autres phthisiques, dans la pratique privée du docteur, dont un enfant de six ans, furent guéris, quoique la fièvre hectique fût déjà bien établie. La poudre réussit mieux que la décoction.

On ne connaît pas positivement l'arbre qui produit cette écorce; elle fut importée en Europe par les Espagnols, en 1784. On sait seulement qu'elle a des analogies avec le quinquina.

La *busserolle* ou raisin d'ours est aussi une de ces plantes médicinales qui ont eu un grand nombre de vertus. On ne la connaissait encore que pour ses effets admirables sur la sécrétion des muqueuses, lorsque, en 1805, le docteur BROWN, d'Oxford, publia plusieurs cas de guérisons radicales de la phthisie au moyen de cette substance. Le docteur CRICHTON lui reconnaît une véritable efficacité contre les bronchites chroniques et contre la phthisie elle-même, lorsque la fièvre n'est pas fort intense. On donne la poudre des feuilles, qui est amère et balsamique.

Le *saule* fut vanté dans le siècle dernier pour ses propriétés spécifiques contre la phthisie. Toutes les parties de cet arbre ont été employées : le principe amer, balsamique et astringent qu'il enveloppe, devait l'indiquer un des premiers. C'est en extrait qu'il était surtout préconisé, jusqu'à GOURRAUD, qui donna la préférence à la poudre et à la décoction de son écorce. Cette écorce est destinée à remplacer un jour le quinquina en France. On pourrait répéter les expériences de GOURRAUD avec la *salicine*. Les champignons qui viennent sur la tige du saule ont été eux-mêmes réputés antiphthisiques.

Le *phellandre aquatique* est une de ces plantes qui ont réuni le plus de suffrages comme spécifiques des maladies de poitrine. LANGE ne voyait rien de supérieur à la décoction de ses graines. En 1739, ERSNSTLING publia un mémoire pour le faire connaître et le recommander comme tout-puissant contre les plaies indolentes, les fièvres intermittentes et les ulcères chroniques des poumons. STERN l'a vu guérir radicalement la phthisie. BERENDS partageait l'estime de l'école de

Montpellier pour cette plante. Sa dissertation latine en faveur des vertus du *phellandrium aquaticum* contre la phthisie, ne laisse rien à ajouter; son admiration a tout dit dans le volume qu'il lui a consacré. Le phellandre fournit une poudre et une décoction pectorales dont nous voulons donner les recettes parce qu'elles peuvent être d'un bon secours durant le traitement par les vapeurs de Goudron :

Poudre anticatarrhale.

R. : Semences de phellandre. 12 décigram.
Gomme arabique. . . . . 8 grammes.

Réduisez en poudre et divisez en six paquets ; un paquet toutes les trois heures.

Décoction pectorale.

R. : Douce-amère. . . . . 8 grammes.
Semences de phellandre. 4 —
Eau. . . . . Q. S.

Ajoutez de la gomme et de l'oxymel simple ; à prendre un verre soir et matin. La *douce-amère*, qui entre dans cette préparation, nous rappelle qu'elle a eu, elle aussi, les honneurs de la spécificité entre les mains de Burser et de Carrère.

Celse avait déjà remarqué les propriétés spécifiques du *plantain.* Les médecins du moyen âge lui conservèrent une grande estime; plus près de nous, les Allemands l'ont remis en honneur; selon quelques spécialistes du pays, rien ne l'emporte dans le traitement de la phthisie sur le suc du plantain frais, surtout lorsqu'on le donne associé à l'*élixir de propriété* du grand PARACELSE.

Le *chardon bénit* et le *chardon à foulon* furent vivement recommandés pour leurs propriétés diverses. THILENIUS prescrivait invariablement le premier en extrait ou en décoction ; il lui associait ordinairement le *polygala sénéka*. GASSER préférait le second, dont il administrait la racine en poudre pétrie avec du miel.

La famille des crucifères, de tout temps reconnue pour antiscorbutique, devait être appelée à jouer un rôle spécifique sur la phthisie, que l'on a crue de la même nature que le scorbut. LANGE, que nous avons plusieurs fois cité, est l'auteur d'un livre ayant pour titre : *Remèdes domestiques des environs de Brunswick*. On devine qu'il travaillait pour les pauvres : aussi le chou rouge entre-t-il dans le traitement d'un grand nombre de maladies ; c'est qu'en effet les plantes de cette espèce, quand la digestion en est facile, donnent un bouillon dont les effets sur l'organisme faible ou débilité sont infaillibles. Introduit dans le régime alimentaire, nous concevons qu'à la longue il puisse conjurer la prédisposition et vaincre la maladie. Les pharmacopées en ont fait un looch, un sirop, une gelée; c'est en bouillon avec la viande que nous le recommandons. Le *cochléaria* (de la même famille) est bon, comme le chou, de toutes les façons; mais c'est surtout le *cresson* de fontaine, recommandé par BONET, BRILOUET, POUTEAU et autres, qui mérite, par ses propriétés actives, la palme entre les crucifères. Il serait trop long de signaler, même nominativement, tous les praticiens qui l'ont adopté comme antiscorbutique, antiscrofuleux et antiphthisique. Les divers spécifiques que nous avons énumérés jusqu'ici passeront, le cresson ne passera pas. L'herbe fraîche, cuite, crue, le suc vert, la décoction, l'infusion, tout est bon contre la phthisie; tous les bouillons du poitrinaire devraient en être saturés, tous les rôtis devraient en être entourés. Enfin, si le cresson ne fait pas tout le traitement thérapeutique du malade, qu'il soit la partie invariable de la diète : c'est une substance dont il ne faut jamais redouter les excès et qu'il faut toujours regretter d'avoir employée trop tard ou en trop petite quantité. Que ceux qui ne le digèrent pas sous une forme l'essayent sous une autre, jusqu'à ce qu'ils aient trouvé celle qui leur convient. Les vapeurs de Goudron, et l'usage du cresson dans les repas et hors des repas, nous paraissent former un traitement complet de la phthisie.

Le *lichen*, que nous avons cité pour ses qualités analeptiques, revient ici pour ces vertus amères et toniques. Le docteur sir Alex. CRICHTON est le premier qui l'ait introduit comme tel dans le traitement de la consomption pulmonaire; on sait aujourd'hui que cette recommandation lui a valu l'universalité dont il jouit. Quand on en prépare la décoction pour le poitrinaire, il ne faudrait pas prendre tant de précautions pour lui enlever ses propriétés amères, qui font peut-être toute sa spécificité sur les organes de la respiration.

La *pulmonaire*, dont nous avons parlé aussi dans la catégorie des plantes émollientes et mucilagineuses, revient ici pour ses qualités astringentes. MEGER et CULLEN ne préféraient rien au suc des feuilles fraîches, qu'ils donnaient à la dose de quelques onces dans le courant de la journée. Nous la verrons encore reparaître dans la catégorie des fumigations, recommandée par DIOSCORIDE, PLINE, GALIEN et LINNÉE : ce dernier, entre autres indications, en faisait fumer les feuilles aux malades atteints des rhumes chroniques.

La *sauge*, à laquelle l'école de Salerne a consacré un quatrain qui commence par ce vers : *Cur moritur homo, cui salvia crescit in horto,* ne pouvait pas manquer d'avoir une belle place parmi les spécifiques de la phthisie : excitante, nervine, tonique, légèrement astringente, résolutive, détersive et balsamique, il était impossible que la sauge n'occupât pas un rang honorable dans le traitement des cachexies. C'est elle qui fait le fond de l'*Elixir vitæ mulierum*. Une décoction de feuilles de sauge, versée sur un jaune d'œuf délayé avec du sucre, faisant ainsi une sorte de lait de poule, et pris à jeun, nous a donné des effets admirables à tous les degrés de la phthisie.

En 1806 parut à Augsbourg un volume in-8°, ayant ce titre : *Ueber ein fast specifisches Mittel wider die Lungenschwindsucht* (*Sur un remède presque spécifique contre la phthisie*). Ce remède, c'était l'*asplenium ruta muraria*, plante surnommée *sauve-vie;* l'auteur du livre et l'inventeur du spécifique était le docteur ROTHE. Cette fougère, réputée depuis très-longtemps béchique, et employée contre les toux catarrhales, prit entre les mains de ce médecin une telle importance, que tout ce qu'on avait trouvé et proposé jusque-là disparaissait dans la comparaison. Ces éloges étaient appuyés d'expériences couronnées de très-beaux résultats.

La *ciguë*, pour ses vertus fondantes et son action résolutive, a eu un grand nombre de partisans, surtout lorsque la phthisie paraissait porter quelque chose de l'essence scrofuleuse. FOTHERGIL et QUARIN en faisaient un grand usage à toutes les périodes de la maladie; mais surtout à la troisième; ZEVIANI l'administrait avec un grand avantage sous la forme d'extrait; PEARSON avait songé à en faire des fumigations topiques : à cet effet, il en combinait les vapeurs avec l'éther sulfurique et il les faisait respirer au poitrinaire. Nous la retrouverons dans la classe des vapeurs topiques.

La *digitale* est déjà vieille dans le catalogue des spécifiques de la phthisie; BEDDOES n'en avait jamais retiré que de bons effets, quoiqu'il ne fût pas réduit à ce seul médicament, comme nous le verrons au paragraphe des fumigations. MAGENNIS a publié un rapport dans lequel il annonce avoir guéri vingt-cinq phthisiques au dernier degré de la maladie, sur quarante-huit qu'il avait soumis à ce traitement. Il n'en faut pas davantage dans une affection réputée incurable, pour qu'une substance ait le droit d'entrer dans l'ordre des spécifiques. Enfin, le célèbre spécialiste BAYLE a a constaté le résultat suivant de l'emploi de la digitale : Cent cinquante et un poitrinaires avérés ont été mis à l'usage de cette substance : quatre-vingt-trois se relevèrent guéris, trente-cinq manifestèrent une amélioration, trente-trois seulement ne donnèrent aucun signe de soulagement.

Le camphre n'a pas attendu M. RASPAIL pour être réputé spécifique d'une foule de maladies. N'ayant ici pour objet spécial que la phthisie, nous ne nommerons que les médecins qui ont présenté cette substance comme remède de cette affection. BURSERIUS l'administrait sous toutes les formes, à toutes les périodes de la tuberculisation pulmonaire. MARX, après lui, ne le donnait que mêlé au sel ammoniac nitreux (nitrate d'ammoniaque), et lorsque la tuberculisation était arrivée au ramollissement ou à l'excavation purulente.

L'*alcool* ou esprit-de-vin a été un remède avant d'être une liqueur vulgaire : son nom d'*eau-de-vie* indique assez l'estime que lui ont portée les médecins d'autrefois. Nous ne connaissons point de praticien qui l'ait administré à l'intérieur comme spécifique de la phthisie; mais il serait par trop extraordinaire qu'on n'eût point songé à utiliser ses propriétés vitales contre cette maladie d'affaissement et d'atonie. Le docteur anglais HALL s'est fait une spécialité de traitement avec ses lotions alcooliques : à son avis, il n'y a pas de moyen plus sûr de guérir radicalement la phthisie que ces lotions souvent répétées à la surface de la poitrine. Après lui, le docteur BROWN s'est appliqué à composer et à expérimenter une foule de recettes pour lotions superficielles, contre la tuberculisation. On peut consulter son ouvrage anglais intitulé : *Effets de certaines substances contre l'asthme et la phthisie, fondés sur les principes de l'endosmose.* M. Hastings, comme tous les médecins de la poitrine, s'est fait aussi sa lotion : c'est une solution d'iode dans son *medicinal naphtha.*

Nous ne pouvons point seulement énumérer le nombre de lotions que l'on a imaginées dans le but d'en produire une excitation superficielle locale, en même temps qu'une évaporation destinée à être aspirée par les voies aériennes ; mais c'est presque toujours l'acide acétique et l'alcool, quelquefois séparés, quelquefois combinés sous forme d'*éther*, qui ont fait les frais de la matière principale. Quand ces substances ne servent que de véhicule, il faut encore, selon nous, leur attribuer la plupart des effets spécifiques du médicament. Nous aurons occasion d'en parler à la catégorie des *fumigations*, où nous rappellerons les propriétés antiphthisiques qu'un grand nombre de médecins ont attribué aux vapeurs de l'éther sulfurique et autres substances facilement vaporisables.

La *belladone*, l'*aconit*, la *jusquiame*, ont eu successivement leur temps de vogue ; cette dernière plante surtout l'a conservée jusqu'à ce jour ; il est probable même qu'elle ne la perdra pas, car si sa réputation comme spécifique passe, elle n'en restera pas moins un puissant auxiliaire pour combattre les symptômes les plus fâcheux de la maladie. Nous en dirons autant de la *grande chélidoine*, si estimée de Galien et que le docteur Crichton regrette avec raison de voir tomber en oubli : unie au *taraxacum* ou pissenlit, elle possède en effet des vertus sans pareilles dans la phthisie compliquée d'ictère ou d'induration hépatique, seule complication morbide qui soit très-fréquente.

Le taraxacum nous rappelle les *laitues* et les *chicorées*, qui méritent d'entrer dans le régime alimentaire des phthisiques : elles sont, avec les crucifères, à notre avis, les deux potagères par excellence ; aussi Lange les a-t-il signalées dans sa *Médecine domestique*. Bonnes sous toutes formes, elles doivent sans doute leurs vertus au principe actif connu sous le nom de *thridace* qui en est le suc concrété ; ce suc eût été sans contredit un des antiphthisiques les plus prônés si nos anciens l'avaient connu.

Le *chêne* (*quercus robur*), exprimant l'idée de force et de durée, devait entrer dans la thérapeutique de la phthisie considérée comme affection asthénique : astringent, tonique, antiseptique, fébrifuge, autant de vertus qui pouvaient justifier son application. CULLEN en avait déjà vanté l'écorce dans la phthisie laryngée. Avant lui, le fameux ARNAUD DE VILLENEUVE avait fait un livre en l'honneur de cet arbre, intitulé : *De virtutibus benedictæ quercus*. Enfin le docteur MARX, de Berlin, notre contemporain, frappé sans doute de l'admiration de nos aïeux, eut la pensée d'expérimenter le gland contre la phthisie; la réussite couronna ses tentatives : le gland cueilli très-mûr, torréfié comme le café, était administré en décoction légère et servait de boisson ordinaire à ses malades. Rien n'empêche de croire raisonnablement aux bons effets de cette médication; HUFELAND lui-même lui a payé son tribut d'éloges. L'écorce fournit le *tannin* qui conserve les matières animales, rend incorruptible le cuir des animaux; les cupules et les galles même ont des qualités toniques et antiseptiques : tout cela sert à compléter la recommandation qu'on voudrait faire de cet arbre comme spécifique de la phthisie.

Le *soufre*, qui résume en lui l'ensemble des propriétés nécessaires pour défrayer toute la pratique d'un médecin qui saurait s'en servir, a une histoire vraiment merveilleuse dans les annales de la thérapeutique : excitant, expectorant, diaphorétique, purgatif, diurétique, etc., il a dû être employé pour toutes ses qualités avant de l'être pour sa spécificité antipsorique. Vers l'an 1650, AGRICOLA l'administra dans une foule de préparations. Il existe une poudre pectorale résolutive, une autre balsamique, une autre anti-pleurétique, une autre anticatarrhale ; il y a des bols antiasthmatiques, une marmelade pectorale, un looch expectorant et enfin un opiat anti-phthisique, dont le soufre fait toujours le fond médicinal. Le soufre est entré en combinaison avec la plupart des substances spécifiques que nous avons signalées, avec les gommes, les baumes, les résines, avec les fécules et les mucilages, avec les amers et les astringents ; et dans chacune de ses combinaisons il rappelle des noms célèbres de tous les âges de la médecine. Plus près de nous, Popius et Sims l'ont administré avec grand succès. Vogel avait eu l'idée d'associer la fleur de soufre à la racine d'*arum*, unissant ainsi la puissance du premier au mucilage amer d'une plante qui a passé elle-même pour un spécifique de la phthisie. De toutes ces préparations nous ne recommanderons que l'opiat antiphthisique, dont voici la formule :

R. :	Blanc de baleine. .	ãã	8 grammes.
	Fleur de soufre. .		
	Yeux d'écrevisses. .		
	Conserve de roses. . .	16	—
	Miel de Narbonne. . . .	Q. S.	

Dufresnoy y ajoutait la poudre d'agaric blanc pour le rendre plus efficace : on sait que ce champignon vient d'être élevé au grade de spécifique de la phthisie par M. Bisson. Fothergil raconte un cas de guérison opéré par l'élixir de vitriol, qu'on avait donné par erreur à un poitrinaire.

Barety s'était aussi aperçu des propriétés du soufre ; l'usage qu'il en faisait pour se laver les dents lui avait rendu une respiration plus facile, une haleine plus douce et l'expectoration si aisée, qu'il remarqua avec satisfaction que durant tout l'hiver de 1782 il ne fut atteint d'aucun rhume, quoiqu'il y fût très-sujet durant les froids précédents. C'est dans la même intention que les eaux minérales sulfureuses ont été recommandées aux poitrinaires : Baréges, Bonnes, Cauterets, Bagnères de Luchon, Aix, Mont-Dor et Enghien sont les plus usitées. Nous croyons les médications au soufre très-avantageuses dans les phthisies qui proviennent de quelque répercussion exanthématique ; d'ailleurs, il faudrait examiner ce qu'il pourrait y avoir de commun entre la tuberculisation et les maladies de la peau parmi lesquelles les homœopathes rangent la phthisie, quoiqu'ils présentent la *pulsatille* comme son spécifique. Le professeur Dumas n'était pas loin de considérer le tubercule comme une espèce de dartre propre aux tissus pulmonaires.

4e CATÉGORIE.

REMÈDES SPÉCIFIQUES MODERNES.

Nous appelons *modernes* une catégorie de médicaments dont la plupart, comme on le verra, ne sont que des répétitions du passé : la formule seule en a été remaniée, pour lui donner la tournure moderne. Il faut reconnaître cependant qu'il reste quelques découvertes à nos contemporains : ainsi les substances chimiques nouvellement acquises à la science, telles que l'*acide prussique*, le *chlore*, etc ; mais l'*iode*, par exemple, ne sera pas une nouveauté dans la thérapeutique de la phthisie, si nous voulons bien reconnaître que l'*éponge* brûlée, les *fucus* et l'*huile de foie de morue* le contiennent dans leur combinaison naturelle. Le *sel marin* lui-même, avant qu'on l'appelât chlorure de sodium, le *sel ammoniac*, avant de prendre le nom d'hydrochlorate d'ammoniaque, avaient défrayé la pratique d'un grand nombre de médecins, qui n'ont pas eu l'honneur de connaître nos progrès et nos inventions. Arnaud de Villeneuve avait fait le panégyrique de toutes les substances médicamenteuses qu'on peut retirer du chêne, cinq cents ans avant que le docteur Marx eût imaginé le café de gland comme spécifique de la pulmonie. Il ne faut guère étudier l'histoire pour perdre l'admiration que nous avons de nous-mêmes et de nos découvertes, en matière médicale. Ce qu'il y a de malheureusement réel dans le progrès, c'est la découverte toute récente que la phthisie est une maladie incurable, ou qu'elle n'a point encore de remède. Jamais le moyen âge n'eût osé, avec ses principes religieux, porter un tel pronostic ; grâce à Dieu, cette opinion désespérante n'est propre qu'à quelques grands systématiques de notre époque ; et plus de vingt spécifiques nouveaux ou renouvelés prouvent assez qu'il reste, à côté des médecins de l'incurabilité, un grand nombre de praticiens qui croient encore à la guérison de la phthisie.

Une remarque à faire sur la nature des spécifiques modernes, c'est que, pour la plupart, ils supposent la phthisie d'essence atonique ; tous sont pris en effet dans l'ordre des excitants.

—

L'*ipécacuanha*, qui a fait tant de merveilles en tous genres et qui eut tant d'admirateurs au dix-huitième siècle, n'a eu pourtant qu'un seul homme vraiment dévoué, eu égard à la phthisie pulmonaire : Barbari ne l'administrait point comme vomitif, mais bien comme excitant général et tonique spécial des organes respiratoires ; aussi la dose ne dépassait-elle jamais 60 centigr. ; c'est jusque-là qu'il le menait graduellement en suivant la tolérance du malade ; au bout d'un mois et au plus de deux de ce traitement, il fallait que le poitrinaire fût guéri. Graves, de Vittis, Furnivall et Hugues ne sont donc que des imitateurs.

—

Le *sel marin* (chlorure de sodium) entrait autrefois dans un grand nombre de médicaments ; l'Eglise chrétienne l'avait sanctifié, il n'en fallait pas davantage pour que les philiâtres du moyen âge le transportassent de l'hygiène dans la thérapeutique. Le *sel marin*, qui sauve les viandes mortes de la pourriture, devait préserver les poumons de la suppuration. Bref, de nos jours, M. A. LATOUR l'a élevé au titre de spécifique de la phthisie. L'observation qui a conduit ce médecin à regarder le *sel de cuisine* comme un moyen thérapeutique propre à combattre la tuberculisation est assez singulière pour être signalée en deux mots. Il avait remarqué que les singes du Jardin-des-Plantes périssaient presque tous de phthisie, tandis que ceux que l'on voit dans les rues, entre les mains de pauvres enfants, moins bien soignés, plus mal nourris, plus assujettis aux exercices pénibles par la force et les mauvais traitements, vivent assez longtemps et meurent de toute autre altération que de celle des poumons. Des informations prises, M. Latour crut pouvoir induire que le privilége du singe pauvre ou *savant* tenait à une certaine quantité de sel que lui fait manger son maître : cela lui suffit pour qu'il tentât l'efficacité de cette substance dans la prophylactique et la thérapeutique de la phthisie chez l'homme. « Le sel de cuisine, dit ce médecin, que j'administre d'abord à la dose de 2 grammes et que j'augmente tous les jours jusqu'à la tolérance de 8, se prend dans un bouillon de viande noire, accompagné d'un régime succulent et d'une boisson amère. Au bout de cinq à six jours d'usage, l'appétit s'éveille et exige une nourriture plus substantielle; la fièvre cède, les sueurs diminuent, les forces reviennent peu à peu. Après deux ou trois mois au plus, les symptômes ont tous disparu, et la guérison s'effectue. » M. Latour donne ce cas en exemple : « Mlle B., âgée de quatorze ans, phthisique très-avancée (caverne au sommet du poumon droit, maigreur extrême, symptômes généraux très-graves), commence son traitement au sel le 13 avril 1839; à la fin de mai, on pouvait considérer la malade comme guérie radicalement. »

—

Le *sel de Glauber, sal mirabile Glauberi*, comme on l'appelait au XVIIe siècle, avant de s'appeler de son nom scientifique, *protosulfate de sodium*, fit à lui seul une révolution en médecine; son inventeur, qui fut un des derniers alchimistes, l'éleva à la hauteur d'une panacée. Il ne s'y maintint pas; mais, à longs intervalles, les médecins le rappelaient et le préconisaient pour telle ou telle maladie; plus près de nous, THEDEN, UNTÉRICH et d'autres, l'ont repris et administré comme spécifique des affections pulmonaires; il est possible que ses propriétés toniques et purgatives à la fois justifient l'intention de ces médecins.

—

Le *chlore*, par ses propriétés actives et antiseptiques, devait avoir ses beaux jours; l'embaumeur Gannal s'est posé l'inventeur de ses inhalations contre la phthisie, dans un mémoire adressé à l'Académie de médecine, lequel mémoire, par parenthèse, ne suppose pas la connaissance d'un article du *Journal de* HUFELAND (octobre 1827), dans lequel le docteur PAGENSTECHER dit avoir guéri un poitrinaire avec les inhalations de chlore gazeux... Mais ce n'est pas ici que nous devons signaler le chlore sous cette forme, tout ce qui est vapeurs, fumigations topiques, aura plus loin son chapitre; mentionnons ici les préparations chimiques du chlore, avec le nom des praticiens qui les ont administrées comme spécifiques de la tuberculisation.

Le *chlorure de chaux* a pour représentant le docteur HERZOG, de Posen, qui en a fait des expériences suivies dans l'hôpital de cette ville. Un malade, âgé de vingt-huit ans, qui crachait le pus, dit-il, sortit guéri, au bout de quatorze jours de l'usage de ce médicament; on avait simplement aidé la médication de quelques révulsifs extérieurs. Un autre, âgé de trente ans, poitrinaire avéré, vit tous les symptômes de sa maladie tomber successivement par un traitement de cinq semaines. Voici la formule de la préparation que M. Herzog administre :

R.: Chlorure de chaux. . . .	2	grammes.
Eau distillée.	180	—
Selon le besoin, eau de laurier-cerise.	8	—

A prendre par cuillerées à bouche, quatre par jour. On augmente graduellement la proportion du chlorure jusqu'à 8 grammes.

Pour être juste, il faut dire que ce médecin n'attribue à ce médicament que les vertus propres à guérir la phthisie *a peripneumonia*, et non la vraie tuberculisation.

Le *sel ammoniac* n'est pas nouveau dans la thérapeutique des maladies chroniques de la poitrine. Tant que la phthisie a été portée comme une affection pituiteuse, et que les tubercules ont été appelés engorgements vomiques, cette substance n'a pas cessé d'être employée comme médicament : THILENIUS n'est certes pas le premier qui l'ait administrée ; MARX, qui l'associait au camphre, n'est non plus qu'un imitateur. Ces titres antérieurs du sel ammoniac n'ont pas empêché M. CLESS, médecin de l'hôpital de Stuttgard, de se présenter comme introducteur de ce spécifique dans la thérapeutique de la pulmonie; il est vrai qu'il l'appelle par son nom scientifique, *hydrochlorate d'ammoniaque*. Plusieurs poitrinaires soumis à l'usage de ce sel manifestèrent, dit-il, des améliorations notables : la rémission des symptômes de la tuberculisation commençante (car ce praticien ne lui reconnaît de vertus qu'à la première période de la maladie) fut toujours évidente ; mais point de guérison radicale constatée. La dose du sel, dans l'espace de quinze à trente jours, peut être portée à 240 grammes ; un phthisique, entre autres, en prit 800 grammes en quatre-vingts jours : c'est celui qui en éprouva le plus grand soulagement.

La *potasse*, comme substance stimulante, apéritive, détersive et fondante, a inspiré à M. PASCAL (de Strasbourg) et au docteur CAMPBELL l'idée de l'appliquer comme médicament contre la phthisie. Le premier, ne l'estimant que pour la vertu résolutive des engorgements, qu'elle possède, l'a administrée sous la forme chimique de carbonate de potasse. L'intention du docteur Pascal, dans cette médication, est de dissoudre l'albumine, qui forme, dit-il, la majeure partie des engorgements, quels qu'ils soient : glandes scrofuleuses ou tubercules phthisiques. M. CAMPBELL emploie la liqueur de potasse ou le protoxyde de potassium à l'état liquide. Il raconte, dans un ouvrage de 1842, ayant pour titre : *Observations sur la consomption tuberculeuse*, un grand nombre de guérisons opérées à l'aide de ce spécifique. L'autorité du nom de ce praticien, dit M. HASTINGS, mérite qu'on s'applique à de nouvelles expériences de cette substance.

L'*huile de Dippel*, qui fit tant de miracles, à la fin du XVIIe siècle, entre les mains de celui dont elle porte le nom, a été reprise de nos jours. DIPPEL, qui se faisait appeler le *Démocrite chrétien*, la recommanda, pour l'universalité spécifique de ses propriétés, contre toute espèce de maladie. M. PALMEDO ne la prend aujourd'hui que pour les vertus antiphthisiques qu'elle possède, en tant que fondante et résolutive de toute sorte d'engorgement. Voici les conditions du traitement pour le docteur PALMEDO : Il ne doit exister aucun des symptômes qui expriment une inflammation actuelle des poumons; la respiration, la toux, les crachats, la fièvre, doivent annoncer une phthisie qui fait chroniquement sa marche, quel que soit le degré auquel elle est parvenue. On établit le poitrinaire dans une chambre agréable, bien exposée et bien fermée, que l'on maintient régulièrement à la température de 20 à 25° centigrades. Alors l'huile animale est administrée à l'extérieur, en frictions, sur toute la surface du thorax, insistant sur le point douloureux; pour cet effet, on en prend 5 grammes dans le creux de la main, revêtue d'un gant de peau, et on l'étend; puis on habille le malade d'un gilet de cuir de mouton assez lâche pour que l'exhalaison huileuse arrive à la bouche et aux narines. Il faut même recommander au malade de faire de tels mouvements, que cette exhalaison puisse avoir lieu: on pourrait imaginer une cravate assez lâche qui fît communiquer les voies respiratoires avec les émanations cutanées. Du reste, les habits doivent être de laine; on ne changera de linge qu'à de très-longs intervales; la propreté du linge n'est pas requise, non plus que la pureté atmosphérique de la chambre. Si à la suite de ce traitement se manifestait une exacerbation des symptômes ordinaires à la phthisie, il faudrait les combattre par les moyens connus; la trop grande difficulté de respirer peut seule faire suspendre ce traitement.

Après trois semaines de cette application, la surface de la poitrine se recouvre de petites vésicules : c'est un bon signe, surtout si, dès les deux ou trois premiers jours des frictions, la toux, les paroxysmes de la fièvre hectique, la diarrhée et les sueurs colliquatives ont manifesté des modifications en bien, et si l'appétit reprend le malade. L'oppression de la poitrine, qui va graduellement en augmentant dans la première quinzaine, jusqu'à décourager le patient, ne doit point décourager le médecin : l'effort qu'exige alors l'inspiration est un des moyens nécessaires à la guérison ; il faut favoriser cette nécessité et convaincre le poitrinaire que la difficulté de reprendre haleine est une des conditions qu'on se propose dans le traitement. De petites attaques d'hémoptysie peuvent se déclarer par suite de cette application : la poitrine s'en trouve dégagée momentanément, mais le soulagement est de courte durée ; et en vérité, il ne faudrait pas qu'il durât, car le but principal ici est de produire un asthme artificiel, une congestion pulmonaire factice qui force mécaniquement l'humeur morbide à descendre, ce qui ne peut manquer d'avoir lieu. Au bout d'un mois, en effet, l'afflux se porte sur le foie, il y a douleur dans la région épigastrique et le corps prend une teinte ictérique grisâtre qui annonce cette métastase forcée; ce que le malade accuse d'ailleurs par une sorte de courbature générale, de malaise abdominal et dorsal, qui donnent toute la sensation d'une plénitude ou d'une tension inacoutumée. Une diète appropriée doit accompagner incessamment ce travail de déplacement et d'expulsion. La femme voit ses règles, supprimées depuis longtemps, reparaître abondantes ; l'homme sécrète une grande quantité d'urines foncées et rend des évacuations alvines d'une nature particulière. Le besoin d'une nutrition plus copieuse se fait sentir : il faut le satisfaire avec mesure et discernement; car la maladie procède à la guérison et le malade à la convalescence.

M. Palmedo, qui annonce quatre cures de phthisie arrivée au deuxième et troisième degré, explique ainsi l'effet de sa médication : L'huile de Dippel, dit-il, en chargeant l'atmosphère et l'air respirés par le poitrinaire de ses émanations, les rend moins riches en oxygène : de là les oppressions, la difficulté de respirer, les inspirations profondes, la compression des tubercules, des cavernes, et la dilatation forcée des vésicules pulmonaires. Voilà les effets spécifiques et mécaniques du traitement à l'huile de Dippel. Du reste, nous verrons d'autres procédés thérapeutiques qui se fondent sur la désoxygénation de l'air et sur les *inhalations forcées*, ainsi que les appellent Ramadge et Steinbrenner.

—

L'usage de l'*iode*, comme moyen rationnel de traitement, vient d'avoir une vogue qui demande de notre part un peu plus de détails que nous ne nous en sommes permis jusqu'ici. On devine, à l'emploi de cette substance, que la phthisie est réputée d'essence fort analogue sinon identique, avec les scrofules. Cependant, comme dans cet exposé nous sommes plutôt historien que critique, nous nous bornerons, comme devant, à reproduire le nom des médecins, celui du médicament et le mode d'administration sous lequel on l'a appliqué aux malades.

L'idée d'employer l'iode comme corps simple ne peut pas être très-ancienne, car cet élément chimique n'est pas vieux dans la science; mais l'usage des substances qui le contiennent date d'une époque fort reculée. L'*éponge brûlée* a défrayé, dans le moyen âge, la pratique d'un grand nombre de médicastres, qui l'ont employée dans la même intention; et les *fucus*, dont on vend encore aujourd'hui des tablettes contre les rhumes et catarrhes chroniques de la poitrine, ne sont pas plus nouveaux dans la thérapeutique.

L'*huile de foie de morue*, entre les mains des Allemands, ces entremetteurs de la scolastique ancienne à la science moderne, forme le lien de transition des substances iodurées à l'iode pur. Le docteur Pereyra, médecin de l'hôpital Saint-André, de Bordeaux, a administré l'*huile de foie de morue* contre la tuberculisation à tous les degrés, et n'a recueilli que des succès de ce traitement. Si ce praticien ne cite pas, comme on le lui a reproché, des exemples de guérisons radicales, c'est que les malades, en ressentant des améliorations suffisantes, ne lui ont pas donné le temps de mener le traitement jusqu'à la cure. Il en sera toujours ainsi dans les hôpitaux : l'ignorance du mal et le besoin de travailler des sujets qui peuplent ces maisons y feront échouer les meilleurs remèdes et les plus savantes médications; cependant voici des chiffres fournis par M. Pereyra : « Sur 147 phthisiques traités par l'huile de foie de morue, 97 sont sortis pour aller reprendre leurs occupations. »

La grande difficulté de faire avaler et digérer cette substance fétide et dégoûtante, que l'on a respectée jusqu'à ce jour dans son impureté native par un préjugé inconcevable de la part des praticiens, a inspiré presque en même temps à M. PEREYRA et au savant spécialiste John HASTINGS, l'inventeur du *medicinal naphtha*, l'idée de rechercher si cette huile ne pouvait pas être dépouillée de tout ce qui en fait les qualités nauséabondes : pour cela, le premier s'est adressé à son compatriote le savant M. FAURÉ, et le second au célèbre M. DONOVAN, d'Irlande, et ces deux chimistes se sont accordés, sans le savoir, à reconnaître les plus hautes vertus médicamenteuses à l'huile qui provient de la fermentation des foies de morues; elle est jaune rougeâtre, mais il est facile de la rendre claire, transparente, par des moyens divers qui ne sont pas de notre ressort. Toujours est-il qu'on peut obtenir claire et sans fétidité, sans odeur de putréfaction, l'espèce d'huile qui contient la plus grande quantité d'iode. M. DONAVAN a poussé l'épuration jusqu'à la ramener, dit le docteur HASTINGS, au goût d'huître et à une odeur agréable. Sur cette recommandation du spécialiste anglais, et vu l'application heureuse qu'en font quelques médecins à Paris même, entre autres le docteur GAUBERT, nous avons prié le docteur Hastings de nous en procurer au dépôt même de M. Donavan. M. MOUSSU, entre les mains de qui nous avons déposé cette huile, a déjà annoncé au corps médical cette nouvelle acquisition, et sa pharmacie a reçu des commandes de la capitale et de la province : ce que nous nous plaisons à signaler, ne serait-ce que pour faire voir aux pathologistes de l'incurabilité que tous les médecins n'ont pas désespéré de la guérison de la phthisie.

Les docteurs BEHREND, KLEUCHE et VALSHE, professeur de l'hôpital *for Consumption* de Londres, l'ont employée avec un véritable succès de spécifique. Le docteur Gaubert nous a raconté des améliorations remarquables obtenues au moyen de cette substance; nous ne voyons rien dans sa composition élémentaire, rien dans sa forme naturelle, qui puisse empêcher d'y avoir confiance; mais nous ne croyons pas qu'il faille rapporter à l'iode seul qu'elle contient tout le succès qu'on en retire dans les cas de phthisie proprement dite. Nous rappellerons à MM. ÉMERY et LUGOL, de l'hôpital Saint-Louis, qui l'appliquent pour son iode, que l'huile de foie de morue est principalement un carbure d'hydrogène.

Les préparations chimiques de l'iode qui ont passé pour des remèdes de la tuberculisation sont nombreuses : nous avons déjà parlé de l'association qu'en a faite le docteur Dupasquier avec le fer, sous la combinaison du *proto-iodure de fer;* avant lui, les docteurs COOPER et MORTON, de Philadelphie, avaient administré à doses progressives l'*hydriodate de potasse.*

GAIRDNER, dans un mémoire très-savant sur les propriétés antiphthisiques de l'iode, rapporte des cas de guérisons remarquables, et le docteur BARON, qui l'a administré à Londres, n'a eu qu'à s'en louer; enfin, DE FERMON croit avoir sauvé un jeune poitrinaire au moyen de la potion suivante, prise, par cuillerées à café, d'heure en heure, durant plusieurs semaines :

R. :	Eau de laitue.	120 grammes.
	Solution d'hydriodate de potasse.	15 gouttes.
	Acide prussique.	10 —
	Sirop de guimauve. . . .	30 grammes.

LAENNEC aussi voulut essayer de l'iode et de ses préparations : le succès ne répondit pas aux promesses de tous ceux qui l'avaient vanté. Pour notre compte, notre mission ici n'est pas de nier; mais si nous avions à nous déterminer pour l'emploi d'une substance qui renfermât de l'iode, nous ne balancerions pas à choisir entre toutes l'*huile de foie de morue*, par cela même qu'elle contient d'autres éléments que l'iode; nous ne la donnerions pas à la dose énorme de douze et quinze cuillerées par jour, comme on fait pour les scrofules, mais à celle plus raisonnable de deux et au plus de trois cuillerées à bouche soir et matin. Nous ne sommes pas le moins du monde partisan de l'huile noire, épaisse et corrompue.

On nous reprocherait peut-être d'avoir oublié le docteur LEIGH et sa manière singulière d'appliquer l'iode. Ce spécialiste emploie cette substance comme le docteur Palmedo l'huile de Dippel, autant en frictions qu'en inhalations : il fait mouiller d'une solution iodurée la poitrine du malade qu'il enveloppe dans un drap de lit, assez amplement pour que l'évaporation de l'iode, s'effectuant par la chaleur du corps, soit perçue par les narines et la bouche, qui l'aspirent et la portent en topique dans les poumons. Quant aux fumigations de l'iode, adoptées par MM. SCUDAMORE, CORRIGAN et autres, nous les retrouverons au chapitre qui leur est dévolu.

Le *plomb*, par ses propriétés de hâter la résolution et d'aider la cicatrisation, de diminuer les sueurs et d'arrêter les diarrhées colliquatives, paraît tout naturellement indiqué comme spécifique dans le travail de la tuberculisation arrivée au deuxième ou au troisième degré. FIESENICH adopta pour sa pratique l'*eau de Goulard*, qu'il donnait par gouttes. HILDEBRAND donnait le sucre de Saturne dans une préparation qui porte aujourd'hui le nom de poudre ou de remède antiphthisique de *Hufeland*, qui l'a recommandé pour ses effets infaillibles. En voici la formule :

R. : Proto-acétate de plomb cristallisé. . . . . . } āā 30 centigr.
Opium. . . . . }
Sucre. . . . . 12 décigr.

Mêlez et divisez en douze paquets ; un matin et soir.

Le docteur Amelung remplace avec raison, dans cette formule, l'opium par l'extrait de jusquiame, qui ne donne pas lieu, comme le premier, aux congestions sanguines.

Le *fer*, si la tuberculisation est un vice d'inertie générale localisé dans les poumons ou un état de débilité cachectique, devait avoir des propriétés spécifiques du plus grand mérite ; toutefois, connu presque de tous les temps pour ses vertus toniques et fondantes, il n'arriva au titre de remède antiphthisique qu'entre les mains de Pierre Desault, de Bordeaux : le premier, sans contredit, qui ait clairement aperçu le tubercule pulmonaire et qui l'ait décrit presque avec la précision de Bayle. Après lui, Moses Griffith donna la fameuse mixture antihectique qui porte son nom, et que les Anglais ont tant vantée. Nous n'en donnerons pas ici la formule, parce que la myrrhe, qui en fait avec le fer un des principaux éléments, lui réserve une autre place.

De nos jours, le docteur Dupasquier, de Lyon, a eu l'idée d'associer le fer à l'iode, réunissant ainsi contre la phthisie deux puissances spécifiques déjà employées contre les scrofules. Le *proto-*

iodure de fer est administré à la dose de douze jusqu'à quarante gouttes par jour. Cette substance, dit ce médecin, porte *spécialement* son action sur l'organe pulmonaire, et ses effets se manifestent en moins de huit jours : ainsi il y a bientôt diminution et presque suppression de la toux, des crachats, de l'oppression, des sueurs nocturnes, de la chaleur et de la fièvre ; ralentissement de la circulation et rétablissement des forces et de l'appétit. « Enfin, ajoute M. DUPASQUIER, ce nouveau médicament que j'ai introduit dans la thérapeutique exerce une action très-puissante sur les poumons ; il donne lieu à des guérisons quelquefois réelles et définitives de la phthisie:

Le proto-iodure de fer doit être administré à doses croissantes durant plus d'un mois. En voici la formule la plus usitée :

R.:	Solution de proto-iodure de fer.	4 gram.
	Sirop de gomme très-épais . .	200 —
	Sirop de fleur d'oranger. . .	50 —

D'abord quatre cuillerées par jour, et aller jusqu'à trente, en suivant la tolérance du malade.

—

L'*acide prussique* ou *hydrocianique*, le plus redoutable des poisons, ce qui veut dire simplement le plus actif des médicaments, est entré dans la catégorie des spécifiques de la phthisie. Entre tous ceux qui l'ont appliqué dans ce cas, le docteur FANTONNETTI, de Pavie, est celui qui lui a voué la plus exclusive admiration : rien n'égale, dit-il, les vertus qu'il possède dans les derniers degrés de la pulmonie. Exemple : Un domestique poitrinaire est près de mourir, l'œdème gonfle déjà les membres inférieurs, l'auscultation transmet la pectoriloquie et l'égophonie, le pouls marque 100 pendant le jour, 130 pendant la nuit; l'expectoration, les sueurs et la diarrhée colliquatives sont très-abondantes. Dès les premiers jours de l'administration de l'acide prussique, tous les symptômes subirent une rémission manifeste; peu de temps après le domestique reprenait son service; il continua encore quelques semaines ce traitement, et, au bout de soixante-douze jours, on pouvait considérer, dit ce médecin, la maladie comme complétement guérie.

M. Magendie a publié, de son côté, un mémoire en faveur des propriétés antiphthisiques de l'acide hydrocianique. Les premières fois qu'il l'administra, son objet unique était de calmer la toux; mais l'effet merveilleux qu'il obtint lui donna l'idée de l'étendre à la phthisie. « Après avoir constaté, dit-il, son efficacité sur la toux spasmodique et convulsive, je crus indispensable de voir s'il n'aurait pas les mêmes propriétés contre la toux et les autres symptômes de la phthisie. » Le succès couronna ses expériences. Selon ce savant physiologiste, plus la maladie est prise vers son commencement, plus l'indication de l'acide est opportune. Ainsi, pour M. Fantonnetti, ce médicament est efficace sur la terminaison de la tuberculisation; selon M. Magendie, au contraire, sur la tuberculisation commençante ; il est plus que probable qu'en bien cherchant, nous trouverions un médecin qui lui attribue une action puissante sur la deuxième période ou à l'origine du ramollissement, et un autre qui lui reconnaît la puissance médicatrice dans les trois périodes du travail morbide.

Voici enfin la formule antiphthtisique du docteur Fermon :

R.:	Acide prussique. . . 10 à	15	gouttes.
	Liqueur d'hydriodate de potasse.	15	—
	Sirop de guimauve. . . .	15	grammes.
	Eau de laitue.	125	—

A prendre par demi-cuillerées à bouche toutes les deux heures.

Ces substances minérales et leurs préparations chimiques, comme spécifiques modernes de la phthisie, nous rappellent les *bézoards* de la médecine naïve du moyen âge. Nous n'avons pas l'intention de faire l'histoire curieuse de ces substances médicinales ; d'ailleurs nous n'en connaissons pas qu'on ait appliqué à titre de spécifique contre la maladie qui nous occupe.

Les *bézoards* sont des calculs ou pétrifications diverses qui peuvent se former dans les intestins, les viscères ou le parenchyme des animaux, particulièrement des quadrupèdes. Les mages et les médecins d'Orient leur ont reconnu de tout temps la vertu anticontagieuse préventive et curative des maladies propres aux organes dans lesquels ils se sont formés. Avant et après Paracelse, nous avons longtemps partagé en France l'admiration des Indiens à l'égard de ces calculs : il y eut des bézoards orientaux, il y en eut d'occidentaux, chaque nation voulut avoir les siens; nous respectons cet amour-propre. Nous venons d'avouer que nous ne savons pas si on a découvert et appliqué un bézoard antiphthisique, mais il existe : le poumon a ses concrétions morbides ; la matière crétacée, calcaire, qui obstrue, comble ou tapisse les cavités cicatrisées des cavernes tuberculeuses peut être regardée comme un véritable bézoard ; et si les Indiens ont aperçu ces concrétions, il est plus que probable qu'ils ne nous auront pas laissé l'honneur de la découverte, à laquelle d'ailleurs nous n'attachons qu'une valeur purement scientifique. Ainsi la phthisie a son bézoard spécifique ; c'est la poudre du tubercule transformée ou passée à l'état de pétrification calcaire, qui est le mode de réparation naturelle ou artificielle le plus ordinaire des excavations pulmonaires.

Ce qu'il y a de singulier à remarquer, c'est que les éléments chimiques qui entrent dans la composition de ces concrétions morbides sont devenus de nos jours, l'un après l'autre, des remèdes spécifiques de la tuberculisation : ainsi, le chlorure de sodium, que nous venons de voir recommandé par M. Latour, se trouve la matière dominante dans la composition du bézoard pulmonaire. La chaux, qui, depuis Hufeland, a eu tant de partisans comme spécifique de la phthisie, s'y trouve en proportion notable; le fer, le soufre, la soude enfin, qui viennent d'être si utilement administrés, complètent la combinaison constituante de la concrétion tuberculeuse. Nous doutons fort que les médecins qui ont séparément enrichi la thérapeutique de la pulmonie de ces diverses préparations chimiques aient jamais eu en vue la composition crétacée des tubercules; et pourtant rien n'eût été plus rationnel que de prendre l'indication d'un médicament contre la phthisie sur la matière dont sont formées les concrétions tuberculeuses; car si la nature a besoin de pareils matériaux pour cicatriser les parois des ulcérations pulmonaires, rien n'est plus raisonnable que d'en introduire dans l'organisme. Quand les oiseaux ont besoin de carbonate de chaux, qui leur sert à faire la coque des œufs, la nature leur donne le goût des substances terreuses qui peuvent en contenir, et l'usage en fournit aux oiseaux de nos cages, qui ne pourraient point s'en procurer. Si nos aïeux ont fait usage du bézoard antiphthisique, il ne faut pas, comme nous en avons pris l'habitude, leur reprocher l'empirisme de leur conduite. M. Latour ne savait pas non plus la raison pathologique qui indique le sel de cuisine; MM. Herzog et Dupasquier ne savent pas mieux celle qui indique l'eau de chaux. Il serait assez intéressant de voir aujourd'hui l'idée de bézoards antiques présider à l'explication scientifique de la conduite de nos pathologistes modernes. Comme préventif et anticontagieux, le bézoard pulmonaire est une sorte d'inoculation ; comme curatif, il serait la substance indiquée par la nature elle-même. Qu'on y réfléchisse et qu'on respecte un peu mieux le spiritualisme pratique du moyen âge et de l'Orient.

5e CATÉGORIE.

PRATIQUES SPÉCIFIQUES CONTRE LA PHTHISIE.

Nous entendons par cette expression de *pratiques spécifiques*, tous les moyens, pris en dehors de la matière médicale, que les médecins ont inventés, employés et préconisés contre la maladie qui fait l'objet de notre étude. La pharmacopée ni la pharmacie ne fournissent rien d'essentiel dans les traitements ; les formules des praticiens ne sont pas des recettes d'espèces minérales, végétales, ni animales. Les voyages pour le mouvement et l'activité du malade ; la gymnastique pour l'exercice de l'organisme ou de quelques organes particuliers ; le séjour dans tel ou tel climat pour la distraction, ou la satisfaction de quelque besoin ou sentiment propre au poitrinaire, tel que le retour dans la patrie, pour l'air natal ou pour les objets chéris ; certaines positions du corps, etc. De la part du médecin, toute la thérapeutique de la phthisie consiste ici dans certains conseils d'action ; de la part du malade, toute la médication consiste dans certaines pratiques qui doivent à la longue amener la destruction du mal.

Dans ces divers traitements, on chercherait en vain l'empirisme ridicule que les rationalistes se sont efforcés d'y trouver ; tous les médecins qui y ont attaché leur nom ont eu leur raison d'agir. Chaque pratique suppose une vue, prise de l'essence même de la maladie ; chaque conseil implique une intention raisonnée de la part de celui qui le donne. En un mot, il n'y a pas plus d'empirisme dans l'exercice de l'escarpolette ou du hamac, conseillé par Smyth, qu'il n'y en a dans l'administration de l'iode, par M. Lugol, qui ne voit le tubercule que comme une affection strumeuse. Jusqu'à ce que la nature de la phthisie soit découverte et bien établie, il sera même difficile de déterminer le plus ou le moins de valeur d'une opinion à l'égard d'une autre. Jusque-là, il ne faut donc rien nier, rien ridiculiser sous prétexte d'empirisme ; il faut tout admettre, mais préférer le meilleur : or, le meilleur entre tous les spécifiques que l'on a expérimentés contre la phthisie est celui qui a la plus grande autorité des temps et des lieux, c'est le Goudron, comme nous le démontrerons historiquement au chapitre suivant. Poursuivons notre tâche d'historien, en parlant des pratiques spécifiques que l'on a imaginées pour conjurer cette cruelle maladie.

La *navigation*, par l'accord du grand nombre de spécialistes qui la recommandent, mérite de fixer la première notre attention. Nous avons dit que ses partisans se divisent en plusieurs catégories, selon l'élément auquel ils attribuent les vertus curatives; la navigation, en effet, est un mot fort complexe pour un thérapeutiste : il y a l'air de la mer, les émanations humides et salines, l'odeur du Goudron dont sont enduits tous les instruments de la marine, le mouvement oscillatoire qui fait vomir, les changements de climat, la peur du naufrage, etc. Chacune de ces particularités a son représentant.

Il est difficile, en médecine, de prendre la navigation pour le fait abstrait de naviguer, ainsi que l'a fait Pline pour expliquer l'intention de Celse et de Galien, qui envoyaient leurs poitrinaires en Égypte : *Navigatio phthisicis utilis est*, dit-il, *neque enim Ægyptus propter se petitur, sed propter* longinquitatem *navigandi.* On le voit, c'est à la durée de la traversée ou du séjour sur mer que ce naturaliste attribue l'effet médicamenteux du voyage lui-même. Laennec n'était pas éloigné de partager l'opinion de Pline; voici ses propres paroles : « De tous les moyens « tentés jusqu'à ce jour contre la phthisie, il n'en « est aucun qui ait été suivi plus souvent de la « suspension de la maladie que le changement de « lieu. » Ailleurs il dit : « Je suis convaincu que, « dans l'état actuel de la science, nous n'avons « pas de meilleur remède à opposer à la phthisie « que la navigation, ou le séjour sur les bords de « la mer et dans les climats doux. »

Supposons, pour un instant, qu'on soumette à divers spécialistes des maladies de la poitrine la question de savoir quel est l'élément du voyage qui opère le rétablissement du poitrinaire voyageur? M. Rufz, de la Martinique, et Reid répondent : C'est le mal de mer qui agit comme émétique; il n'y a que les vomitifs qui puissent conjurer la tuberculisation. Boerhaave et Smyth répondent : C'est le mouvement oscillatoire du navire qui rétablit je ne sais quelle harmonie dans le mouvement des humeurs. M. Latour répond : C'est le sel marin qu'apportent tous les vents à l'absorption générale et particulière de l'organisme des phthisiques. Harrison répond : C'est l'air méphitique des eaux qui croupissent au fond de la cale des vaisseaux. Rollo, qui a écrit un mémoire contre l'air pur dans les cas de phthisie, aurait parlé de la même manière. C'est le changement incessant, auraient répondu Pline et Laennec. Fothergill et Pageastecher répondent enfin : Ce sont les émanations permanentes du Goudron, au milieu desquelles vit le malade; tout le reste n'est pas nul, mais c'est accessoire : le Goudron seul est essentiel entre tous les éléments qui environnent le passager malade, etc.

Quel parti doit prendre un médecin prudent au milieu de ces diverses interprétations? Il doit conseiller, s'il y a lieu, la navigation au poitrinaire, laissant à la Providence le soin d'approprier ceux de ces agents qu'elle jugera convenables au malade. C'est l'exclusivisme et la négation qui sont mauvais en thérapeutique. Que SMYTH dissuade un homme riche d'un voyage au long cours, en lui disant qu'il peut le remplacer par une escarpolette dans son salon et un *hamac* dans sa chambre à coucher, c'est, selon nous, faire du système et priver l'individu de tous les autres bénéfices de la navigation. Nous en dirions autant de HARRISON, s'il conseillait au phthisique de rester chez lui, sous prétexte qu'il est facile d'établir dans un appartement un cloaque putride comme il y en a dans les bas-fonds d'un navire. Si dévoué que nous soyons au Goudron et à ses émanations balsamiques, nous n'empêcherons jamais un malade d'aller, si ses moyens le lui permettent, les respirer à bord d'un vaisseau qui va faire le tour du monde. Il y a bien assez d'autres malades que leur position sociale, leur fortune, leurs liens domestiques retiendront chez eux. A ceux-là, nous le confessons, entre tous les spécifiques que l'on a attribués à la navigation, nous leur conseillons le Goudron en vapeurs, en eau, en essence, de toutes les manières, comme agent topique et comme agent général. Mais ici nous ne prenons pas pour guide une opinion individuelle ni une fantaisie systématique; nous avons, comme on le verra bientôt, une autorité universelle pour justifier notre préférence au Goudron parmi tous les autres agents spécifiques qu'on trouve dans les traversées maritimes. ETMULLER raconte qu'un citoyen d'Anchuse ayant vu mourir de la phthisie son père, sa mère et ses trois sœurs, restant seul possesseur d'une succession immense, son médecin lui conseilla la mer; il s'embarqua pour un voyage de plusieurs années, d'où il revint guéri. Nous trouvons que ce malade réunissait toutes les conditions requises pour mettre à profit les avantages de la navigation.

Nous n'entreprendrons pas de nommer tous les médecins de tous les temps qui ont considéré la navigation comme une pratique spécifique contre la pulmonie; nous ne prétendons pas non plus avoir signalé toutes les singularités médicamenteuses qu'on a cru voir dans les voyages sur mer. On a tellement analysé tout ce qui peut avoir quelque action organique sur l'homme, qu'on en est arrivé à ne voir d'efficace dans les circonstances des traversées que les *dangers* qu'on court et la *crainte* permanente du malade; rien ne doit étonner l'historien en fait de médication. Ainsi Rush, de Philadelphie, voulait que ce fût la peur du naufrage qui guérît les phthisiques; et un médecin étranger nommé Blane cite avec admiration l'exemple d'un poitrinaire qui dut sa guérison subite à une tempête dans laquelle il faillit périr. Tout est possible en médecine parce que rien n'y est bien vérifié.

Selon nous, Celse a parfaitement résumé le bénéfice et l'opportunité de la navigation pour elle-même ou pour le changement d'air; Laennec et Portal eussent certainement applaudi à ces paroles que nous traduisons mot à mot du latin.

Après avoir dit que la mer est bonne pour toutes les affections de la poitrine, Celse s'exprime ainsi : « Mais si la maladie est plus grave, s'il y a « phthisie avérée, il faut se hâter d'en profiter au « début de l'affection ; car il est difficile de con- « jurer ce mal quand il a pris empire. Si les forces « le permettent donc, ordonnez une longue na- « vigation, car il faut au phthisique un air plus « dense que celui qu'il quitte : qu'il parte d'Italie « pour l'Egypte... Si sa faiblesse ne comporte pas « autant, qu'il aille en bateau sur les côtes ; ce « mouvement est très-salutaire. »

De la navigation à l'équitation et aux voyages en voiture, il n'y a, comme on le pense, qu'une filiation d'idées. On perd à la vérité la plupart des éléments avantageux qu'on trouve sur mer, pour conserver seulement le cahotage et le mouvement vibratoire : c'est le succédané de la navigation pour ceux qui n'y voyaient de bon que le tangage et le roulis du vaisseau. Un grand nombre de médecins ont vanté bien haut le cosmopolitisme terrestre et les exercices du cheval : le pas, le trot ou le galop, selon la période de la phthisie ; mais jamais ces pratiques n'ont été positivement élevées au degré de spécifiques de la maladie, quoiqu'on en ait approché de très-près, si on en juge par les querelles animées qui ont eu lieu à l'occasion de ces exercices, que les imitateurs d'Hippocrate regardent comme éminemment funestes. Stoll a tenté d'établir la paix entre les deux camps en faisant la part des deux côtés. L'équitation, dit-il, est nuisible dans la diathèse ou les accidents inflammatoires ; elle est avantageuse dans le cas où la toux est continue et dépend d'une phthisie pituiteuse qui affecte les poumons et les viscères abdominaux.

Les voyages et les exercices pédestres ont eu leurs partisans ; ils ont été imaginés pour ceux qui n'ont pas les moyens de l'équitation, comme celle-ci fut imaginée pour ceux qui n'ont pas les possibilités de la navigation. Nous en avons parlé au point de vue prophylactique, il reste de bonnes choses à en dire au point de vue thérapeutique ; mais il est difficile de regarder ces voyages ou promenades comme des pratiques spécifiques d'une phthisie confirmée, s'il n'y a pas d'autres agents curatifs que le mouvement qu'on se donne et la distraction que l'on prend.

Après les voyages il est naturel de parler des *séjours*. La plupart du temps la navigation et les expéditions terrestres ont un but de séjour dans un pays, soit pour sa température, soit pour quelque autre particularité topographique. Quelquefois, trop souvent il faut le reconnaître, le médecin, à bout de toutes les médications qualifiées rationnelles et ne voulant point sacrifier à l'empirisme des spécifiques, sauve sa vanité en envoyant le poitrinaire exténué et près de mourir, faire une traversée sur l'Océan, respirer l'air de Madère, ou boire les eaux de Spa ; il n'en reviendra pas, mais le médecin aura fait son devoir jusqu'au bout. Cette observation critique n'est pas de nous, le célèbre BEDDOES l'avait faite longtemps avant nous; ce qui prouve que les temps changent, mais que les hommes sont toujours les mêmes. Pour nous, nous supposons, ce qui est vrai, que les climats, les lieux, les airs et les eaux ont une influence réelle sur l'affection lorsqu'elle n'est pas arrivée à l'état désespéré où l'organisme n'a plus la force de s'approprier aucune des vertus d'une médication. Signalons donc les pays dont l'habitation est recommandée comme une pratique spécifique aux poitrinaires.

Le patriotisme des anciens, que nous sachions, ne s'était jamais propagé jusqu'à la formule thérapeutique du médecin; la médecine nationale est la fille du progrès moderne. Hippocrate aurait envoyé, comme Celse et Galien, ses poitrinaires en Égypte; de nos jours, chaque gouvernement veut avoir son séjour renommé pour la guérison de la phthisie. Les vieux Anglais, qui avaient porté Madère comme la terre et le ciel les plus favorables au rétablissement de la consomption pulmonaire, sont fortement tancés par les jeunes : le sud-ouest de l'Angleterre, dit FOTHERGILL, et le Penzance, dit MOSELY, ne le cèdent à aucun climat de l'univers pour leur efficacité sur les affections de la poitrine; les Allemands n'envoient plus leurs malades au delà du Rhin; les Italiens les envoient à Florence s'ils ne les laissent à Rome; les médecins français enfin ont voulu avoir leur climat antiphthisique : Pau, en Béarn, offre aujourd'hui le séjour le plus propice de l'univers pour la guérison des poitrinaires. Nous ne parlerons pas des eaux et des bains recommandés pour la phthisie et les autres maladies qui les requièrent : le patriotisme a manifesté ses préférences d'une manière non moins expressive que dans la question des climats antiphthisiques. Soyons moins patriote et disons : Toutes les sources qui charrient le soufre, le fer et la chaux sont bonnes.

Personne ne peut nier l'influence du milieu qu'habite le poitrinaire; mais, selon nous, le ciel pur, l'air pur, l'eau pure ne suffisent pas pour opérer la cure de la maladie; la médication spécifique doit accompagner le malade dans son séjour élu. Cependant nous faisons une exception pour les habitations au bord de la mer, lorsque aux vents et aux brises salées se joignent les émanations humides des marais. Nous croyons enfin à l'antagonisme de la fièvre intermittente et de la phthisie ; mais il ne faut pas que celle-ci soit arrivée à la période suprême du mal, ni même à la phase d'excavation s'il est possible. L'atmosphère des marais de la Bresse, selon l'observation du docteur Pacoud, pourrait tenir lieu de celle de la Camargue sur les bords de la Méditerranée pour ceux qui n'auraient pas les facilités d'aller s'établir dans le midi de la France.

Le séjour dans les forêts de pins et de sapins doit, selon nous, avoir la préférence sur toutes les autres localités, la prophylaxie et la thérapeutique de la première phase de la phthisie ne se sont pas souvenues de cette recommandation de

Pline, qui l'a répétée de Dioscoride, qui la formulait probablement de l'opinion vulgaire.

Les forêts, dit ce naturaliste (livre XXIII), où l'on recueille la poix et la résine peuvent offrir aux phthisiques et aux malades de consomption, qui ne reprennent pas facilement leurs forces, un séjour très-utile ; le fait est constant. Je ne compare pas à cette pratique le bénéfice des climats, de la traversée en Égypte, ni le suc des herbes sur la montagne durant l'été ; nous croyons les émanations végétales des pins ou des sapins beaucoup plus efficaces. Les médecins grecs envoyaient de temps immémorial les poitrinaires dans l'île de Crête, toute plantée d'arbres de la famille des conifères.

Galien recommandait avec instance le climat de Naples, et assignait à ses malades le séjour sur le mont Tabie. Le dégagement permanent d'une vapeur sulfureuse rendait ce lieu, voisin du Vésuve, très-célèbre comme habitation propre au rétablissement des poitrinaires. Nous avons dit notre opinion sur le soufre, son efficacité se trouvera expliquée le jour où on aura déterminé ce que la tuberculisation pulmonaire peut avoir de commun avec les maladies psoriques dont elle fait partie, selon les homœopathes modernes.

Les émanations putrides végétales ou animales ont fait recommander certains lieux, certaines professions, certaines pratiques, nous les retrouverons au chapitre des *Vapeurs* comme spécifiques topiques de la phthisie. L'observation a démontré déjà aux Anglais, qui sont pleins de sollicitude pour cette maladie, que les ouvriers qui vivent dans les mines de houille, dans les charniers d'équarrissage, au milieu des vapeurs du fumier, sont à l'abri de la consomption pulmonaire : de là à regarder ces lieux comme des habitations salutaires pour le rétablissement des poitrinaires il n'y a qu'une simple induction naturelle. Beddoes avait déjà remarqué que les fabricants de courroies et de cordes d'instruments, qui vivent dans une atmosphère de putréfaction insupportable, ne devenaient pas victimes de la phthisie. Il y a enfin un accord assez unanime de tous les spécialistes du XVIIe et du XVIIIe siècle à regarder l'air vif et pur comme nuisible et l'air corrompu, épais, chargé de matières fétides, comme avantageux. En général, plus il contient d'oxygène, moins il a d'efficacité sur la tuberculisation. Cette vue thérapeutique est trop générale pour qu'elle n'implique pas quelque vérité dans la conception de la nature morbide de la phthisie.

La température la mieux appropriée à la maladie a beaucoup exercé le zèle des médecins. Nous la croyons une circonstance fort importante dans la question : d'elle dépend le succès de telles médications qui seraient insuffisantes par elles-mêmes, comme aussi l'insuccès de tel remède spécifique de la maladie. Selon nous, le docteur Alex. Crichton, notre maître, a déterminé les conditions d'une bonne température :

malgré l'importance qu'il accorde à sa constance, il ne l'a jamais regardée que comme élément auxiliaire de ses fumigations. Voici textuellement ses expressions : « La meilleure température peut varier de 60 à 65° Fahrenheit (de 15 à 19° centigrades), selon la constitution du malade ; mais l'égalité constante de cette température est si nécessaire pour le traitement et la cure, que le médecin doit désespérer d'un bon résultat si on ne peut satisfaire à cette condition. » Déjà, en 1810, le docteur Buxton publiait à Londres un ouvrage dont le titre seul indique l'inportance qu'il àttachait à la constance de température dans le traitement de la phthisie : *An essai on the use of regulated temperature in consumption pulmonary*, etc.

Les aspirations d'air froid, que nous avons vu préconiser dans la cure de la bronchite ont été conseillées comme pratique spécifique dans celle de la phthisie. Tous les moyens pour opérer ces aspirations sont bons : le mouvement d'inspiration rapide dans une atmosphère froide, la ventilation, les inhalations factices des combinaisons réfrigérantes, ont été mis en œuvre par les Anglais.

M. Knight est plus sage que cela : dans un ouvrage intitulé, *Méthode pour produire et conserver une égale et salutaire température dans les chambres des poitrinaires*, il rapporte le cas d'une jeune lady, qui était dans un état alarmant, et qui dut son salut à l'habitude qu'on lui fit prendre de vivre dans une chambre que l'on maintint longtemps, par des moyens physiques, à la température de 60° Fahrenheit. Mais comme il faut ici-bas que tout ce qui est bon arrive aux extrêmes, nous avons vu M. le docteur TURCK demander et exiger pour son traitement spécifique des affections de poitrine une atmosphère constante autour du poitrinaire de 40 à 45° centigrades. Au reste, la médication de cet ingénieux médecin n'étant au fond qu'une combinaison intelligente de pratiques diverses, nous allons la résumer ici dans ces trois points principaux :

1° La première et la principale indication est de soustraire le malade à l'action du froid; la chambre sera donc maintenue à la température ci-dessus. 2° Faire tout ce qu'on pourra pour prévenir ou combattre la colliquation et procurer la constipation habituelle. 3° Augmenter les sueurs et les rendre acides, ainsi que toutes les autres sécrétions, en faisant au malade une atmosphère permanente d'ammoniaque. Ici, comme on le voit, c'est encore une sorte d'horreur pour l'oxygène qui guide M. TURCK. Il y en a déjà trop dans l'organisme, il faut l'en expulser ou l'y neutraliser par un alcali.

Après les pratiques qui se fondent sur l'exercice général du corps, il était logique et naturel qu'on songeât à celles qui se fondent sur l'exercice de la poitrine et des poumons ; après l'organisme, l'organe, comme après les agents thérapeutiques généraux vient l'idée des agents topiques ou spéciaux. Un grand nombre de pratiques spécifiques ont été recommandées dans cette intention. Nous avons déjà vu, en parlant du traitement prophylactique, que M. PRAVAZ (de Lyon) a imaginé pour combattre la prédisposition, une série d'exercices gymnastiques appropriés; et peu s'en est fallu que ce savant orthopédiste, entraîné par ses succès, n'allât jusqu'à prétendre à la guérison de la phthisie, pourvu qu'on la prît au début. Déjà le docteur Fourcault avait entrevu les avantages merveilleux qui résultent d'une gymnastique générale; M. Pravaz s'est attaché à la gymnastique particulière, qui peut développer les muscles thoraciques et donner de l'amplitude à la cavité pectorale. Selon nous, les Anglais ont trouvé l'exercice le plus simple et le plus convenable pour obtenir ce développement. Il n'est, il faut le reconnaître, que le perfectionnement d'une pratique déjà recommandée par un spécialiste anglais dont le nom nous échappe; mais le nom du médecin est de peu d'importance quand le conseil nous reste. Cet exercice consiste à répéter par séances, dans la journée, une suite de mouvements des membres supérieurs, qui tous tendent à produire un élargissement en tout sens de la cavité pectorale. Le mouvement simultané ou alternatif des deux bras, tantôt en avant pour arrondir la paroi dorsale, tantôt en arrière pour bomber les parois antérieures, les longues et profondes inspirations d'air, tout cela constituait une pratique spécifique, suffisante à elle seule pour réduire et dissoudre les tubercules, dans leur phase de dépôt ou de crudité. Aujourd'hui l'orthopédie s'est approprié cet exercice, réellement avantageux, pour le même but. On se rappelle qu'en parlant des premières hétéromorphies produites par la tuberculisation, nous avons constaté l'induration contractile des lobes supérieurs des poumons, et, par suite, le rétrécissement de la région supérieure de la poitrine, le rapprochement des deux épaules et l'aplatissement de la région sous-claviculaire. Le perfectionnement orthopédique a dû porter sur cette déformation. Pour ramener donc la circonférence supérieure du thorax à ses dimensions normales, et par là combattre la contraction morbide, on place dans chaque main du sujet un billot de plomb du poids d'un kilogramme, plus ou moins, selon la force musculaire et l'âge du malade, et on lui ordonne le balancement que nous avons décrit, avec les mains vides. Les bras pendants et tendus par la gravité de ces plombs, nommés *dumb bells,* le malade doit les balancer d'avant en arrière et d'arrière en avant, de manière à décrire avec les mains un cercle de la dimension et à la hauteur du cerceau dont se sert le porteur d'eau pour tenir les deux seaux à distance de ses jambes. Il n'y a point de doute, si la gymnastique a une bonne influence sur les poitrines affectées de la tuberculisation à ses premières périodes, que cet exercice ne soit une pratique spécifique de la maladie. Cette pratique a passé chez nous : on voit dans toutes les pharmacies des pilons de plomb revêtus de cuir, ce sont les *dumb bells;* on voit souvent, à côté, des brosses anglaises qu'on croirait destinées au pansement des chevaux, tandis que ce sont des ustensiles de friction pour le corps humain : le nom de *horse hair gloves, horse hair strapes* qu'on leur donne ne doit tromper personne.

Nous devrions même donner ici une place à ses traitements cutanés, qui ne sont que des diminutifs de la dérivation ordinaire. Les *iatraleptes*, qui sont passés après avoir eu tant de gloire dans le moyen âge, sont ressuscités en Angleterre, où ils font de leurs frictions variées une thérapeutique universelle. Il est inutile de dire qu'on en a fait une pratique spécifique de la phthisie, et, selon nous, cette pratique n'est pas à dédaigner comme moyen adjuvant. L'activité musculaire et perspiratoire que l'on développe par ce moyen, jointe aux lotions alcooliques, éthérées, balsamiques, aromatiques, etc., peuvent être d'un grand secours durant le traitement par les fumigations de Goudron. On a souvent vu, dit le docteur Hastings d'après le docteur Combe, la diarrhée colliquative prévenue et arrêtée par l'usage des lotions à l'éponge et de la brosse sèche. On se rappelle que le docteur Brown a fondé une pratique curative de la phthisie sur la loi physiologique de l'*endosmose* cutané, dont le docteur Hall a rendu un témoignage très-favorable, résultat de ses expériences sur les poitrinaires.

Grose et Vogel ont vu et rapportent des effets surprenants des lotions et applications d'eau froide sur les parois de la poitrine. Les évaporations réfrigérantes, que quelques spécialistes se sont permises, ne peuvent avoir d'autre intention que celle de Ramadge : contracter les parois thoraciques pour obtenir les respirations forcées. Du reste, Cœlius Aurelianus cite un cas de guérison par le froid ; l'auteur ne nous dit pas comment le poitrinaire fut soumis à l'action de cet agent médicamenteux.

Celse et Aretée, nous l'avons vu en parlant des onctions grasses à la surface du corps, étaient grands partisans de toutes sortes de frictions. Tout ce qui porte à la peau leur paraît d'une bonne application. Les vêtements de flanelle, qui produisent à la périphérie une excitation perpétuelle, ne sont pas d'invention nouvelle ; les anciens ne connaissaient pas les tissus de laine sous ce nom, mais ils n'en faisaient pas moins usage. L'habitude des chemises de laine, que les premiers chrétiens et par suite les corps religieux réguliers adoptèrent, est moins une pratique de pénitence qu'une mesure de propreté et de santé pour des hommes qui devaient avoir d'autres soins que le culte de la chair. L'hygiène du christianisme fournirait encore bien d'autres pratiques efficaces à la thérapeutique, si on daignait la consulter.

Les gilets de peau de chien, de peau de mouton, etc., ont eu leur recommandation, mais leurs effets rentrent dans quelqu'une des intentions thérapeutiques déjà signalées.

Le docteur SIGAUD DE LAFOND rapporte avec complaisance le cas d'un poitrinaire qui fut soumis à l'action de l'électricité, et chez lequel cette pratique provoqua bientôt une éruption exanthématique très-forte, qui dissipa la tuberculisation. Il est difficile de nier l'*antagonisme* qui existe entre la peau et les muqueuses pulmonaires; BRENDEL aurait dit l'*affinité* qui existe entre les maladies cutanées et la phthisie.

L'activité de l'organe pulmonaire seul a exercé la sollicitude d'un grand nombre de spécialistes, qui ont, chacun de son côté, présenté leurs pratiques diverses à cet effet. L'opinion que la phthisie ou la tuberculisation n'est que le résultat d'une respiration incomplète, soit par défaut d'amplitude de l'appareil respiratoire, soit par le fait de l'induration du parenchyme pulmonaire, a eu pour représentants des hommes dont le témoignage a une grande autorité dans l'espèce qui nous occupe. Nous avons déjà vu que le docteur PALMEDO, dans sa manière d'administrer l'huile animale de Dippel, fondait l'intention du traitement sur une sorte d'exercice pénible des poumons, lequel devait à la longue produire en eux un développement d'énergie. RAMADGE, le partisan de l'asthme et l'auteur du livre intitulé *the Consumption curable*, avait déjà dit : « Il n'y a de guérison véritable de la phthisie qu'à la condition que les poumons deviennent, soit naturellement (par un emphysème ou par l'asthme), soit médicalement plus volumineux; car les cavernes ne se cicatriseront jamais si le tissu qui les entoure ne prend de l'expansion.» STEINBRENNER a travaillé dans cette vue pathologique et a donné son nom à une pratique spécifique que nous allons décrire sous le titre de *respiration forcée.*

Supposez un vase à deux tubulures, l'une percée d'un petit trou de 4 millimètres communiquant avec l'air atmosphérique; l'autre percée d'un trou deux ou trois fois plus large, aboutissant par un tube élastique aux lèvres des malades. On comprend que dans l'acte d'inspiration, la poitrine devra faire un effort d'inhalation pour avoir la quantité d'air nécessaire, et dans l'acte d'expiration un effort contraire d'exhalation pour rendre l'air respiré, puisque l'ouverture qui communique avec l'atmosphère est trois fois plus petite que celle qui communique avec les voies pulmonaires. Cet effort de tirer et de pousser l'air constitue le fond curatif de la pratique de Steinbrenner et de Ramadge. Voici les conditions accessoires : D'abord le malade soumis à cet exercice doit se tenir debout, ou tout au moins avoir la partie thoracique libre de toute sorte de pression; le ventre doit être serré dans une large ceinture si la respiration était trop abdominale ou diaphragmatique; la tête doit être droite sur les deux épaules, et la respiration s'effectuer exclusivement par la bouche en pressant les narines. Deux séances par jour, de demi-heure chacune, durant deux mois, diminuant graduellement ensuite pendant les six mois qui suivront, pour être reprises vivement durant deux mois après ce terme. Chaque séance doit être suivie d'un petit exercice musculaire. Le vase, enfin, que doit traverser l'air de la respiration, contiendra au fond quelques centimètres d'eau chaude, que l'on renouvelle toutes les fois, pour que ce travail ne dessèche pas trop la poitrine. L'inventeur a vu des effets thérapeutiques admirables résulter de cette pratique, et Ramadge assure que par cette médication fort simple les tubercules crus s'atrophient et que les cavernes se cicatrisent; cette pratique, dit le même auteur, peut remplacer l'emphysème, qui est le moyen par lequel la nature opère la séquestration et par suite l'élimination des tubercules.

De l'intention qui a présidé à la pratique de la *respiration forcée* sont issues une foule d'autres pratiques, plus ou moins complètes, que nous allons rappeler. Mais d'abord l'idée de Steinbrenner ne serait-elle pas la fille posthume de celle dont nous n'avons pas pu nous rappeler l'auteur, qui enseignait aux phthisiques de répéter souvent de larges et profondes inspirations d'air vif, à l'effet de distendre autant que possible les voies aériennes du poumon et les muscles pectoraux; et celle-ci ne serait-elle pas elle-même une imitation intelligente de la nature, qui sollicite et récompense par un bien-être passager ces inspirations longues que les poitrinaires exécutent souvent sans s'en rendre compte.

L'histoire, qui cherche les inventeurs, finit par les perdre lorsqu'elle veut trop remonter aux sources des inventions ; nous ne serons pas si scrupuleux.

Le docteur Palmedo comptait principalement sur le resserrement de la poitrine, et sur la grande difficulté de respirer qui suit l'administration de l'huile de Dippel. La plupart des spécialistes qui ont imaginé d'envelopper le malade dans une atmosphère chargée d'émanations méphitiques, ammoniacales, dans des vapeurs épaisses, etc., ont compté sur le bénéfice de la respiration difficile ou forcée, la rareté de l'oxygène dans l'air respirable ; et les fumigations balsamiques n'ont pas toujours été ordonnées pour elles-mêmes. M. Crichton, notre maître, reconnaît dans quelques cas aux vapeurs de Goudron la propriété de condenser l'atmosphère et d'en rendre l'oxygène moins abondant. Ceux qui ont envoyé les poitrinaires dans des régions basses, dans des mines, ou qui leur ont conseillé le séjour sur les hautes montagnes, où l'air est rare, peuvent avoir eu la même intention. M. Turck, en établissant ses malades dans un milieu de 45° centigrades, n'a pas seulement pour but la coction des tubercules ; il y a enfin une sorte de consentement unanime dans l'opinion que la phthisie réclame une activité forcée de la part des organes qui sont le foyer de ses désordres.

M. Piorry, plus localisateur encore que tous ceux que nous venons de citer, a eu l'idée de comprimer non pas seulement la poitrine pour déterminer la respiration forcée, mais bien le point lui-même sous lequel gît la caverne tuberculeuse. Si on pouvait, s'est-il dit, rapprocher ainsi les bords et les surfaces de l'excavation, on en viendrait peut-être à bout, comme des ulcères externes. Dans ce dessein, il a imaginé plusieurs appareils de compression, des bandes et des bandages lisses et à pelote pour agir sur la caverne, des poids, etc.; enfin, ce médecin n'ayant point obtenu de résultats curatifs de ses moyens trop rigoureux et trop locaux peut-être, s'est contenté de les reconnaître applicables aux cas où les cavernes sont superficielles et d'un seul côté : la région sous-claviculaire est celle qui permet la plus facile compression. Nous préférons à la pratique de M. Piorry toutes celles qui ont pour but la dilatation interne des organes respiratoires et le développement des muscles pectoraux : deux effets nécessaires et auxquels, selon nous, s'opposent directement, mécaniquement, les moyens de ce médecin.

La *thoracentèse*, que nous avons citée dans la catégorie des moyens dérivatifs, revient ici par une autre intention. Baglivi, selon ses propres expressions, ne voyait dans cette opération qu'un moyen de vider la vomique et la facilité de lui appliquer à travers les côtes les médicaments ordinaires dans le traitement des ulcérations externes; mais Gilchrist, qui a conseillé et pratiqué la thoracentèse, avait une autre vue thérapeutique : selon lui, le repos de la portion tuberculisée du poumon devait être d'une grande utilité pour la cure de la phthisie : c'est l'exercice continuel de la respiration qui, à son avis, aggrave de jour en jour la maladie. La ponction chirurgicale avait donc cela d'efficace, que la partie pulmonaire mise en rapport avec l'air extérieur par l'opération devenait aussitôt immobile en cessant, par une sage précaution de la nature, de prendre part à l'acte de la respiration. C'était une manière de séquestrer le dépôt tuberculeux de la masse organique restée saine, et de le soigner comme une portion séparée de l'appareil respiratoire. L'intention de ce spécialiste célèbre ne manque pas de logique, et nous regrettons sincèrement que Krimer, Marsh, Tucker, en Angleterre, Graux, en Belgique, M. Brichetau, en France, n'aient point tenu compte de cette observation de Gilchrist, pour la vérifier et lui donner l'importance qu'elle mérite dans le rétablissement ou la cure de la phthisie. Ainsi envisagée, la thoracentèse rentre dans les pratiques spécifiques qui se fondent sur le repos.

Nous venons d'énumérer les pratiques médicales qui se fondent sur le mouvement général et partiel de l'organisme, sur la gymnastique du corps et l'exercice de la poitrine, et nous en avons vu les résultats curatifs ; mais comme la médecine est faite pour donner le spectacle de toutes les contradictions rationnelles, nous allons indiquer quelques pratiques qui se fondent sur le repos général et l'immobilité particulière des organes affectés. Les extrêmes se touchent immédiatement en thérapeutique; nous avons répété les avantages de l'équitation, de la voiture, de la balançoire, etc.; nous aurions pu parler de plusieurs autres exercices qui tendent à développer l'activité et l'énergie des organes pulmonaires, tels que le chant, la déclamation, la lecture à haute voix, les cris enfin, qui, si on se rappelle les statistiques données par M. Lombard, sont portés comme moyens préventifs ou influences préservatrices de la phthisie. De là à les considérer et les conseiller comme pratiques curatives, il n'y a qu'une simple déduction logique, et l'intelligence l'a faite tout naturellement. L'exercice vocal a ses partisans dans les deux premières phases de la tuberculisation, à la première surtout; et il serait difficile, en effet, de nier que ces mouvements volontaires et forcés de l'appareil respiratoire ne pussent être avantageux dans la période de dépôt et d'induration tuberculaires.

Cependant Hippocrate, le partisan du repos, avait pris soin de prévenir de pareils conseils; il craignait tout ce qui est arrivé, et il s'est opposé nominativement à chacune de ces pratiques de mouvement. *Quies! quies!* s'est écrié souvent le père de la médecine en parlant des conditions du traitement à appliquer au phthisique : qu'il évite l'exercice du cheval, le cahot de la voiture, les cris, la fatigue et la colère. *Vitet equum, currum, clamorem, laborem, iram.* Voilà la prescription antique ; il est inutile de chercher un moyen de conciliation entre ce précepte et les exercices ordonnés par les modernes : les termes eux-mêmes s'excluent. Après Hippocrate, un grand nombre de savants, jusqu'à Stoll, qui a clos le débat en faisant éclectiquement la part de tout le monde, se sont inscrits pour le repos. Mais Richter nous semble être allé jusqu'à l'extrême de l'inactivité : pour ce médecin, en effet, le décubitus horizontal et le silence absolu sont de rigueur pour le phthisique, s'il veut arriver à la guérison de sa maladie.

Nous ne rappellerons pas la *transplantation* de Paracelse, nous ne parlerons pas de mille pratiques diverses qui en découlent : quelque valeur qu'elles puissent avoir en réalité, elles reposent toutes sur une immoralité révoltante pour nous, qui croyons qu'un homme en vaut un autre, contrairement à l'opinion qu'on pouvait avoir au xve siècle. Que Forestus nous raconte un cas de phthisie dont le malade fut guéri par le contact immédiat avec des nourrices grasses et de jeunes filles fraîches, cet échantillon nous suffit pour l'histoire et nous dispense de multiplier les citations de ce genre. Les pratiques spécifiques superstitieuses qui dérivent de la transplantation sont encore très-nombreuses ; nous les passerons sous silence.

Les pratiques religieuses, telles que les prières, les vœux, les pèlerinages, les dévotions, etc., malgré tout le respect que nous professons pour les miracles de la foi, ne doivent pas entrer dans un livre de médecine proprement dite; non pas que nous pensions que la foi des malades exclue la thérapeutique des médecins ou dispense des médicaments, nous croyons au contraire que ces deux puissances s'allient et peuvent merveilleusement concourir à la guérison; mais ce serait un sujet de scandale pour les physiologistes modernes, dont nous tenons à ménager l'esprit fort. Nous terminerons donc là les pratiques spécifiques de la phthisie.

A ce terme de notre énumération historique, quoique nous ayons déjà exhumé un grand nombre de remèdes pour chacune des conceptions pathologiques de la phthisie, nous sommes loin d'être au bout. Nous allons entrer dans un ordre de spécifiques qui, sous le rapport de la substance médicinale et du mode d'administration, nous paraissent si supérieurs à tout ce que nous avons vu jusqu'ici, que nous établissons, pour la leur consacrer, une quatrième partie dans notre livre: les baumes, les fumigations pulmonaires et le Goudron, qui en feront les trois chapitres, méritaient cette distinction.

Quatrième Partie.

—

TRAITEMENT SPÉCIFIQUE

DE LA PHTHISIE.

INTRODUCTION.

Nos ancêtres n'auraient jamais compris qu'un jour le médecin se distinguerait par la négation de la curabilité d'une maladie qui emporte un cinquième de l'humanité; je crois que nos neveux en riront. On dira : Cela se passait sous les beaux jours de l'ère scientifique et humanitaire du progrès; en ce temps-là, la médecine avait fait tant de conquêtes théoriques et pratiques, qu'elle avait déclarée son impuissance à l'égard de la phthisie, etc. Nous ne sommes pas au bout de notre histoire des spécifiques, bien s'en faut, puisque les meilleurs vont venir, et nous croyons avoir déjà démontré positivement aux partisans de l'*incurabilité* et aux poitrinaires, dont elle est l'arrêt de mort, que cette opinion, fausse par ses principes, funeste par ses conséquences, n'est que le produit d'un système moderne, fomenté par l'orgueil qui veut faire époque, et suivi par la vanité qui veut se donner une importance médicale à tout prix. Notre but principal en relevant de l'oubli ce grand nombre de recettes et de pratiques curatives de la phthisie est là : nous savons qu'on ne combat une autorité que par une autre autorité plus imposante, qu'on ne détruit une opinion locale ou éphémère que par une autre opinion qui ait pour elle les siècles et l'universalité. Si donc on nous permet de croire que tout spécifique suppose de la part de son auteur la profession implicite de la curabilité, nous pourrons conclure que la profession contraire, émanant de la tête de quatre ou cinq pathologistes modernes, ne mérite pas l'honneur d'être prise en considération.

On répondra peut-être que la preuve que tous ces spécifiques ne valent rien, c'est qu'il y en a beaucoup. Ce n'est pas ici le lieu de discuter cette proposition; nous voulons prouver seulement qu'il y a une communauté de sentiment, sans comparaison plus imposante, pour la guérison que pour l'incurabilité de la phthisie; d'ailleurs, la preuve que ces spécifiques valent quelque chose c'est que, lorsque leurs détracteurs ont voulu formuler un traitement prophylactique, palliatif ou symptomatique, ils ont été rigoureusement obligés de venir emprunter l'une ou l'autre de ces recettes empiriques. Selon nous, rétablir l'opinion salutaire que la phthisie est curable, et constater, pour la confirmer, que la phthisie a été souvent guérie, nous paraît l'œuvre la plus nécessaire et la plus méritoire qu'on puisse entreprendre aujourd'hui ; car si le système contraire prévaut, l'espérance invincible des malades ne tiendra pas contre le désespoir des médecins ; or, l'incurabilité théorique en médecine est la mère de l'incurie pratique. Qu'on y prenne garde, c'est la conscience du praticien qui répond de celle-ci devant Dieu et devant les hommes.

Nous avons donc à passer par les spécifiques provenant des substances balsamiques, avant de faire l'histoire de celles qui proviennent des arbres de la famille des conifères, dont le Goudron est sans contredit le produit le plus concentré.

Nous allons poursuivre l'exposition des remèdes spécifiques, toujours avec l'intention fixe d'ébranler et de détruire le pronostic fatal que quelques auteurs ont porté contre les poitrinaires.

On se rappelle qu'en terminant le chapitre précédent, nous avons dit que la thérapeutique spéciale de la phthisie et des autres affections de la poitrine a marqué son progrès dans les âges par le choix, de plus en plus intelligent, des substances qui ont des effets vraiment spécifiques sur ces maladies, et par l'emploi de plus en plus général de la forme médicamenteuse la mieux appropriée aux organes intéressés. Si on jette en effet un coup d'œil synthétique sur le procédé que cette thérapeutique a suivi dans le temps pour arriver à l'époque actuelle, on verra, 1° que toutes les substances, recettes et pratiques que nous avons énumérées jusqu'ici sont déchues, peu de temps après leur avénement, du rôle de spécifiques qu'on leur avait donné, pour être rangées dans l'ordre des moyens accessoires ou adjuvants qui leur convient en vérité; on verra, 2° que diverses substances, auxquelles nous avons réservé les paragraphes suivants, et qui comprennent les produits végétaux, tels que les huiles, les cires, les résines, les baumes, presque tous les carbures d'hydrogène provenant de la végétation, ont successivement été adoptées et élevées au degré de spécifiques de la phthisie; on verra, 3° une tendance tous les jours plus manifeste de la part des médecins à administrer ces dernières substances et toutes les autres, quand cela a été possible, sous la forme gazeuse ou atmosphérique qui fait du médicament un véritable topique de la maladie; on verra, enfin, si l'on n'est pas aveuglé par un préjugé contradictoire, 4° qu'au milieu de tous ces produits balsamiques ou résineux, la thérapeutique des siècles s'attache de préférence à ceux qui proviennent du pin, du sapin, de la famille des conifères en un mot, et s'arrête au Goudron, qui en est, sans contredit, la sécrétion la plus concentrée en vertus médicinales.

Tout ce mouvement progressif de la médecine, qui s'est opéré sans doute à l'insu du médecin, semble s'être fait au profit du Goudron. Ce n'est pas que cette substance apparaisse la dernière comme l'invention suprême de la thérapeutique, non; le progrès n'invente pas, le progrès ne crée rien, seulement il perfectionne, et ce perfectionnement comprend dans l'espèce qui nous occupe la vulgarisation de la meilleure substance et du mode le mieux approprié pour l'administrer à l'organe malade. Hippocrate, comme nous le verrons bientôt, connaissait les vertus spécifiques des matières provenant du pin et du sapin; Dioscoride connaissait les bons effets du Goudron lui-même sur les poitrines affectées; c'est bien avant ces deux auteurs que la médecine envoyait déjà les poitrinaires respirer les émanations végétales de ces arbres dans l'île de Crète, qui en était alors toute plantée. Pline, ce plagiaire universel de l'antiquité naturaliste, nous fournira les preuves de l'estime générale qu'on portait avant lui à toutes les parties végétales du conifère, et de la recommandation particulière dont jouissait le Goudron dans le traitement spécial de la phthisie pulmonaire. Les bonnes choses sont vieilles sous le soleil; le progrès n'a que le mérite de les propager et d'en perfectionner le mode d'emploi.

La médecine a ses conditions naturelles de progrès comme toutes les autres sciences ont les leurs : elle ne procède à une véritable conquête qu'en passant et s'arrêtant au milieu d'une foule de minuties qu'elle rencontre sur la voie et qui lui font un instant illusion. Si on ignore les lois de son développement, on dira qu'elle a perdu son temps. Erreur! il faut dire qu'elle a tâtonné, qu'elle a essayé, mais que chacune de ses acquisitions qu'elle a crue la dernière lui démontre bientôt qu'elle doit passer outre et chercher autre chose. Disons-le en propres termes puisque c'est notre pensée : cette longue série de pratiques et de remèdes antiphthisiques que nous venons d'énumérer n'est, de la part de la médecine, qu'un long tâtonnement, une chaîne de découvertes qui devaient la conduire au véritable spécifique de la phthisie, à la meilleure substance et au meilleur mode d'application. La découverte des substances balsamiques sera pour elle le point d'où elle apercevra réellement son but suprême; elle épuisera ces substances, elle en épuisera les formes médicamenteuses et arrivera ainsi au Goudron sous la forme de vapeurs, c'est là qu'est probablement son terme final. Voilà le motif qui nous a déterminé à distinguer par une division tranchée tout ce qui va suivre de tout ce qui précède. A défaut de Goudron nous aurions adopté les baumes, c'est dire que nous ne les comparons pour leur efficacité sur la tuberculisation à aucune des substances comprises dans les catégories précédentes. Donc, spécifiques balsamiques, spécifiques fumigatoires, voilà les deux catégories qu'il nous reste à exposer; elles nous conduisent tout naturellement aux fumigations de Goudron, qui sont l'objet définitif de tous nos travaux, comme elles ont été le terme suprême de la médecine.

CHAPITRE Ier.

Spécifiques balsamiques et aromatiques.

Nous ne comprendrons sous le nom de *baumes* que les produits naturels, plus ou moins liquides, fournis immédiatement par certains végétaux, afin d'exclure ces préparations pharmaceutiques diverses que les médecins ont qualifié de ce titre pour leur donner une plus grande recommandation; car le mot *baume* implique de son origine grammaticale grecque et de l'usage vulgaire les vertus médicinales du plus haut degré.

Dans cette catégorie, nous ne prendrons pas la peine inutile de chercher le nom du praticien qui a le premier appliqué ou préconisé tel baume comme spécifique de la phthisie; nous risquerions d'aller nous perdre aux sources de la médecine, dont le berceau se trouve dans les catacombes d'Égypte; car, une chose singulière, mais que l'histoire confirme, c'est que les hommes ont su conserver les morts avant de savoir conserver les vivants ou guérir les malades. Cette grande sollicitude pour le cadavre ne s'explique, au fond, que par la croyance à l'immortalité. L'âme vaut mieux que le corps et passe avant lui; voilà la raison de cette espèce d'anomalie. Les embaumeurs éthiopiens furent probablement les premiers médecins; la filiation médicale, en allant des bords du Nil au temple d'Épidaure, serait facile à établir.

Les baumes sont donc passés de la pratique des embaumements à la médecine. Comment l'esprit humain eût-il résisté en effet à l'induction naturelle qui le sollicite : ces substances conservent les morts en préservant les organes de la pourriture qui est le partage de tout ce que le principe vital a délaissé, n'était-il pas rationnel d'utiliser ces propriétés éminemment antiputrides contre les dégénérescences morbides des tissus vivants? Nous crions à l'empirisme; que pouvons-nous présenter de plus logique dans les élucubrations savantes de nos jours? Suivez le progrès des applications balsamiques, vous verrez que l'induction n'arrive pas d'emblée à la thérapeutique des maladies internes; les ulcères de la surface cutanée, les pourritures externes seront traités avec les baumes longtemps avant que la science les applique aux dépravations des viscères et des organes intérieurs; la chirurgie elle-même les emploiera à consolider et à garantir du contact des éléments physiques les blessures et les lésions des tissus longtemps avant que la médecine proprement dite les adresse contre les cachexies générales ou partielles de l'organisme. La médecine a procédé comme aurait fait un enfant qui poursuit le développement d'un fait ou d'une idée: elle a passé par tous les termes moyens avant d'aboutir à l'application qui en est le complément suprême, et le raisonnement qui a servi à faire le premier pas dans l'emploi des baumes n'est pas différent de celui qui sert à leur reconnaître les vertus spécifiques qu'ils ont contre la phthisie.

On objecte que l'antiquité ne connaissait pas l'essence de la phthisie. Je réponds ; L'antiquité ne connaissait pas cette maladie sous le nom de *tuberculisation*, c'est vrai (à quoi nous sert, à nous, cette connaissance au résultat?); mais elle savait que cette affection est une dégénérescence purulente des poumons, ce qui est visible aux expectorations, et cela lui suffisait pour fonder un traitement qui vaut bien les nôtres. Elle confondait peut-être l'élément différentiel qui distingue l'ulcération tuberculeuse des ulcérations cutanées, ce qui est fort heureux, si elle eût dû conclure de cette différence subtile que la phthisie est incurable. Grâce à cette ignorance étiologique et à cette erreur de diagnose, l'antiquité administra les baumes et les aromes que nous sommes obligés d'administrer nous-mêmes quand nous ne voulons pas absolument sacrifier à l'incurabilité scientifique.

Nous fondons, il faut en convenir, notre vanité sur une bien triste supériorité! Quoi! si les anciens avaient su, comme LAENNEC et M. LOUIS, que la phthisie a pour cause essentielle le tubercule, ils n'auraient pas essayé les substances balsamiques! Qu'auraient-ils donc fait? laissé mourir les poitrinaires, comme ces messieurs! En vérité, la science moderne est trop funeste à l'humanité; le moyen âge a sacrifié à l'ignorance de l'antiquité, nous ferons comme le moyen âge. Il vaut mieux se tromper un peu en considérant cette maladie comme une désorganisation lente par pyogénie du parenchyme pulmonaire et avoir quelque chose à lui opposer, que de la laisser sous le nom savant de tuberculisation dévorer sa victime à son aise. Il n'y a vraiment que l'audace de trois ou quatre négations personnifiées, se posant en face de trente siècles d'affirmation, qui ait quelque chose d'imposant!

Au fait, nous ne travaillons pas pour critiquer le système moderne de l'incurabilité de la phthisie, mais bien pour rappeler les œuvres spéciales qui supposent la profession préalable de sa curabilité; nous avons donc à poursuivre l'histoire des baumes à travers les âges de la médecine. Que ces médicaments passent d'Egypte en Grèce, le passage est naturel : les Grecs sont les légataires directs des Egyptiens. Pour faire plus court, nous reproduirons un passage de DIOSCORIDE, qui nous dispensera de toute autre érudition : « *Efficacissima vis inest succo balsami, et quam maxime calefaciens...; ulcera sordida expurgat et cruda concoquit, urinam potu ciet, ægræ spirantibus prodest.* » L'auteur veut parler ici du baume d'Egypte ou de Judée, aujourd'hui plus connu sous le nom de baume de la Mecque. Ailleurs, en parlant de l'encens, il dit : « *Ad calefaciendum et astringendum pollet, cava ulcera complet et ad cicatricem perducit.* » Ailleurs, en parlant de la gomme-résine dite *ammoniaque*, il répète ce qu'il a écrit sur les baumes : « *Ammoniacum gignitur in Africa juxta Ammonis oraculum, succum stillante ferulacea arbore. Mollit, extrahit, calefacit: tubercula duritiesque discutit... Auxilio est anhelatoribus, orthopnoicis; item quibus humor in pectore coit si cum melle delingatur aut cum ptisanæ succo sorbeatur...* » On voit, dans ces citations, que nous pourrions multiplier si le texte de Dioscoride était plus varié: 1° que les Grecs connaissaient les baumes et leurs propriétés antiseptiques, externes et internes; 2° qu'ils connaissaient leur spécificité contre les indurations et les ulcérations pulmonaires; 3° enfin, ce qu'il est important de remarquer, qu'ils confondaient sous le nom général de *balsamum* ou d'*opobalsamum* toutes les sécrétions aromatiques que nous avons subtilement distinguées en baumes, résines, gommes-résines, térébenthines, etc.

Des Grecs, les baumes passent aux Romains. Comme PLINE n'a fait que piller Théophraste et Dioscoride, quand il ne les a pas copiés textuellement, nous nous dispenserons de reproduire le témoignage du naturaliste latin; nous verrons, d'ailleurs, comment il s'exprime à ce sujet, lorsque nous exposerons les autorités antiques inscrites en faveur du Goudron et des autres substances provenant des conifères.

Le moyen âge ou la scolastique médicale, cette ère des traditions ou des répétitions perfectionnées, n'ajouta, à proprement parler, à la connaissance des baumes, que son admiration pour leurs vertus et son zèle pour leur application trop exclusive. Or, comme de tout temps l'admiration et le zèle pour une bonne chose lui suscitent infailliblement des détracteurs, une grande querelle s'éleva, mais elle n'éclata réellement qu'au commencement du XVIe siècle. Si les baumes avaient dû disparaître de la pharmacopée, ils l'auraient fait alors; ils y sont restés, il sera désormais ridicule de les y attaquer.

Ce n'était point une vaine querelle de coterie, un point d'amour-propre à vider, la question d'être toujours ou de n'être plus pour les baumes ne devait pas prendre occasion d'une futilité vaniteuse. La république médicale était debout, divisée en deux camps ennemis, et l'existence de la *Thériaque des pauvres* dépendait de la victoire. Le camp à droite représentait le dogmatisme des traditions thérapeutiques, et prétendait que les baumes devaient continuer d'entrer dans la composition officinale de la thériaque, et en faire le fond virtuel. Les plus fidèles à l'antiquité s'écriaient : C'en est fait de la thériaque, si la myrrhe, le galbanum et le genièvre n'en sont plus! Le camp à gauche représentait la négation des traditions anciennes sous prétexte d'indépendance rationnelle, et voulait la thériaque sans espèces balsamiques; les plus exaltés sacrifiaient la thériaque elle-même à la haine des baumes. Alors parurent successivement les dissertations fameuses des Perez en 1530, des Alpini en 1591, des Guibert en 1603, etc., etc. En 1630, c'est-à-dire après un siècle de lutte sans trêve, parut enfin le livre de Castelli, qui décida complétement la victoire : *Balsamum triumphans,* ce titre marque une époque fameuse dans l'histoire de la médecine. Ce livre avait été précédé d'un autre, qui n'en était que la préparation; il avait pour titre : *Balsamum examinatum, defensum, judicatum, absolutum, laudatum.* L'échelle de ces participes retrace exactement les termes du débat qu'eut à subir la question des baumes avant d'arriver à l'époque triomphante. Le *Balsamum triumphans* de Castelli marque, à notre avis, un des faits les plus éminents de la médecine dans le siècle de la renaissance.

Nous ne savons pas assez d'où nous viennent les bons remèdes et ce qu'ils ont coûté jadis à ceux qui nous les ont conservés. Les résultats heureux de cette grande querelle durent encore, puisque les baumes occupent la plus belle page dans la pharmacopée moderne. Notre ignorance du passé nous laisse croire que nos pères de l'antiquité et du moyen âge eurent plus de bonheur que de savoir dans le choix des substances médicinales qu'ils nous ont transmises; nous avons toujours l'air de dire : A nous la raison et le mérite, à eux la fortune et le hasard. L'orgueil nous rend trop ingrats. D'ailleurs, lorsque, après avoir adopté ces découvertes du hasard (car nous avons adopté les baumes contre les affections de poitrine), nous avons voulu les soumettre à notre analyse rationnelle, qu'avons-nous trouvé d'essentiel, dans les propriétés de ces substances, que n'eût entrevu l'antiquité ? Quand, dis-je, nous avons voulu voir sur quelles vertus réelles reposait la réputation traditionnelle des baumes, qu'avons-nous trouvé d'inédit ? Il est facile de donner un échantillon de notre savoir-faire moderne; le bon sens comparera le présent au passé. Les savants du jour ont trouvé, — nous copions leurs expressions, — que les baumes, en général, et ceux de *Tolu*, du *Pérou*, de *cannelle*, de *vanille*, de *styrax*, de *benjoin*, ont des propriétés chaudes; qu'ils ont une action stimulante sur les tissus capillaires dermoïques et muqueux, et spécialement sur les tissus de l'estomac et des poumons; qu'ils favorisent les exhalations en général et celles de l'appareil respiratoire en particulier... On a trouvé, en outre, que leurs propriétés aromatiques sont antispasmodiques et raniment puissamment l'énergie du système nerveux; que les effets médicamenteux des baumes sur l'organisme sont préférables à ceux des térébenthines, à cause de la proportion comparativement moindre de l'huile âcre et volatile qu'ils contiennent, mais surtout à cause de l'acide benzoïque et de la résine qui entrent dans leur composition naturelle...

Ne croirait-on pas entendre un spécialiste qui prépare de loin un spécifique à la maladie pulmonaire, et qui veut proposer les baumes à ce titre ? il n'en est rien pourtant. C'est tout simplement un auteur de *matière médicale* qui décrit en conscience, et sans but préconçu, les vertus de ces substances. Ce que nous admirons, nous, dans cette description purement scientifique, c'est que la science moderne vient précisément justifier l'*innocence* de nos anciens, qui ne savaient ce qu'ils faisaient, et que les baumes, qui ont été, dit-on, appliqués empiriquement, pourront désormais l'être très-rationnellement ; nous n'en demandons pas davantage. Pourvu que les baumes nous restent comme remèdes de la phthisie, nous ne demanderons jamais à quel prix ils nous restent.

Il me semble utile de résumer succinctement la voie qu'ont suivie les baumes pour arriver à ce degré suprême de spécifiques de la tuberculisation. Constatons, pour point de départ, que les baumes nous viennent des embaumeurs, et qu'ils ont passé de la pratique religieuse des embaumements à la thérapeutique ; antiseptiques du cadavre, ils le devinrent bientôt du corps vivant. On les appliqua aux ulcères sordides de la surface longtemps avant de les adresser aux viscères ; ils servirent la chirurgie longtemps avant de servir la médecine. Lorsqu'on eut induit de leurs effets sur la mort leurs effets sur la vie, de leur action à la surface leur action à l'intérieur, ils furent appliqués aux affections abdominales bien avant de l'être aux affections de la poitrine; ils furent enfin déclarés spécifiques de la phthisie. Les Grecs les reçurent sous cette recommandation des médecins égyptiens. C'est la première phase de l'histoire thérapeutique des baumes; ils ont déjà été tout ce qu'ils peuvent être, sauf quelques perfectionnements ou simples variations dans les modes de préparation et d'administration. Les Grecs écrivirent en langue vulgaire ce que les prêtres d'Égypte avait écrit en langue inintelligible, et les baumes arrivèrent probablement aux Latins en passant par Alexandrie, qui est le trait d'union des deux peuples : Pline copia Dioscoride, Celse répéta Hippocrate, et le moyen âge chrétien et arabe interprèta et commenta les auteurs latins. Au xe siècle, Avicenne nous apprend qu'on a déjà essayé les produits balsamiques sous la forme médicamenteuse des vapeurs ou en fumigations topiques; si le fait est vrai, cet événement mérite de fonder la deuxième phase historique des baumes. Au XVIe siècle, la Providence, de concert avec la science profonde de quelques admirateurs, sauve les baumes *triomphants* de la conspiration jurée contre eux, et les transmet au XIXe siècle pour les distinguer dans la confusion primitive du mot *baume,* pour les étudier de nouveau dans leurs propriétés et les appliquer, sous toutes les formes pharmaceutiques, comme spécifiques de la dégénérescence cachectique de l'organisme, et particulièrement sous la forme de vapeurs, comme topiques des ulcères du poumon. C'est la troisième phase historique des baumes. Les fumigations balsamiques sont le plus haut degré de leur utilité spécifique.

Cette exposition sur la destinée glorieuse des produits balsamiques dans les âges de la médecine, n'est pas une fantaisie littéraire de notre part, comme pourraient le croire ceux qui traitent du haut de leur grandeur ces évolutions progressives, dans lesquelles s'est formée la science de guérir, mais elle est un peu longue. Le Goudron et les autres produits médicinaux provenant de la famille végétale des conifères, étant implicitement compris ou confondus dans le mot collectif de *baumes*, nous avons pensé que tout ce que nous dirions de ceux-ci, nous serions dispensé de le répéter de ceux-là quand nous en traiterions spécialement; ainsi, il n'y aura ni temps ni espace perdus. Il faut se rappeler que la classification qui sépare ces espèces béchiques en gommes, résines, gommes-résines, térébenthines et baumes, est de nos jours.

La division didactique que nous avons adoptée pour faire l'histoire de nos spécifiques ne nous permet pas de signaler, dans cette catégorie, les baumes sous la forme de vapeurs topiques; la prochaine catégorie, sous le titre de *Spécifiques fumigatoires*, devant comprendre l'étude de toutes les fumigations pulmonaires quelles que soient les substances qui servent à les produire, nous n'aurons donc à consigner ici que les préparations réellement magistrales dans lesquelles sont entrés les produits balsamiques.

La conception nosologique de la phthisie, qui fonde en raison l'indication et l'administration des baumes à l'intérieur, est la plus ancienne des conceptions; Broussais nous en a fait sortir, nous y sommes revenus.

L'essence de cette maladie est un état de cachexie atonique, manifestée localement par la dégénérescence putride des poumons. Dioscoride, en parlant de chaque espèce balsamique, a répété, presque invariablement : *Calefacit, adstringit, tubercula cruda mollit duritiesque discutit, humorem in pectore coquit, ulcera sordida expurgat et ad cicatricem perducit.* Tous les degrés ascendants de la guérison sont marqués dans cette énumération de vertus médicinales. La pharmacopée moderne a reconnu toutes ces propriétés, seulement elle les a décrites avec des expressions plus scientifiques, qui, selon nous, n'en valent pas mieux. Cette conception de la nature de la phthisie, nous l'avons dit, dut déplaire à Broussais : la colère même qu'elle excita dans ce caractère irritable s'étendit sur les baumes, et il l'exhala avec sa naïveté ordinaire : *Ils incendient l'organisme,* dit-il ; *je leur ai vu produire les plus terribles effets.* Cela nous rappelle l'imprécation de Brown contre l'opium : *Me Hercule non sedat* (1)! « Par Dieu, l'opium ne calme pas ! » Les systématiques sont capables de nier le jour en plein midi.

La recherche nominale des médecins qui ont préconisé ou appliqué quelqu'un de ces baumes serait vaine, on le pense, la plupart du temps ; nous nous ferons un devoir de nommer ceux que l'histoire nous a conservés ; pour le reste, nous serons réduit à reproduire textuellement les recettes et formules balsami-

(1) Brown se fit graver lui-même ces paroles au socle d'un buste de marbre que lui avait érigé, de son vivant, l'Ecole de médecine d'Edimbourg.

ques qui ont, en route, perdu leur premier auteur, à force d'être vieilles et d'en avoir servi un trop grand nombre. Il ne faut pas s'attendre non plus à voir chacune de ces espèces appliquée isolément; il est rare, au contraire, qu'elles ne soient associées pour la même médication.

—

Les Grecs, on le sait, ne sont pas riches en formules complexes; ils sont trop près de la thérapeutique naturelle pour que l'analyse scientifique leur ait déjà révélé le secret de ces combinaisons et mélanges pharmaceutiques que l'on appelle l'art de formuler une ordonnance magistrale. Cette simplicité primitive se manifeste surtout dans leur manière d'administrer les baumes aux poitrinaires : on lit souvent dans leurs livres spéciaux qu'ils conseillent aux malades de prendre ces sucs concrets *ad magnitudinem fabæ*, à la grosseur d'une fève, et de les laisser se dissoudre dans la bouche, comme nous faisons aujourd'hui des pâtes pectorales. Quelquefois ils les ordonnaient en poudre, ou fondus dans l'eau, dans le lait, dans le vin, etc.; on s'aperçoit cependant qu'ils donnaient la préférence à la préparation qui consiste à pétrir les baumes avec du miel et à en rouler des bols, des pilules pour les avaler ou les dissoudre naturellement dans la salive. Tout ce que nous pourrions reproduire de ces formules diverses n'offrirait que des variantes sans importance; ce qu'il y a de mieux préparé chez les Grecs, ce sont les vins balsamiques; ils en composaient de toutes les espèces. Nous donnerons comme échantillon le *vin de myrrhe :*

R. : Myrrhæ. . . . . 2 drachmes.
Piperis candi. . 1 —
Iridis. . . . . . 6 —
Anisi. . . . . . 3 —

Broyez, enveloppez dans un linge, et jetez dans 6 sextiers de vin ; après trois jours, filtrez et mettez en bouteilles bien bouchées. Il fallait prendre ce vin par verres, le matin et après un petit exercice.

Nous verrons le plus célèbre entre tous ces médicaments, le *vinum picatum* ou vin de Goudron (dont nous réservons la recette pour le chapitre qui doit être consacré aux préparations antiphthisiques par excellence), résumer toute l'admiration que les Grecs avaient pour les substances aromatiques dans le traitement des affections pulmonaires.

Les Latins répétèrent les Grecs, et le moyen âge répéta les Grecs et les Latins avec ce zèle qui ne peut s'expliquer que par le principe de foi vive que le christianisme avait allumé pour toute sorte de tradition. Au lieu donc d'aller scrupuleusement chercher dans les annales de la thérapeutique les noms des médecins qui ont traité la phthisie par des spécifiques balsamiques, et les formules diverses qu'ils ont imaginées pour approprier ces sucs à la cure de cette maladie, nous ferons mieux de prendre l'un après l'autre chacun de ces baumes et de reproduire le médicament qu'on en a composé dans cette intention. Les baumes, malgré l'estime que nous professons pour leurs vertus médicamenteuses, ne sont pas précisément notre spécifique, nous leur devons donc moins qu'au Goudron ; on les retrouvera d'ailleurs à la prochaine catégorie sous la forme gazeuse, qui est celle où ils développent leurs qualités les plus essentielles.

Nous traduirons les vieux poids selon le système décimal.

—Le baume de Judée, qui est l'opobalsamum antique, entre dans un grand nombre de préparations. Les *pilules astringentes* nous paraissent de meilleur usage :

R. : Baume de Judée ou de la Mecque. 8 gouttes.
Opium. . . . . 5 centigr.
Térébenthine cuite. . . . . . . Q. S.

Pour deux pilules, l'une le matin, l'autre le soir.

— La *myrrhe,* le plus célèbre des baumes après l'opobalsamum, a fourni un nombre prodigieux de préparations : toutes ses propriétés toniques, antiseptiques, fondantes, etc., ont été utilisées au profit de la poitrine; nous n'en signalerons que les plus simples compositions :

Extrait antiphthisique.

R. : Myrrhe choisie. . . . . . 60 grammes.
Gomme arabique. . . . . 8 —

Pulvériser ensemble, faire une émulsion épaisse qu'on pourra délayer dans une décoction émolliente édulcorée.

Pilules balsamiques.

R. : Myrrhe. . . . . 8 grammes.
Extrait de petite centaurée. 4 —
Benjoin. . . . . 12 décigr.

Faire des pilules de 15 décigrammes. Dose : de trois à sept par jour.

Electuaire ou opiat détersif.

R. : Myrrhe et oliban, 4 grammes de chacun.

Mêlez dans 60 grammes de miel.

La dose ordinaire est de 4 grammes dans une tasse de tisane pectorale.

La fameuse mixture de Griffith, que nous avons promise à la page 365, se compose de :

Myrrhe.	4 grammes.
Infusion de camomille. . .	180 —
Sulfate de fer.	75 centigr.
Sirop d'écorce d'orange. .	30 grammes.

Dose : deux ou trois cuillerées à bouche par jour.

L'eau de myrrhe a joui dans le moyen âge d'une grande renommée; à la simplicité de sa composition on devinera que c'est un legs des anciens. On la prépare en faisant digérer pendant trois jours 250 grammes de myrrhe dans 3 litres d'eau de fontaine ; on décante et mieux ou distille. A boire par verrées, comme l'eau de Goudron. Les Romains la faisaient digérer dans de bon vin d'Espagne ou dans de l'hydromel.

On pourrait, à l'occasion de la myrrhe, rapporter la fameuse *thériaque des pauvres*, dans laquelle elle entre comme principal élément, ainsi qu'on peut s'en assurer dans tous les formulaires.

Plus près de nous, enfin, la myrrhe a eu un grand nombre de partisans célèbres qui ont déterminé analytiquement l'espèce de phthisie à laquelle ce baume convenait et son mode d'emploi le plus avantageux. Ainsi DANIEL et CARTHEUSER l'appliquaient encore dans tous les cas mêlée au sucre; SIMMONS la donnait mêlée au blanc de baleine, remplaçant ainsi les martiaux, auxquels on l'avait associée avant lui; Frize restreignit sa vertu à la diathèse purulente ou à la phase d'excavation; Copp lui associe l'opium et ne l'ordonne que dans la phthisie pituiteuse; Quarin, enfin, ne la donnait que lorsque l'atonie cachectique était bien constatée.

— L'*ammonium* ou gomme ammoniaque, après la myrrhe, est le baume auquel on attribuait le plus de vertus; Dioscoride ne rapporte que deux manières de l'administrer aux phthisiques : incorporé dans du miel ou dissous dans une tisane béchique. Le *lac ammoniacale*, que nos aïeux ordonnaient par cuillerées comme potion pectorale, a été modifié de cent façons : au lieu d'une simple émulsion dans l'eau commune, on a fait dissoudre ce baume dans toute sorte de liquides. Parmi ces variantes, si nous avions à choisir, nous donnerions la préférence à celle où l'eau pure est remplacée par une infusion de polygala ou de pouliot.

Les *pilulæ pectorales*, dont on a proposé mille et une préparations, doivent être préférées dans leur simplicité primitive :

R. : Gomme ammoniaque, extrait de réglisse, savon blanc, baume de soufre anisé, 6 grammes de chacun.

Faire des pilules de 15 centigrammes, et en prendre trois, trois fois par jour. Les pilules de Morton sont les mêmes, augmentées de la poudre de cloportes.

— L'*oliban* ou encens, qui devrait peut-être figurer dans la catégorie des conifères, s'il provient du cèdre, comme le pensent avec les anciens quelques modernes, a joui de tout temps d'une grande réputation. Symbole de purification dans les cultes religieux, ses propriétés doivent être antiputrides par excellence ; la thérapeutique l'a utilisé comme tel dans les ulcères et engorgements externes ou internes. REIL a perfectionné une vieille recette de pilules qui lui réussissaient toujours dans les cas d'hémoptysie asténique :

Pilules balsamiques.

R.: Oliban, gomme arabique, suc de réglisse, ãã 8 grammes.

Ajouter Q. S. de baume du Pérou; pour quatre pilules à prendre chaque jour.

La potion excitante connue sous le nom de *haustus ex olibano* se composait principalement d'encens mêlé au miel et délayé dans vingt parties d'eau. Dose : trois cuillerées matin et soir.

— Le *bdellium,* que les Grecs administraient en fragments le matin à jeun, *jejunium saliva dilutum,* passa aux Arabes du moyen âge avec tous ses titres béchiques. RHAZÈS lui paye un véritable tribut de reconnaissance dans son traité *De Phthisi;* les modernes l'ont négligé sans que rien explique la préférence qu'ils ont portée sur les autres baumes, que celui-ci peut remplacer, selon nous, en toute occasion.

— Le *galbanum,* souverain contre les catarrhes chroniques et les dégénérescences purulentes des poumons, était anciennement administré en fragments comme le bdellium, ou dissous dans du vin chaud; associé parties égales avec la gomme ammoniaque, il forme les *pilules gommées*, qui méritent toujours leur antique réputation d'expectorantes au suprême degré.

Le *galbanetum Paracelsi*, préparation huileuse que son auteur employait en frictions sur les parois du thorax, aurait sans doute autant de vertus que l'*huile de Dippel*, administrée aujourd'hui de cette manière par le docteur PALMEDO. Du reste voici sa recette :

R. :	Galbanum.	500	grammes.
	Gomme de lierre.	90	—
	Essence de térébenthine. . .	250	—
	Huiles de laurier et de lavande. āā	30	—

Après quelques jours de digestion, distillez et conservez.

Aujourd'hui le *galbanum* ne sert guère qu'à faire des emplâtres ; associé à la résine, au Goudron, à la cire, au mastic, à l'encens, à la myrrhe et au safran, il compose l'emplâtre connu sous le nom de *galbano-crocatum*. Nous lui donnons la préférence sur tous les épispastiques pectoraux recommandés de nos jours. Le spécialiste MURRAY, qui s'est livré à l'étude différentielle des vertus du *galbanum*, a laissé une recette de pilules balsamiques que nous reproduisons :

R. :	Galbanum.	8	grammes.
	Myrrhe et sagapenum. . .	30	—
	Assa fœtida.	16	—

Ajoutez Q. S. de sirop simple, et faites des pilules de 20 centigrammes.

— L'*assa fœtida*, probablement le baume que les anciens appelaient *laser*, eût été passée sous silence si l'admiration du docteur MILLAR pour cette substance, dans l'angine, ne nous l'avait rappelée. Nous ne lui croyons pas de vertus sur la phthisie chronique proprement dite.

— L'*opopanax*, gomme-résine provenant d'un ombellifère, est tombé en désuétude, malgré la recommandation expresse d'HIPPOCRATE, qui l'avait fait entrer dans un remède de la pneumonie chronique ; le voici tel que Cœlius Aurelianus nous l'a transmis : « L'opopanax bouilli dans l'oxymel, puis coulé, est souverain contre cette maladie. » M. LITTRÉ a complété la recette des trois *Eclegmes* d'Hippocrate contre la péripneumonie :

1° Galbanum et pignons de pin dans du miel attique.

2° Aurone ('labrotonum des anciens) dans l'oxymel avec du poivre.

3° L'opopanax, bouilli dans l'oxymel et coulé, est très-bon contre les engorgements du foie et des organes de la région diaphragmatique.

— Le *sagapenum*, dont Dioscoride a dit : *Prodest pectoris doloribus, tussibus vetustis ; crassum pulmonis pituitum expurgat*, que le moyen âge chrétien avait surnommé *baume séraphique*, n'a plus d'usage aujourd'hui. Il serait peut-être difficile aujourd'hui de trouver cette substance dans nos pharmacies.

Avant de passer aux baumes plus modernes, nous terminerons cette énumération par le baume désigné sous le nom corrompu de *gomme mumie*, qui n'est autre chose que les fragments mêmes des momies égyptiennes ou des ingrédients qui servaient à les préparer. Le moyen âge, crédule à force d'être croyant, attribuait à ces résidus des vertus contre une foule de maladies atoniques, mais principalement contre la phthisie purulente. Il est démontré aujourd'hui, au dire de nos savants, que cette substance n'a que les propriétés des baumes eux-mêmes qui ont servi à l'embaumement du cadavre ; aussi la momie ou *mumie* est-elle dans nos pharmacopées rangée parmi les bitumes et les asphaltes, et tient leur place, quand on veut, dans les préparations qu'ils composent.

Au XVIe siècle, nous l'avons vu, il y eut pour les baumes une recrudescence d'admiration qui s'explique en partie par la nouveauté de ceux que l'on importa d'Amérique, où les naturels les employaient avec un grand succès dans diverses maladies, celles de la peau et de la poitrine principalement. Nous allons passer en revue les trois ou quatre plus importants.

— Le *baume du Pérou* ou des Indes a supplanté, au XVIe siècle, l'opobalsamum des anciens : on en fit des alcoolats, des esprits, des potions, des tablettes, etc. Voici la formule de l'*élixir pectoral :*

R.:	Assa fœtida.	8 grammes.
	Benjoin, opium, camphre, safran, scille, huile d'anis. āā	3 —
	Baume du Pérou.	16 —
	Alcool concentré.	1 kilogr.

Il peut servir de succédané récent à l'élixir pectoral de WEDELIUS, dont la dose croît de 40 à 60 gouttes.

Potion pectorale.

R.: Baume du Pérou. . . . . 8 grammes.

Dissous dans un jaune d'œuf. Ajoutez :

Extrait mou de quinquina. 24 grammes.
Miel rosat. . . . . 100 —

Werlhof, auteur de cette potion, en donnait deux ou trois cuillerées par jour aux phthisiques.

—Le *baume de Tolu* remplaça l'opobalsamum antique dans tous les arcanes pectoraux de la polypharmacie scolastique; on en fit une infusion aqueuse, des pilules, une mixture, une crème, et toutes ces préparations portent le titre de pectorales. Il est éminemment fondant, diurétique et sudorifique, trois qualités que nous avons vues recherchées dans les traitements de la phthisie. La plus simple de ces préparations est l'*haustus balsamicus,* que l'on composait en délayant le Tolu (10 décigrammes) avec un jaune d'œuf dans 30 grammes d'eau ou d'infusion de guimauve. Après cette émulsion, l'électuaire de Barthez mérite d'être reproduit; il a pour but de s'opposer à l'hémoptysie passive dans la deuxième phase de la tuberculisation :

R. : Conserve de roses. . 125 grammes.
Sirop de Tolu. . . . 30 —
— de pavot. . . . 8 —

La dose est de 7 à 15 grammes, deux fois par jour.

Plus tard on fit macérer le Tolu dans de l'éther sulfurique ou de l'eau bouillante, pour en faire des fumigations pectorales qui amenaient constamment de bons résultats.

— Le *baume de copahu,* spécifique réservé aujourd'hui aux organes génito-urinaires, a été prescrit autrefois contre un grand nombre de maladies; nous ne rapporterons que les préparations qui ont été conservées dans le traitement de la phthisie : la première est la teinture balsamique composée :

R. : Baume de copahu. . . 45 grammes.
— du Pérou. . . 30 —
Safran. . . . . 4 —
Alcool. . . . . 1/2 litre.

Faites digérer à un feu doux pendant trois jours, en remuant ; filtrez. La dose est de trois cuillerées à café trois fois par jour.

Fuller, qui avait une grande confiance dans ce baume, en délayait 8 grammes avec deux jaunes d'œufs dans 100 grammes d'eau, et administrait la potion une cuillerée à bouche matin et soir. Fothergill, dans son livre *On the use of Balsams, in the cure of Consumption*, que nous prions ceux qui nous trouveront incomplet de lire avec soin, a fait une belle place au copahu ; de Haen le préférait à tous les autres baumes, et le spécialiste Simmons ne manquait jamais d'y avoir recours dans la phase d'excavation tuberculeuse : il en donnait 4 grammes avec du sucre et du nitre, trois fois par jour.

Il nous semble que nous sommes quitte envers notre lecteur : 1° Nous aurons peut-être donné l'envie aux malades de se faire traiter par leur médecin avec l'un des baumes que nous avons signalés ; 2° les médecins, nos confrères, qui voudront plus de science et d'autres recettes balsamiques, se procureront l'ouvrage de Fothergill, et consulteront les formulaires, qui ne laissent, grâce à Dieu, rien à désirer, même à celui qui ne regrette pas la polypharmacie de nos ancêtres. Nous avons réservé, pour en parler avec un peu plus d'étendue, la fin de ce chapitre au benjoin, celui de tous les baumes qui contient le plus d'*acide benzoïque*, élément auquel les spécialistes modernes attribuent toutes les propriétés antiphthisiques des autres baumes.

— Le *benjoin* est le baume qui découle des incisions faites au styrax, arbre de la famille des ébénacées, que Zacutus Lusitanus appelle *lignum sanctum*. Ce suc, qu'on a surnommé aussi *balsamum pulmonis*, occupe à ce titre une des places les plus dignes dans la matière médicale. Le spécialiste Morton, qui ne sacrifiait pas facilement aux recommandations des anciens, ne put s'empêcher d'en faire la base de ses *pilules balsamiques*; à la vérité il n'employa que la *fleur de benjoin*, nom primitif de l'acide benzoïque. On s'accorde à résumer aujourd'hui dans cet acide toutes les propriétés curatives de ce baume et de tous les autres. L'acide benzoïque, qui est la partie la plus soluble du benjoin, répand une odeur suave; son action sur les muqueuses gastriques et bronchiques est incomparable : il favorise la digestion, active la circulation générale, provoque d'abondantes exhalations et sécrétions des organes respiratoires, répand ses qualités antiputrides dans tout l'organisme. Les rationalistes l'ordonnent comme expectorant, et lui reconnaissent des vertus spéciales contre l'asthme humide, le catarrhe chronique et les paroxysmes quotidiens de la fièvre hectique. Une aussi large concession justifie à nos yeux le titre de spécifique de la phthisie que lui donnèrent les anciens. Nous ne partageons pas la manière de voir de ceux qui donnent l'acide benzoïque à la place du benjoin : le baume, dans son état complexe, nous semble devoir apporter dans l'économie des principes naturels qu'il ne retient plus dans ses fleurs acides. Nous ne discuterons pas les motifs de notre préférence ; utilisons notre espace à donner quelques-unes des préparations pharmaceutiques du benjoin et de l'acide benzoïque.

La plus simple est la *poudre pectorale* composée de benjoin et de sucre candi en parties égales. On l'administre dans une infusion ou décoction béchique, à la dose de 50 à 150 centigrammes.

La teinture autrefois réputée pectorale, stomachique, alexitère, etc., mérite aussi la citation :

R.: 1 partie de benjoin en poudre dans 4 d'alcool.

Laissez digérer pendant six jours en remuant par intervalle. La dose est de dix à vingt gouttes dans une infusion béchique, deux ou trois fois par jour.

Le sirop est composé de 1 partie de benjoin, 5 d'eau, 12 de sucre en poids. Nous nous contenterons d'indiquer le *baume du commandeur*, dans lequel le benjoin joue le principal rôle. On sait la spécificité multiple que l'on attribuait à ce médicament, qu'on surnomma *catholicum* pour exprimer son universalité thérapeutique.

Nous ne répéterons pas la formule des pilules balsamiques de Morton, mais nous donnerons celle d'une ancienne *marmelade* recommandée dans la phthisie des vieillards :

R.: Miel de Narbonne.		200 gramm.
Sirop scillitique et de polygala. .	āā	30 —
Acide benzoïque et fleur de soufre.	āā	13 —
Ipécacuanha.		30 —

Mêlez et donnez par cuillerées à café ; 3 *quotidie.*

Nous retrouverons le benjoin dans la classe des fumigations ; c'est sous cette forme que nous lui croyons le plus d'efficacité contre les affections chroniques de la poitrine.

— Les *bitumes, asphaltes, naphthes, pétroles* et autres carbures d'hydrogène minéraux, ont eu leurs applications et leurs partisans dévoués. Ainsi, les médecins du moyen âge en exaltant les vertus de la *momie,* ne recommandaient au fait que ces matières, qui sont entre tous les baumes celles qui présidaient le plus efficacement à la conservation des cadavres, le reste servant particulièrement pour le parfum et l'odeur de la relique. Plus près de nous, au XVIIIe siècle, les asphaltes revinrent en honneur : consultez la Thérapie universelle de *Plouquet,* et vous verrez qu'ils furent administrés naturels ou distillés, seuls ou associés à l'infusion de quinquina, à l'extrait de cascarille, au suc de concombre, etc., etc.

Si nous avions aujourd'hui à opter entre ces substances, nous préférerions le *pétrole des Barbades,* que nous avons introduit en France selon le conseil du docteur CRICHTON, qui l'administre chez les poitrinaires pauvres, lesquels ne pourraient se donner tous les soins requis pour l'emploi des vapeurs de Goudron. Voici la formule du looch pectoral et antiputride que nous avons écrite sous la dictée du célèbre inventeur des fumigations :

R.: Pétrole des Barbades. . 16 grammes.
Avec un jaune d'œuf.

Battez jusqu'à mixtion complète, et versez dessus, en remuant, 250 grammes d'eau distillée. Dose : deux ou trois cuillerées par jour. Ce médicament ne pourrait être préparé qu'à la pharmacie de M. Moussu, laquelle possède seule notre pétrole des Barbades.

Le *medicinal naphtha,* dont nous aurons à traiter au chapitre du *Goudron*, comme dernier spécifique de la phthisie, ne doit pas être confondu avec ces huiles minérales; car c'est une sorte d'hydrate de méthylène. L'inventeur, M. John Hastings, de Londres, l'applique avec grand succès, et c'est de ses mains que nous l'avons reçu pour l'introduire en France et l'y appliquer selon la méthode qui fait sa spécialité en Angleterre.

— Les plantes aromatiques, douées, pour la plupart, des mêmes vertus antiphthisiques que les baumes, sont en si grand nombre, que l'espace qui nous reste nous contraint à la seule dénomination des plus recommandées. D'ailleurs, c'est en fumigations humides que nous leur attribuons le plus d'efficacité. Ceux qui voudraient les administrer en poudre, en pilules, en infusion, etc., peuvent choisir entre l'anis étoilé, le calamus aromaticus, la cannelle, la cascarille, les baies de genièvre, les bourgeons de sapin, la muscade, la vanille, la serpentaire, les poivres, le santal, le girofle et l'angélique, qui sont déjà entrés dans des préparations pectorales ; mais, à notre avis, les bourgeons de pin et de sapin, que Pline appelle *turiones,* ont des vertus bien plus efficaces sur la maladie qui fait l'objet de notre étude.

CHAPITRE II.

Spécifiques fumigatoires ou topiques.

Ceux qui nous ont jusqu'ici prêté quelque attention doivent être suffisamment convaincus de deux choses : la première, c'est que nous avons horreur du système moderne, qui déclare ou insinue l'incurabilité de la phthisie : le systématique se fondant, en fait, sur la négation erronée de toute guérison dans le passé. La nature à elle seule fournit à l'observation de nombreux démentis contre ce pronostic fatal (*voy*. p. 241, 242), et les annales de la thérapeutique spéciale que nous venons de dérouler nous ont personnellement fourni la preuve évidente que cette opinion funeste, qui désespère la société et tend à l'anéantissement du zèle médical, n'est que l'œuvre éphémère du présent. La seconde remarque qu'auront faite nos lecteurs, c'est que nous ne travaillons pas pour critiquer les découvertes spécifiques de nos anciens, mais bien pour les constater et les décrire. Cependant, il ne faut pas croire que nous nous soyons condamné à ne jamais exprimer notre préférence au milieu de ce grand nombre de substances et de moyens proposés pour combattre cette cruelle maladie. Notre procédé littéraire, dans l'exposition et la classification des spécifiques, a facilement démontré aux moins attentifs qu'en reconnaissant tous ces médicaments bons et utiles, en général, notre intention particulière aura été de les classer en allant de ceux que nous estimons le moins à ceux que nous estimons le plus. Ainsi, sauf quelques rares exceptions, on pourra dire que nous préférons aux moyens dérivatifs et antiphlogistiques les substances émollientes et nutritives, à celles-ci les substances amères et toniques, de même que nous préférons la conception pathologique qui justifie ces dernières catégories à celle qui justifie la première. Quant aux pratiques spécifiques, dont nous avons fait une catégorie pour ne rien passer sous silence, nous ne les regardons que comme des conditions générales et adjuvantes d'un traitement rationnellement spécifique. Ainsi, pour en donner un exemple, nous croyons que le séjour de l'île de Madère, la constance de température, l'exercice bien entendu des organes respiratoires, etc., peuvent efficacement servir à l'application du Goudron sous une forme ou sous une autre.

En arrivant aux substances balsamiques et aromatiques, nous avons dû trancher notre préférence d'une manière encore plus explicite. Les baumes et les aromes étant, par leur analogie de composition, des matières qui pouvaient nous servir de transition pour passer naturellement aux substances provenant des arbres de la famille des conifères, nous avons dû les prendre pour introduction de notre traitement spécial. D'un autre côté, les vertus éminemment spécifiques que nous leur reconnaissons contre les maladies chroniques de la poitrine nous faisaient un devoir de les classer après ou au-dessus de tout ce que nous avons vu jusque-là; enfin, l'idée que les produits aromatiques et balsamiques provoquent dans l'esprit du praticien de les appliquer sous la forme odorante ou gazeuse, qui est celle que nous regardons comme la plus rationnelle, nous imposait d'établir une ligne de démarcation qui indiquât qu'en les abordant nous entrions dans le domaine thérapeutique vers lequel nous procédons dès les premières pages de notre livre. Ainsi, les spécifiques balsamiques, en tant qu'ils nous conduisent au Goudron, qui est notre spécifique par excellence, forment moins une partie de notre livre qu'ils n'en commencent la conclusion; car, 1° les baumes, sous la forme pharmaceutique solide ou liquide, sont le commencement de notre matière médicale; 2° sous la forme de vapeurs ils en sont le milieu; 3° le Goudron, sous la forme gazeuse ou en fumigations topiques, en est la fin.

Le trajet qui nous reste à faire est donc tout naturellement tracé; ce n'est, d'ailleurs, que la suite de celui que nous avons déjà parcouru. Après la catégorie des spécifiques balsamiques viendra celle des spécifiques fumigatoires ou topiques; après celle-ci, enfin, vient notre étude spéciale sur les produits conifères, pour aboutir au Goudron, qui en est la sécrétion la plus vulgaire, ce qui, pour nous, veut dire la plus utile; car la Providence ne doit pas avoir renfermé dans des substances rares les plus puissantes vertus contre la maladie qui emporte un cinquième de l'humanité et les deux tiers de la classe laborieuse et pauvre. Parlons donc des fumigations pectorales en général.

On appelle fumigations topiques ou inhalations, dans le traitement des affections pulmonaires, les gaz naturels et les vapeurs dégagées de certaines substances médicinales au moyen du calorique ou de l'évaporation physique, qu'on met à la portée des organes respiratoires auxquels ils sont destinés.

A quelle époque remontent les fumigations pectorales? quel est le premier médecin qui les ait imaginées et pratiquées? L'érudition qu'on pourrait déployer à propos de cette question nous séduit peu. Il est évident que les Grecs connaissaient et employaient les subfumigations aromatiques *ad vulvam et uterum*, il est douteux qu'ils les aient employés *ad pulmonem;* et cependant comment croire que de pareils observateurs n'aient pas eu l'occasion d'observer l'effet des vapeurs de l'eau chaude sur l'expectoration des phthisiques; il n'en eût pas fallu davantage pour induire l'application avantageuse des vapeurs balsamiques qu'ils utilisaient déjà pour d'autres affections. Pour nous, l'opinion que nous avons des Grecs nous porte à croire qu'ils les ont connues et utilisées, mais comme historien, nous ne devons pas remonter plus haut que l'histoire elle-même, par conséquent nous sommes arrêté par ce passage recueilli dans la compilation d'ORIBASE, qui nous apprend qu'un certain ANTYLLUS, médecin du IIIe siècle de l'ère chrétienne et auteur d'un traité des *Remèdes évacuants*, s'est occupé des fumigations. Nous nous faisons un devoir de traduire du grec ce monument qui, à notre avis, ne marque pas le premier essai des anciens dans ces sortes de médications : « Les « fumigations, dit Antyllus, ne conviennent pas à toute « espèce de maladies, mais seulement à celles de la « poitrine, et encore dans celles-ci ne sont-elles légiti- « mement applicables qu'au cas d'asthme et d'orthopnée

« par embarras de pituite; elles sont contre-indiquées « dans les cas d'hémoptysie et de toux sèche. » Voici leur mode de production et d'administration : « On fait « asseoir le malade et on le met tout entier sous une « vaste couverture; entre ses jambes écartées on place « un vase contenant du feu sur lequel on jette des « feuilles d'aristoloche clématite, ou du soufre, ou des « bourgeons de sapin, ou du *persea*, ou des fragments « de vieilles cordes, celles qui ont servi à la marine « sont les meilleures, et on recommande au patient « de baisser la tête pour mieux recevoir et aspirer « cette fumée. Beaucoup ont rejeté la pituite à la pre- « mière épreuve. »

Un siècle après Oribase et deux siècles après Antyllus, MARCELLUS EMPIRICUS, de Bordeaux, maître d'office de Théodose, nous laissait la description d'un appareil destiné à ces fumigations; tout simple, primitif et grossier que paraisse cet instrument, il doit être de beaucoup postérieur au premier usage qu'on a fait de ce genre de médication; car il est si facile de produire et de faire respirer des vapeurs sans appareil spécial. Marcellus, de Bordeaux, prenait donc un vase profond, soit un pot de terre, il le remplissait d'herbes émollientes sur lesquelles il versait de l'eau, puis il y attachait, en le lutant, un couvercle au milieu duquel se trouve un trou muni d'un chalumeau ou d'un tuyau de plume. Ensuite, il faisait bouillir le pot, et le malade recevait l'évaporation par le tube du couvercle. L'herbe appelée le *bouillon-blanc* était la plus recherchée pour cette opération.

Voilà les deux origines historiques des inhalations

pulmonaires : dans la plus ancienne nous voyons déjà, au nombre des substances préférées le bois ou les bourgeons de sapin et mieux encore les vieilles cordes qui ont servi à la marine ; dans la seconde, nous voyons un appareil dans lequel on eût pu dégager des vapeurs balsamiques et aromatiques aussi bien qu'émollientes ; ajoutez enfin à ces deux témoignages celui de Dioscoride, qui dit en propres termes, à l'article *Soufre :* « *Prodest tussibus, suspiriosis, purulenta extussientibus ovo sumptum aut* SUFFITUM ; » et celui de Galien, qui employait pour la même effet les *suffitus* ou fumigations d'orpiment (sulfure d'arsenic) et vous aurez rapproché les quatre autorités qui fournissent la présomption que l'usage des vapeurs contre la phthisie leur est antérieure et la preuve formelle que, par rapport à nous, cette médication est fort ancienne.

Ceux qui, dans cette recherche, se sont arrêtés à RHAZÈS l'Arabe, surnommé le Galien du moyen âge parce qu'il répète le médecin de Pergame, ont été induits en erreur par AVICENNE, qui dit que de son temps on appliquait déjà les fumigations comme traitement de la phthisie. Rhazès continue Galien : il prescrit comme son maître les vapeurs d'orpiment ; mais il y a progrès puisqu'il les combine avec celles des substances balsamiques et aromatiques, telles que la myrrhe, le galbanum, l'aristoloche ronde, etc.

Du xe au xviie siècle les fumigations n'ont fait que se vulgariser dans la médecine spéciale des affections pulmonaires ; il est facile d'expliquer la préférence qu'on donna à cette forme topique sur toutes les autres ; d'autre part, le choix, de plus en plus exclusif, qu'on porta sur les matières balsamiques nous semble ressortir de la même explication. Nous ne poursuivrons pas l'histoire des vapeurs spécifiques dans le cours de ces six siècles, il nous suffit d'avoir signalé l'impulsion donnée par Rhazès le Grand pour faire croire que son exemple ne dut pas être perdu.

Toute substance médicinale, à quelque règne qu'elle appartienne, pouvant être facilement transformée en vapeurs, on devine quelle source féconde de célébrités individuelles dut être cette facilité; on commença d'utiliser les émanations et les gaz naturels, puis on multiplia les vaporisations artificielles. Chacun voulait avoir la sienne; toutes les matières solides ou liquides reconnues bonnes contre la phthisie furent transformées et administrées à l'état gazeux (car toutes celles que nous avons désignées ont été appliquées en fumigations); chacune donna lieu à une spécialité et à un spécialiste. Il y eut enfin tant d'espèces de vapeurs antiphthisiques et tant de médecins à fumigations, que nous sommes réduit à ne prendre que les mieux recommandées d'entre celles-là et les plus recommandables d'entre ceux-ci, et encore ne ferons-nous pour ainsi dire que glisser sur les hommes et les choses pour arriver plus promptement au terme de notre course, qui est le Goudron, nous l'avons assez répété.

L'histoire nous imposerait de commencer par les vapeurs sulfureuses, le soufre étant le spécifique le plus anciennement recommandé; mais il nous semble plus logique de commencer par les gaz naturels, qui sont des vapeurs toutes faites.

— L'air atmosphérique a été prescrit aux poitrinaires de toutes les façons. Cependant, il faut remarquer que c'est dans son état de pureté qu'il a été le moins employé. RUSH et WAINERIGHT le recommandaient en inspirations, froid et glacé. PERCIVAL, GELLE et MURRAY ordonnaient aux phthisiques d'aller le respirer à larges poumons dans la plaine. GUÉRIN ne l'estimait que très-sec; GRANT lui répondait sagement que lorsque la fièvre est intense et dans la dernière phase de la maladie, il n'était bon qu'humide. BEDDOES voulait l'air chaud, épais et méphitique; c'est lui qui, le premier, remarqua que les corroyeurs et les fabricants de cordes de harpe étaient préservés de la phthisie.

Beddoes est l'auteur d'une observation qui, en même temps qu'elle explique l'effet curatif des vapeurs qu'on employait avant lui, détermine les conditions spécifiques de celle que l'on employa après. A ce double titre, ce spécialiste ouvre la voie vraiment scientifique à la thérapeutique spéciale des fumigations. Beddoes, après de longues méditations et de nombreuses expériences, crut pouvoir affirmer que c'est l'oxygène de l'air atmosphérique qu'il faut accuser de tous les ravages organiques de la tuberculisation. Atténuez, absorbez, masquez, supprimez l'oxygène de l'air respiré par le poitrinaire, et vous travaillez à son rétablissement. Or les moyens sont nombreux. Le carbone, l'ammoniaque, la chaux, tous les corps qui attirent et se combinent à l'oxygène seront successivement adoptés; ils l'étaient sans doute avant Beddoes, mais on ne savait pas ce qu'on faisait; celui-ci l'expliqua et donna la souveraine méthode pour neutraliser cet élément funeste : il associait une certaine quantité d'hydrogène à l'air ordinaire. Il est facile de voir la pensée de l'observateur : de la grande affinité des deux gaz va résulter leur combinaison. Or, comme le produit est de l'eau, les poumons recevront un peu moins d'oxygène et un peu plus d'humidité. Ce raisonnement, qui serait vrai pour un appareil chimique, ne l'est peut-être pas autant pour la cavité pulmonaire, qui est un appareil physiologique; néanmoins, jusqu'à preuve du contraire, l'observation de Beddoes restera et servira, nous l'avons dit, à expliquer scientifiquement l'effet des autres gaz que l'on a recommandés aux poitrinaires.

Ainsi, Harrison et Rollo, qui sont ennemis d'une atmosphère trop pure ; Percival, Grant et Velschius, qui prescrivent l'air des marais stagnants ; les Anglais, qui estiment le séjour dans les mines, et les professions qui dégagent beaucoup de gaz carbonés et ammoniacaux, etc., etc., pourront porter pour raison de leur conduite le choix d'un milieu moins chargé d'oxygène.

Les partisans des atmosphères balsamiques contre la phthisie trouvent eux-mêmes, dans l'observation de Beddoes, la justification de leur préférence. Ainsi, 1° les baumes réduits en vapeurs ne sont encore qu'un gaz hydrogène carboné, puisqu'ils sont des carbures d'hydrogène; l'oxygène rencontre donc dans ces vapeurs deux corps avec lesquels il va se combiner et perdre ainsi les qualités trop phlogistiques qui le caractérisent à l'état libre. 2° Si on ne veut pas de cette explication, qui est sans contredit la meilleure, on peut dire que la plupart des baumes et des gommes réduits en vapeurs ont une grande tendance à se combiner avec l'oxygène et à former instantanément un *acide ben-*

zoïque ; ainsi, l'oxygène est encore masqué ou en partie au moins neutralisé dans l'opération. Il faudrait donner ce problème à résoudre : Toutes les substances gazeuses recommandées comme fumigations dans la phthisie, n'ont-elles pas pour but d'atténuer sur l'organe affecté l'action trop vive de l'oxygène de l'air ? tous les carbures d'hydrogène administrés généralement ou localement n'ont-ils pas le même objet ? Avouons que nous aurions une certaine disposition d'esprit à le résoudre affirmativement.

On objectera que Fourcroy administrait le gaz oxygène lui-même contre la phthisie ; nous le savons ; mais nous savons aussi de quoi est capable l'homme qui veut faire des expériences. Le célèbre Hufeland, craignant l'imitation, se hâta de lui répondre que ce gaz pouvait tromper d'abord en produisant un faux semblant de bien-être : en effet, « il relève un instant le malade, mais au résultat il est funeste *ob majorem portionem principii calorifici.* » Un médecin du XVIIIe siècle ne voyait rien de pire pour les poitrinaires que l'oxygénation du pus dans les ulcères.

L'oxygène est nuisible aux phthisiques, et certes, les expériences de Fourcroy n'ont rien amené qui détruise cette assertion ; or les trois quarts des substances regardées comme spécifiques de la maladie, qu'on l'ait su ou ignoré, ont pour effet de neutraliser sa funeste influence sur la tuberculisation à tous les degrés, mais surtout aux périodes de ramollissement et d'excavation. Beddoes n'opposa pas seulement l'hydrogène à l'oxygène, il composa un grand nombre d'autres gaz spécifiques ; mais l'intention est toujours la même :

combattre l'action subversive de cet élément ; il remit à l'œuvre toutes les fumigations connues, et il serait revenu au gaz hydrogène s'il n'avait trouvé sur sa route les vapeurs du Goudron. Lisez son livre intitulé, *Considerations on the medical use and on the production of facticious airs*, vous verrez à la page 143 le hasard qui fournit à cet observateur infatigable la découverte de nos fumigations ; nous la trouverons d'ailleurs en son lieu.

Maintenant vienne Bennet avec ses inhalations d'encens, de styrax, d'herbes aromatiques, de soufre et d'eau ; viennent Willis, Fuller, Mead avec leurs répétitions de l'antique ; viennent Rush, Home, Gilchrist avec leurs innovations balsamiques, nous savons à quoi nous en tenir : nous avons le mot de l'action curative de leurs substances sur les organes malades ; c'est toujours la guerre à l'oxygène. La conception de Beddoes est la justification du passé, elle est le guide de l'avenir ; si elle n'est pas vraie, elle est au moins très-vraisemblable ; en attendant qu'on trouve mieux, nous ne voyons pas d'opinion qui puisse la remplacer. Grâce à Beddoes, nous savons le secret du choix empirique ou rationnel de ce grand nombre de fumigations ; nous savons pourquoi l'air rare, chaud, épais, humide, méphitique et même corrompu ; pourquoi le séjour des mines, des marécages, des tanneries, des étables ; pourquoi les évaporations éthérées, ammoniacales, alcooliques ; pourquoi l'usage interne et externe des substances grasses, et en général de tous les carbures d'hydrogène ; nous savons, enfin, pourquoi toutes ces émanations gazeuses prises des trois règnes de la nature : il faut diminuer la quantité d'oxygène, il faut atténuer, neutraliser son action désastreuse sur les organes malades ; toutes les vues thérapeutiques peuvent être réduites à cette intention. La phthisie étant comme une sorte d'oxydation humaine, la fièvre hectique étant, si on nous le permet, la rouille de l'organisme, il faut s'opposer à cette altération en modifiant d'une manière quelconque l'élément extérieur qui en est l'agent principal. Qu'on se rappelle que Gilchrist demande la thoracentèse pour soustraire à la fonction respiratoire, c'est-à-dire à l'impression de l'air atmosphérique, la portion tuberculisée du poumon. Tout aboutit au même but : l'oxygène est funeste, il faut l'exclure pour tout ce qui n'est pas strictement nécessaire à l'hématose.

Ainsi, la prédilection générale des siècles pour les baumes et les résines ne demande pas d'autre explication : leurs vapeurs, en chargeant l'atmosphère des chambres destinées aux poitrinaires, diminuent d'autant la quantité de l'oxygène atmosphérique ou en neutralise l'intensité phlogistique sur les voies aériennes affectées.

Mais jusque-là les fumigations n'ont pour effet thérapeutique que d'arrêter les progrès du mal ; or, la désorganisation existe déjà ; il faut non-seulement empêcher qu'elle ne s'étende, mais encore réparer les désordres occasionnés par elle ; il faut donc non-seulement atténuer l'action funeste de l'oxygène, mais aussi résoudre les tubercules crus, purifier les ulcérations purulentes de ceux qui sont cuits, rapprocher les bords des excavations de ceux qui sont vides ; il faut, pour parler la langue médicale du siècle passé, avoir pour but dans la cure de la phthisie, non-seulement la neutralisation de l'oxygène, mais encore la *modification*, l'*incarnation* et la *cicatrisation* des ulcères vomiques. Et c'est ici que le choix des substances fumigatoires devient une affaire importante : quelles sont celles qui ont les propriétés les plus évidentes pour s'opposer à l'agent ennemi, et produire à l'intérieur les réparations organiques que nous venons de nommer? Ce sont les baumes; nous ne craignons pas la contradiction, s'il est possible d'en élever contre cette assertion. Les baumes et les aromes sont de tout temps reconnus comme résolvants, maturatifs, antiputrides, antiseptiques par excellence. Dioscoride décrit ainsi leurs vertus principales : *Cruda concoquunt et emolliunt, ulcera cava complent, sordida expurgant et ad cicatricem perducunt.* Nos observateurs modernes n'ont rien modifié au témoignage des observations antiques : les baumes jouissent encore des mêmes prérogatives. Les vapeurs balsamiques possèdent donc toutes les qualités requises pour fournir les inhalations spécifiques de la phthisie ; mais il reste encore à choisir entre ces substances celles qui fournissent les meilleures vapeurs; or notre choix est fait : nous prendrons le Goudron, sauf à dire plus loin les raisons qui justifient cette préférence.

Réflexion faite et tout bien compté, quel profit retireraient nos malades et nos confrères de la lecture de ces répétitions perpétuelles, si nous décrivions l'une après l'autre les observations et les applications de tous ces spécialistes qui ont sacrifié aux fumigations topiques dans le traitement des affections pulmonaires? On verrait, 1° dans l'intervalle qui sépare le XVIe siècle du XIXe, la pratique se prendre d'une noble ardeur et d'un beau zèle pour ce genre de médication; on verrait, 2° que le praticien une fois entré dans le domaine des vapeurs les essayera toutes, pour donner en définitive sa préférence aux balsamiques; on verrait, 3° que toutes les substances végétales, minérales et animales, qui ont déjà servi à titre de spécifique sous leur forme solide ou liquide, seront l'une après l'autre, séparément ou collectivement, transformées en vapeurs pour modifier l'atmosphère du poitrinaire. Mais il suffit de se figurer ces trois points de l'histoire; les noms et les dates font peu à la chose qui nous intéresse. D'ailleurs il serait impossible, à moins d'en faire un livre, de dire toutes les particularités et les minuties par lesquelles les médecins ont distingué leurs préférences : Bartholin et Buchoz choisissent les herbes émollientes et vulnéraires; mais celui-ci en veut de vingt-deux espèces; Munzel, au contraire, n'en veut que de sept. L'un y ajoute la térébenthine, l'autre ne l'admet pas; l'un en fait une évaporation humide, l'autre réduit les végétaux en poudre qu'il jette sur des charbons ardents pour faire une fumée sèche. Il en est des baumes et des résines comme des plantes : celui-ci les mêle avec le soufre, celui-là les combine à l'éther ou à l'ammoniaque. En un mot, il n'y a qu'à se figurer tout ce qu'on peut faire, tout ce qu'on peut imaginer en ce genre, et à le prendre pour de l'histoire; la réalité dépassera encore l'imagination.

Il est cependant quelques procédés d'inhalations modernes que nous avons à signaler d'une manière spéciale, soit à cause de la matière qui a été employée, soit à cause du mode d'administration qu'on a adopté.

Bennet, en sa qualité de restaurateur des fumigations pulmonaires, va nous occuper le premier. Cet observateur, ayant remarqué dans la phthisie quelque chose d'analogue au *strictum* et au *laxum* des anciens, a formulé deux sortes de fumigations correspondantes : la première, qu'il appelle *halitus*, se pratique en faisant évaporer une décoction d'herbes aromatiques et vulnéraires, dont les principales sont l'hyssope, le romarin, les feuilles de rose et de bétoine, les semences d'anis, etc.; la seconde, qu'il a nommée *suffitus*, est un dégagement gazeux des substances balsamiques, telles que le styrax, l'encens, la térébenthine, le gaïac, le bol d'Arménie, les fleurs de grenadier, l'ambre, et enfin l'orpiment des anciens dans les cas extrêmes. Il est bien entendu que les *halitus* sont pour la diathèse sèche, et les *suffitus* pour la diathèse pituiteuse.

Willis ne fit que perfectionner la méthode de Bennet, qui avait perfectionné celle de Bartholin; grand admirateur des fumigations, pour lui l'état du poitrinaire n'est jamais désespéré : « Elles attaquent, dit-il, le mal immédiatement, détergent et dessèchent l'ulcère, préservent de la pourriture, donnent du ressort au poumon et désobstruent les conduits. » Il commençait d'ordinaire son traitement par les vapeurs humides, et allait progressivement des fumigations dites *lenioris formulæ* à celles qu'il appelait *fortioris formulæ*, et il y en avait de trois degrés. Les plus douces ne comportaient que l'encens, le succin blanc et le benjoin, 60 grammes de chacun, avec 4 grammes *ana* de gaïac, de Tolu, de fleurs de rose et de bois de santal, le tout réduit en poudre ; la formule moyenne admettait le soufre à la dose de 4 grammes ; la formule la plus active admettait dans la même proportion l'arsenic, c'est-à-dire l'orpiment, déjà employé par Galien.

Les détracteurs n'ont jamais manqué de faire ressortir les dangers qui peuvent résulter de l'absorption des vapeurs qui contiennent de l'arsenic; pour être juste, il aurait fallu voir qu'on n'en venait à cette substance éminemment antiseptique qu'à la dernière extrémité.

Nous n'exposerons pas la méthode de Buchoz, nous avons déjà dit que ce spécialiste n'avait recours qu'aux décoctions d'herbes pour produire ses fumigations ; il est l'auteur d'un appareil de fer-blanc qui servait à la respiration du malade ; il n'y a rien de particulier qui rende cet instrument recommandable : un tube pour inspirer l'évaporation, une issue à soupape pour laisser passer l'expiration ; nous avons mieux que cela aujourd'hui : d'ailleurs, nous attachons peu de prix aux vapeurs qui ne remplissent pas l'atmosphère du malade. Arrivons aux belles expériences de M. Billard.

Vers l'an 1770, l'Académie de chirurgie recevait un mémoire de ce médecin, alors chirurgien en chef de la marine de Brest. Les considérations pathologiques annoncent un homme qui a voulu se rendre compte des effets thérapeutiques des fumigations pulmonaires. Si les académies étaient faites pour susciter l'imitation des bonnes choses, l'attention que celle de Paris prêta aux observations de M. Billard eût été de bon augure pour la propagation de ces sortes de traitements. Mais disons *le hasard* que la Providence envoie aux hommes intelligents. Un canonnier de la brigade tombe malade; une violente péripneumonie, traitée par les saignées, se changea bientôt en hémoptysie, et celle-ci, selon l'aphorisme : *Pus sequitur sanguinem*, aboutit à l'ulcération purulente. Le malade se mourait lentement, passant d'un hôpital à un autre; il venait, selon son expression, finir sa misérable vie dans le service de M. Billard. Or, voici le hasard : M. de Fautras d'Andreuil, major de la brigade, qui vit arriver ce malheureux, venait d'être guéri d'une extinction de voix par la vapeur d'une composition de cire jaune et de résine avec laquelle il avait fait boucher des bouteilles dans sa cave; il alla trouver le docteur Billard, et, plein d'enthousiasme, lui demanda la permission de sauver ce militaire; ce qui lui fut accordé. On adopta une petite chambre haute dans un pavillon de la caserne, le médecin prescrivit le régime et mena les fumigations selon les conseils de l'officier : une livre de cire jaune la plus grasse, autant de résine, bouillaient à petit feu sur un réchaud au milieu de la chambre.

Dès le cinquième jour le soulagement fut manifeste, au bout d'un mois tous les symptômes graves avaient disparu. Le traitement avait commencé en novembre, aux premiers jours d'avril le canonnier s'embarquait sur la frégate royale *la Belle-Poule*, pour Saint-Domingue; sa santé ne s'est jamais ressentie de la maladie qui l'avait mené jusqu'à la porte du tombeau.

Billard, qui avait suivi cette cure avec l'intérêt d'un homme dévoué à la science et à l'humanité, continua ses observations et ses applications; il publia ses succès; on suivit son exemple et son procédé. Les médecins de province avaient déjà recueilli les heureux fruits de l'imitation, lorsque M. Fabre, de la susdite académie, se mêla de l'affaire, et déclara que les malades qui guérissaient sous l'influence de ces fumigations devaient attribuer leur rétablissement aux vésicatoires et autres moyens dérivatifs dont on s'était servi concurremment aux inhalations. Il y a des institutions savantes dont les membres semblent avoir pour mot d'ordre de dire des absurdités plutôt que de dire comme les autres.

Nos savants modernes, avec l'esprit d'indépendance qui les caractérise, ne devaient pas continuer les traditions de leurs pères. La médecine chimique ayant convaincu de naïveté la pratique de nos ancêtres, les baumes et les aromes ont dû disparaître devant les vapeurs d'iode, de phosphore, de chlore, d'acide arsénieux, carbonique, sulfurique, prussique, de ciguë et d'une foule d'autres poisons; on ne procède plus que par les extrêmes. Avant et pendant Broussais, on disait que les fumigations balsamiques étaient incendiaires et leurs résultats désastreux; depuis que la conception pathologique de Broussais est tombée dans l'ordre des mystifications, on ne trouve rien d'assez énergique pour relever le ton des organes pulmonaires. En 1828 encore, M. Cruveilhier faisait fumer par jour deux pipes de feuilles de belladone et de stramonium, en vue de calmer ou de stupéfier l'appareil respiratoire. Aujourd'hui les vapeurs d'acide hydrocianique vont nous paraître trop innocentes... Nous nous garderons bien de reproduire aucune de ces médications, dans la crainte de les recommander en les faisant connaître. Il y a toujours dans le corps médical de ces génies aventureux qui ne fondent leur gloire, comme les poëtes, que sur leur audace quand ils sont à couvert.

Si nous avons une exception à faire dans le jugement que nous avons porté contre les fumigations chimiques de nos contemporains, elle serait en faveur du chlore. Notre honorable confrère le docteur Gaubert nous a raconté avec sa franchise ordinaire un cas désespéré de phthisie qu'il aurait mené, si ce n'est à la guérison, au moins à un état qui a permis à la jeune malade de reprendre sa place dans les plaisirs du monde, qui lui étaient depuis longtemps interdits. Mais le docteur Gaubert n'a pas employé seulement les inhalations de chlore, et sa science comme thérapeutiste et surtout comme hygiéniste nous donnerait, si nous voulions, le droit d'attribuer l'amélioration à d'autres éléments qu'aux vapeurs chloriques.

Hâtons-nous d'arriver à notre traitement de prédilection. On ne dira pas que nous avons sacrifié au Goudron l'espace que nous devions à quelque autre spécifique de la phthisie. Tel spécialiste moderne pourra nous accuser d'avoir commis la coupable omission de son nom, et de n'avoir que détaillé ses fumigations. Notre silence a sa raison morale : nous n'avons pas voulu enseigner ce que nous croyons funeste. Les bonnes fumigations sont celles qui ont pour effet de neutraliser l'oxygène de l'atmosphère, de résoudre, déterger et cicatriser les tubercules pulmonaires : nous avons parlé de celles-là avec toute l'étendue nécessaire pour qu'on puisse les mettre en pratique.

CHAPITRE III.

Du Goudron comme spécifique de la Phthisie,

Notre admiration médicale pour les arbres de la famille des conifères ajouterait peu à celle que les âges religieux et scientifiques ont acquis au cèdre, au pin et au sapin. Nous nous réduirons donc volontiers au rôle de compilateur, pensant qu'il vaut mieux pour recommander une chose laisser parler les siècles, qui expriment la voix de l'humanité, que parler soi-même, ce qui ne représente jamais qu'une voix individuelle que mille petits intérêts privés peuvent mouvoir au détriment de la vérité.

Sans parler de la magnificence de son port, de la beauté de sa forme, que les livres saints ont consacrée en l'appelant : *arbor electa, excelsa, prophetica,* etc., le plus étonnant phénomène que dut présenter le sapin aux regards de l'homme primitif, qui voyait la nature mourir et renaître tous les ans, ce fut la fraîcheur inaltérable de son feuillage. Le premier nom de cet arbre dut exprimer ce privilége : *Semper-vivens, semper-virens,* toujours vivant et toujours vert. La médecine naïve ou naturelle dut partir de cette observation pour faire son premier pas dans la science : la substance du pin et du sapin pourra servir de remède à l'homme qui se fane, se dessèche ou se meurt. Or, remarquez que le mot *phthisie,* de son origine, signifie dépérissement et marasme.

La mythologie n'est pas une histoire si corrompue qu'on ne puisse apercevoir au fond de toutes les imaginations postérieures qui l'obscurcissent l'idée religieuse que les hommes attachèrent aux végétaux de cette famille. Le pin est consacré à Cybèle, la déesse ou le principe de la vie organique, et représente son cher Atys, devenu incorruptible sous cette métamorphose. En résumé, dans le mythe antique le pin et le sapin président à la vie et à la mort: dans le premier cas ils sont le symbole de la santé corporelle, dans le second le symbole de l'immortalité de l'âme. L'antiquité est ingénieuse, elle a mis en poésie toute la science naturelle. Macrobe nous apprend qu'elle a divisé, comme l'Evangile, le règne végétal en deux classes: elle a fait des arbres de bonheur et des arbres de malheur; le sapin est l'*arbor felix* par excellence. Entre les mains d'Esculape, enfin, la pomme de pin remplaçant le serpent est le trésor mystique et réel qui concentre toutes les vertus thérapeutiques de la nature.

D'autres singularités durent encore frapper l'attention de l'homme primitif : outre la fraîcheur et la pérennité de sa parure, le conifère en général n'est pas sujet à la pourriture ligneuse qui ronge et corrompt la tige et les branches des autres arbres. Une blessure traumatique s'humecte, se recouvre ou se comble aussitôt d'une couche résineuse et la cicatrisation s'opère à l'instant. Nous avons vu l'origine de la médecine, voilà l'origine de la chirurgie : la plaie humaine a trouvé son remède, c'est ce même suc résineux; l'induction est naturelle et facile. Le conifère n'est pas, comme les autres espèces végétales, un foyer de vermine, un repaire d'insectes ou de cryptogames parasites, une source de pâture pour les autres animaux; toujours propre et toujours intact, il attend que l'homme l'utilise dans toutes ses parties : « Poison pour tout ce « qui respire, dit Pline, il conserve l'homme mort ou « vivant (1). » Le naturaliste ne savait pas encore que le paysan norwégien ferait de sa deuxième écorce un pain et de ses bourgeons une bière qui suffiraient à sa nourriture habituelle. Le conifère n'est pas une plante délicate et capricieuse qui ne veut naître, croître et fleurir que sur tel point inutile du globe : partout où peut vivre l'homme, et il peut vivre partout, le pin et le sapin l'accompagnent et vivent avec lui comme s'ils étaient faits pour lui. La misère du sol leur convient, les soins de la culture les gênent, l'engrais indispensable aux autres végétaux leur nuit; ils défient, comme l'homme, les rigueurs extrêmes des climats. Merveilles de la Providence qui veille sur sa pauvre créature, si le pin et le sapin n'étaient pas pour l'humanité, pour qui donc seraient-ils?

Faisons nous-même l'histoire, nous chercherons ensuite s'il existe des monuments qui justifient notre invention. Nous avons vu que la médecine est née sous un pin, du raisonnement spontané de l'homme qui s'aperçut le premier de l'immutabilité de cet arbre : l'antidote de toute maladie qui mine et dessèche l'or-

(1) « Mira differentia ! dit le texte : defuncta corpora incorrupta « ævis servat, viventia corrumpit. Cum vitam auferat animalibus, « defunctis pro vita est. »

ganisme est donc trouvé ; mais à quelle partie du végétal va-t-il donner la préférence ? Si c'est une blessure ou un ulcère externe, il est certain qu'il adoptera le suc naturel qui transsude à la tige ; or, s'il s'agit d'une maladie générale interne, la substance devrait être administrée à l'intérieur. Redevenez enfant pour un instant, comme l'humanité l'était aux temps primitifs, et vous verrez que l'homme va choisir l'amande ou le pignon. Hippocrate ne faisait donc que répéter les naïvetés traditionnelles de la médecine naturelle, quand il prescrivait son fameux éclegme antiphthisique composé de graines de pomme de pin, *nuces pineæ*, avec le galbanum et le miel attique. Mais voici la traduction d'une inscription grecque trouvée par Gruter et qui remonte peut-être plus haut qu'Hippocrate : « Sanguinem vomenti Juliano, desperato ab omnibus « hominibus ex oraculo respondit Deus : Veniret et ex « ara *nuces pineas* acciperet et in melle comederet « per triduum. Convaluit et veniens publice gratias « egit coram populo. » Julien crache le sang en abondance, les médecins (1) en désespèrent ; l'oracle consulté lui répond : Qu'il doit s'approcher de l'autel et y prendre des pignons de pin qu'il mangera avec du miel. Ce qu'ayant fait, Julien guérit et revint rendre grâces en présence du peuple. — On voit facilement que l'invention devient de l'histoire. Mais continuons avant de conclure :

---

(1) Remarquez que c'est nous qui disons *médecins ;* le texte porte *hominibus*, ce qui indique que la médecine n'avait pas encore distingué ses praticiens de la masse des hommes : primitivement tout homme était médecin.

« Pineæ nuces integræ recenter arboribus decerptæ « in passo franguntur et decoctæ, vetustæ tussi ac ta- « bidini conferunt, si quotidie ex eo liquore terni cyathi « bibantur. » Les pignons de pin nouvellement recueillis, écrasés et cuits dans du vin doux, ont la vertu de guérir les vieilles toux et la phthisie ; la dose de cette décoction est de trois cyathes par jour. Ce fragment est pris de Dioscoride, liv. I, chap. LXXXIX. Celse et Pline ne méritent pas la citation, puisqu'ils répètent mot à mot les expressions de Dioscoride.

Marcellus Empiricus varie un peu la confection du médicament : « Nuces pineæ contusæ in ollam mit- « tuntur et quot fuerint nuces tot hyosciami unciæ, et « aquæ sextarii adjiciuntur : hæc ad medias deco- « quuntur. Inde ad tussis remedium etiam phthisico « bibenda jejuno quotidie potio. » Les pignons, étant écrasés, sont mis dans un pot avec autant d'onces de jusquiame qu'il y a de pignons : on fait bouillir dans quantité suffisante d'eau, et on prend la décoction tous les jours à jeun. C'est le remède de la toux et de la phthisie.

Nous pourrions multiplier nos autorités, mais nous n'aurions guère que des citations à faire dans ce chapitre, et il nous faut ménager le lecteur. D'ailleurs, ces témoignages suffisent pour étayer notre opinion, à savoir que les amandes du pin durent être la première substance que la médecine primitive emprunta aux conifères pour combattre les affections internes et spécialement la phthisie, dont les effets organiques offrent un contraste évident avec la fraîcheur et la séve qui caractérisent ces arbres. Au surplus, je crois qu'on peut soutenir, même sans preuve, que les premiers médicaments furent des fruits : vouloir, en effet, que l'homme se soit administré les feuilles, les écorces ou les racines des plantes avant la pulpe des fruits, c'est avoir perdu de vue la nature et la simplicité de ses voies. L'homme même dut être friand de la chair des pignons ; consultez les enfants, qui font autorité en fait de goûts et de saveurs, et vous apprendrez que les amandes de cône de pin l'emportent en délicatesse sur toutes les autres amandes ; sa fécule abondante et son huile douce devaient offrir un attrait tout particulier.

Que la science soit venue plus tard faire violence au goût de l'homme et lui enseigner par expérience que les autres parties du végétal ont encore de plus heureux effets sur le mal, cela est possible et même il dut en être ainsi ; mais ces innovations graduelles sont marquées dans l'histoire. Ainsi, du temps d'Hippocrate on ne donnait ordinairement que les pignons ; mais déjà à l'époque de Dioscoride tous les produits du conifère sont adoptés et administrés : la résine, la térébenthine, le Goudron, les turions ou bouts de branches remplacent avantageusement les amandes du pin. Pline va déjà plus loin : au lieu d'écailler les cônes de pin pour en tirer les graines, il veut que ces cônes soient concassés et cuits dans l'eau ; cette décoction, dit-il, a de grandes vertus contre l'hémoptysie. Dans le même chapitre on trouve la décoction de l'écorce de pin.

Une fois sortie de la sphère naturelle, instinctive, dans laquelle le remède est encore un manger, la médecine ne s'arrête plus qu'elle n'ait épuisé, recommandé et administré toutes les parties de la plante.

La science procède par des finesses que n'eût jamais inventées la nature. Ainsi, les bourgeons de sapin reconnus bons contre les affections pulmonaires, il ne faut plus s'étonner de rien, et l'histoire de Démocrate, traitant Considia, fille de Marcus Servilius, qui se mourait de la poitrine, au point qu'elle ne pouvait plus rien prendre, et la sauvant au moyen du lait d'une chèvre qu'il ordonnait de nourrir avec des branches d'un arbre résineux, n'est plus qu'un trait fort ordinaire des libertés que prendra la médecine pratique.

La substance qui devait venir la dernière dans la thérapeutique, et qui était pourtant celle dans laquelle la nature et la Providence avaient résumé toutes les vertus du végétal et peut-être de la végétation, est certainement le Goudron : son aspect, sa consistance, son odeur et son goût ne l'eussent jamais recommandé à l'intérieur, si la science n'eût pris sur elle, au mépris de toutes les répugnances instinctives de la créature, de le prescrire impérieusement aux malades. A la vérité, l'art antique fit des merveilles pour masquer ou dissimuler ses qualités repoussantes ; car il ne faudrait pas s'en rapporter à quelques monuments historiques pour juger des ressources de la pharmacie chez les Grecs. Ainsi, Plaute, dans une de ses comédies (1),

---

(1) Plaute, *In Mercat.*, act. I, sc. II, fait dire à un de ses personnages : *Tua causa rupi ramices, jamdudum sputo sanguinem;* à quoi l'autre répond : *Resinam ex melle œgyptiacam vorato, salvum feceris.* Ce passage est précieux en ce que l'auteur ridiculise un usage. Nous dirions aujourd'hui : *Prenez mon élixir.* Alors on disait : Vous souffrez de la poitrine, *vorato resinam*, mangez de la résine. — C'était une sorte de proverbe.

donnerait à entendre que de son temps on ne savait administrer la substance résineuse qu'en fragments naturels ; c'est une erreur. Quand Marcellus Empiricus fait avaler la même substance *ad magnitudinem fabæ* dans un verre de vin, comme remède souverain des oppressions pulmonaires, il reconnaît bien mal, selon nous, les peines qu'on se donnait, depuis plus de six siècles, pour rendre potables la térébenthine, la poix, la résine et le Goudron. Les préparations vineuses, qui tenaient lieu de nos teintures modernes, seraient encore dignes de notre pharmacopée, et elles étaient nombreuses : les *vinum pineum*, *abiegnum*, *juniperum*, *cupressinum*, *cedrinum*, *resinatum*, *terebenthinum*, *picatum*, etc., témoignent du zèle qu'avait déployé la médecine pour utiliser les vertus précieuses de tous les produits des divers conifères. Tous les arbres de cette famille, toutes les parties de l'arbre avaient été successivement introduits dans la thérapeutique, non pas seulement pour le traitement des affections de la poitrine, mais pour toutes les maladies internes, pour les obstructions du foie, les inflammations rénales, les irritations gastriques, les catarrhes de la vessie ; pour toutes les maladies de l'utérus, etc. Dans l'antiquité, les propriétés de ces plantes n'avaient pas de limites : après les fièvres, les flux atoniques et les cachexies, on les transportait de la thérapeutique dans l'hygiène, et de l'hygiène à la cosmétique ou à la toilette. Nous allons donner quelques fragments anciens à l'appui de ces assertions.

Voici d'abord la préparation et les propriétés du *vinum picatum* ou vin de Goudron, d'après Dioscoride : « On lave d'abord le Goudron avec de l'eau de mer ou bien de l'eau salée; quand il est ainsi blanchi et que l'eau en sort pure, on le lave à l'eau de rivière. On prend une once ou deux de ce Goudron, on le mêle à un conge de vin doux et on fait bouillir. Laissez reposer et mettez en bouteilles. »

« Cette préparation, continue l'auteur, échauffe, mûrit, purge et déterge ; elle est utile contre les maux de la poitrine, du ventre, contre l'ictère, la lienterie, la dyssenterie, l'hydropisie, les affections de l'utérus, les vieux rhumatismes, la toux, les dispnées, les engorgements et indurations lentes, l'emphysème, les luxations, etc. » Le vin de résine et tous ceux qu'on faisait avec le bois, l'écorce ou les feuilles du conifère, ont les mêmes propriétés et se préparent d'une manière qui diffère peu de celle-ci. Les vins des diverses espèces de cette famille sont compris dans la préparation du *vin de cèdre :* on prenait des branches jeunes et fraîches, quand ce n'était pas les bourgeons eux-mêmes, et après les avoir brisées, fait se flétrir au soleil ou au feu, on les plongeait dans le moût ou vin nouveau; après deux mois de macération, la liqueur, ayant subi quelques jours d'insolation, était enfermée dans des vases, comme provision domestique qui dispensait, sinon du médecin, au moins du pharmacien.

L'*abies excelsa* produit un fruit dont les anciens, au rapport de Galien, faisaient une eau distillée, laquelle était mise en usage pour les dames qui voulaient effacer la trace des ans et particulièrement les rides du visage. Le même auteur nous apprend que les Romains faisaient des cosmétiques avec du Goudron, et prenaient toutes les précautions possibles pour conserver à ces préparations l'odeur de cette substance, qui leur était fort *agréable*.

Pline, au liv. XXIV, chap. VI, raconte que les marchands d'esclaves avaient grand soin de frotter avec la poix liquide le corps de ceux qui étaient maigres, afin de leur donner une meilleure apparence. Galien, qui connaissait cette pratique d'étalage, l'approuve et la recommande dans son traité *De Sanitate tuenda*. Nous n'en finirions pas si nous voulions épuiser la matière. Le conifère est le symbole de la santé, il devait être le remède de la maladie : la science a déjà justifié cette induction instinctive de l'homme, et nous ne sommes pas encore sortis de l'antiquité.

Le moyen âge, en copiant les livres des anciens, dut adopter toutes leurs recommandations. Lisez dans Alexandre DE TRALLES, RHAZÈS et autres auteurs postérieurs, vous verrez que les substances résineuses et les préparations des médecins de l'antiquité jouissent toujours de la même réputation et défrayent la thérapeutique des maladies de la poitrine, pour ne point parler des autres affections qui ne rentrent pas dans notre spécialité. Les pignons de pin, il faut le reconnaître sur les textes du temps, fournissent le médicament le plus généralement adopté. Les phthisiques, les sujets épuisés, les convalescents, étaient invariablement soumis aux émulsions qu'on préparait avec ces amandes, de préférence à toutes les autres sortes. C'est très-probablement de cette époque que vient la croyance, conservée encore chez les enfants, que le pignon renferme la *main de Dieu* (l'embryon). Une foule de substances, qui avaient la vertu d'enlever le mal comme on dirait avec la main, furent surnommées par nos ancêtres *manus Dei*. Pour bien interpréter la médecine du moyen âge, il vaut mieux un peu de simplicité que beaucoup d'esprit fort.

En abordant les temps modernes, nous trouvons que les pharmacopées des XVIIe et XVIIIe siècles sont encore riches de recettes antiphthisiques dans lesquelles entrent invariablement les produits du conifère. Mais pour savoir le cas que l'on faisait de ces substances, il faut lire l'histoire des plantes de Jean BAUHIN. L'in-folio de ce naturaliste nous eût fourni la matière de plusieurs volumes, si nous avions voulu répéter les usages alimentaires et médicinaux qu'on a faits jusqu'à lui des sucs, de l'écorce, des fruits et des feuilles de ces végétaux ; mais il nous paraît plus utile d'enseigner ici quelques-unes de ces vieilles recettes pectorales les plus renommées, que d'en chercher les auteurs.

— L'*extrait* de bourgeons de pin ou de sapin est une simple digestion, ou macération, ou décoction d'une partie d'espèce dans six parties d'eau.

— La bière *Sapinette* d'Hoffmann est une macération de bourgeons de sapin : une partie en poids sur cent de bière légère.

— L'émulsion de pignons, qui forme la potion la plus agréable qu'on puisse choisir pour le poitrinaire, quelle que soit la phase de la maladie, se compose de pignons doux et de sucre (parties égales) bien pilés dans un mortier avec quelques gouttes d'eau, pour faire une pâte que l'on délaye ensuite dans quantité suffisante d'eau chaude à 50°. On parfume avec l'eau de fleur d'oranger ou autre, selon le goût du malade.

— Les pilules antiphthisiques de Cullen se composent de Goudron épaissi avec une poudre ; leur auteur préférait celle de la racine d'aunée. On fait des pilules de 30 centigrammes, qu'on prend au nombre de trois à six par jour. D'autres formules de perfectionnement y ajoutèrent le baume du Pérou ; mais, on doit l'avoir remarqué, nous choisissons les compositions les plus simples et dans lesquelles les substances conifères se trouvent le plus isolées.

Nous n'entrerons pas dans le détail des préparations antiphthisiques que les médecins du moyen âge composèrent avec la *térébentine,* il nous faudrait donner une autre dimension à notre travail ; nous ne parlerons pas non plus des usages vulgaires qui ont utilisé tel ou tel des produits végétaux de la famille des conifères. Le *baume des Carpathes*, suc résineux qui s'échappe des incisions faites aux branches du Mugho et du Cembro, était une panacée chez les peuples de la Hongrie, bien avant que Christianus ab Hortis tentât de le mettre en vogue contre les affections pulmonaires ; nous en dirons autant de son succédané l'*Oleum templinum*, connu de tout temps des Allemands ; de l'*extrait de genièvre*, remède universel de tous les peuples. Mais passons, nous avons hâte d'arriver au but.

De Hoffmann et Cullen, l'histoire nous conduit à Berkeley, le fameux évêque de Cloyne, le dernier des platoniciens, le plus grand philosophe du XVIIIe siècle à notre avis, puisque seul, et Anglais, il osa s'opposer à l'envahissement universel du système sensualiste de Locke ; mais nous oublierons facilement ici tous les titres antérieurs de cet homme célèbre, pour ne voir en lui que l'auteur du livre intitulé : *Syris, ou Recherches sur les vertus admirables de l'eau de Goudron.* Quelque soin qu'ait pris cet auteur pour qu'on ne lui attribuât pas la gloire d'inventeur, tous les ouvrages de médecine qui font mention de cette eau la reconnaissent comme de son invention. Avec d'autres connaissances sur la matière, nos écrivains auraient pensé que l'idée de l'*aqua picata* était trop près du *vinum picatum* pour n'arriver à la réalité qu'au milieu du siècle dernier.

Dès la deuxième page, en effet, et avant de donner son mode de préparation et d'administration, Berkeley décrit la manière dont les Américains, qui l'emploient de temps immémorial, préparent cette infusion de Goudron ; ce qui prouve donc que nos auteurs ne se sont pas donné la peine d'ouvrir le livre en question.

Le *Syris* est le travail le plus ingénieux et le plus profond qui soit jamais sorti de la plume d'un naturaliste chrétien. C'est que l'évêque de Cloyne n'est pas une de ces intelligences superficielles qui ne voient dans une poignée de matière qu'une masse de molécules. Entre ses mains la matière devient esprit, et la molécule, force élémentaire ; aussi, au lieu de prendre le Goudron et d'en déterminer immédiatement les propriétés thérapeutiques, comme nous ferions aujourd'hui, ce suc le conduit à l'arbre qui le produit, l'arbre le conduit à la végétation, la végétation l'élève jusqu'à la nature, la nature enfin le ravit jusqu'à Dieu, principe de toutes les vertus inférieures. L'humanité, qu'il a laissée en bas, c'est-à-dire le peuple qui travaille, souffre et meurt avant le terme, faute d'un remède facile et unique pour toutes ses maladies, voilà la passion qui lui sert de mobile et de soutien dans son ascension glorieuse. Il descendra bientôt de ces hauteurs sublimes avec le secret qu'il y est allé solliciter. La végétation, dit-il, est le réceptable de toutes les forces nécessaires au rétablissement de la créature malade. Mais, 1° quelle espèce de végétaux, quel arbre entre tous Dieu a-t-il donc plus spécialement, plus abondamment doué de ces vertus médicamenteuses? Regardez la nature, la Providence a pris soin de l'indiquer à ceux qui n'auraient que des yeux : les *semper-verts,* voilà les arbres de la vie et de la santé ; le pin et le sapin n'ont pas besoin d'autorités antiques, ils se recommandent par leur seul aspect. Mais, 2° dans le pin et le sapin, continue le savant, quelle est la partie qui recèle les propriétés végétales, car il doit y avoir un produit qui les résume toutes? Théophraste, en disant que les végétaux n'ont acquis tous leurs esprits recteurs que dans l'automne de leur âge et à l'automne de l'année, nous enseigne implicitement que c'est le Goudron. D'ailleurs, ajoute l'auteur, notre remède doit être un baume, un arome, une huile essentielle, un savon et un vinaigre; or il n'y a que le Goudron qui soit tout cela à la fois, toute autre substance balsamique se trouve en défaut de quelqu'une de ces qualités. Mais le Goudron le plus pur est encore chargé de beaucoup d'impuretés : comment s'emparer des vertus et laisser le reste ? Les voies de la Providence sont simples et toujours faciles à imiter : toutes les propriétés thérapeutiques du Goudron sont solubles dans l'eau, et voilà l'*Eau de Goudron;* il ne nous reste plus à savoir que la meilleure manière de la préparer. . .

« Les Américains remuaient ensemble une pinte de Goudron et une pinte d'eau ; lorsque le Goudron est déposé, c'est-à-dire au bout du deuxième jour, on pouvait déjà prendre cette infusion par verres, en ayant soin de remplacer aussitôt la quantité d'eau bue (1). » Berkeley trouve avec raison que les premières prises doivent être trop fortes et les dernières trop faibles; car quoique la quantité de Goudron soit énorme, ses propriétés doivent finir par s'épuiser. Voici donc la méthode qui, selon lui, obvie à ces inconvénients : « Versez quatre pintes d'eau froide sur une de Goudron, remuez durant cinq minutes avec une palette de bois, couvrez le vase et laissez reposer quarante-huit heures, afin que le Goudron se précipite au fond ; écumez légèrement à la surface la pellicule huileuse, et passez à travers un linge ou un filtre ; mettez en bouteilles que vous bouchez exactement. » Voilà l'eau de Goudron. On peut en prendre une pinte par jour ; le matin à jeun est le moment le mieux indiqué.

Maintenant, répéter l'énumération des maladies

---

(1) M. Raspail, en cherchant une panacée moderne, n'a pas voulu sacrifier au Goudron ; cependant il conserve une estime particulière pour l'eau de Goudron. La préparation qu'il indique nous paraît trop pauvre de substance médicamenteuse ; mais il faut lui savoir gré d'avoir réclamé de l'autorité de son nom l'usage domestique de cette infusion. Par contre, celle de Berkeley nous paraît encore trop forte : une partie sur dix d'eau suffirait.

contre lesquelles Berkeley reconnaît que cette infusion a des vertus toutes-puissantes, c'est vouloir nommer toute la matière pathologique. La phthisie et les autres affections pulmonaires sont toujours au premier rang; cela nous suffit, quelque disposition que nous ayons d'ailleurs à partager l'admiration de Berkeley.

Le succès de l'eau de Goudron paya le dévouement du philosophe : il en vit, avant de mourir, l'usage répandu dans toute l'Europe, et les médecins les plus consciencieux écrivirent pour perpétuer, sinon la mémoire de l'homme, au moins la recommandation du remède. Ridiculisé par les matérialistes comme panacée, l'*infusum picis* entra dans tous les formulaires comme médicament anticachectique, dépuratif et pectoral.

En Angleterre, Hales, Reid, Prior et plusieurs autres médecins distingués publièrent de nouvelles études sur l'eau de Goudron; Cartheuser, professeur de thérapie à Francfort, se chargea d'expliquer en termes plus scientifiques les expressions peu médicales du prélat anglais. On devine qu'il insista sur la signification des mots *vinaigre* et *savon*, qui, dans l'œuvre de Berkeley, désignent les deux qualités suprêmes de l'infusion. Nous ne pouvons ici qu'indiquer les sources à nos confrères, les malades s'intéressent peu aux autorités littéraires.

En France, nous l'avons dit, la popularité d'un remède, au lieu de lui servir de recommandation, lui a toujours nui dans l'esprit des médecins. Croyez-vous que l'on fit à l'eau de Goudron une guerre franchement scientifique? D'abord c'eût été trop difficile, puis il y a un vieil expédient qui réussit mieux : on l'appela *re-*

mède de bonne femme. D'autre part, la chimie pneumatique se levait orgueilleuse avec le XIXe siècle, promettant une pharmacopée rationnelle, qu'elle n'a pas tenue. L'eau de Berkeley, enfin, tomba en désuétude; quand elle eut disparu, il faut rendre justice aux médecins, chacun se prit à déplorer son abandon irréparable. Nous voudrions avoir plus d'espace pour reproduire les témoignages de tendresse et de regret qu'on lui prodigua dans toutes les occasions qui en ramenaient le souvenir; mais qu'on lise les ouvrages imprimés depuis la restauration, aucun ne la recommande, mais tous la regrettent : il eût été bien facile de prouver la sincérité de ce sentiment. M. Raspail seul, par cette sorte de réaction qui fait le caractère de tout homme blessé, adopta l'eau de Goudron; mais son estime pour le camphre est si dominante, que cette infusion ne joue dans la médication universelle du savant chimiste qu'un rôle fort secondaire.

Un jour, qui n'est pas loin j'espère, l'eau de Goudron refera son entrée dans l'hygiène et la thérapeutique, et s'appellera à bon droit la médecine sans médecin. Un jour prochain, l'eau de Goudron, rendue gazeuse, remplacera avec avantage sur nos tables l'eau de Seltz : ce perfectionnement, qui nous a longtemps occupé, nous venons d'en résoudre le problème; notre procédé est entre les mains de ce savant pharmacien qui sait comment on propage les bonnes idées et les découvertes utiles à l'humanité.

—

Il y a environ quinze ans, lorsqu'on eût pu croire que c'en était fait du Goudron, de l'autre côté du Rhin le célèbre chimiste REICHENBACH cherchait, au moyen de l'analyse savante, les raisons qui pouvaient lui avoir mérité l'estime des siècles, et en distillait, entre autres produits chimiques, la fameuse *Créosote*. Ce nom, qui est pris des effets de cette substance sur l'organisme, indique assez l'importance de la découverte : la créosote conservant et au besoin reformant les chairs, on devine qu'elle fut aussitôt appliquée pour réparer toute dégénérescence purulente, tout ulcère indolent, toute excavation parenchymateuse, etc.; et voilà, s'écria-t-on, le mot de l'énigme : le Goudron n'avait donc de vertus que par la créosote qu'il renferme! Le charlatanisme, qui prostitue les meilleures choses, s'en mêla, et les expériences cessèrent, par cet esprit de réaction auquel cède trop volontiers le médecin: sans cela la créosote aurait probablement justifié en thérapeutique les promesses de son nom.

Cependant l'idée d'une réparation organique avait indiqué de suite la tuberculisation et les cavernes pulmonaires. Le docteur PÉTREQUIN se mit à l'œuvre et voulut comparer les effets spécifiques de la créosote avec ceux de l'eau de Goudron: après un essai consciencieux et suivi sur plusieurs poitrinaires, celle-ci, qui le croirait? l'emporta sur celle-là. L'eau de Goudron, dit ce médecin, n'a jamais manqué de produire, sinon la guérison, au moins un soulagement marqué par la rémission de tous les symptômes douloureux.

La créosote faisant des merveilles sur les affections de la peau et les ulcères externes, le docteur RAMPOLD en induisit qu'elle devait avoir d'heureux effets sur les deux dernières phases de la phthisie; il l'administra donc à la dose de deux à quatre gouttes, et les résultats justifièrent son attente. ELLIOTSON publia bientôt après, entre autres observations, le cas d'un jeune poitrinaire qui portait une vaste caverne au poumon gauche, et qui fut guéri au moyen de cette substance.

Enfin, le professeur MARTIN-SOLON, de Paris, encouragé par la cure inouïe d'une ichthyose congénitale par l'application de la créosote, voulut l'appliquer au traitement des affections de la poitrine; mais les fumigations que le docteur Crichton venait de remettre en honneur à Saint-Pétersbourg, que Hufeland et Neumann, de Berlin, venaient de recommander au monde médical, lui donnèrent l'idée de l'administrer sous la forme de vapeurs. A notre sens, le tort de la médecine chimique, j'entends des médico-chimistes, est de croire qu'on peut isoler et concentrer dans un de ses éléments constituants toutes les propriétés d'une substance médicamenteuse complexe. Il est hors de doute que la créosote est un des principes les plus actifs du Goudron; mais qui peut assurer que la parafine, l'eupione, la picamara, etc., qui en proviennent au même titre que la créosote, sont de nul effet sur l'organisme? D'ailleurs, est-ce que la créosote est plus facile ou moins dangereuse à administrer que le Goudron? Tout médecin sait bien que c'est le contraire. Or, quand le tout est bon, pourquoi se réduirait-on à l'usage de la partie. Jusqu'ici donc la découverte de M. Reichenbach n'a que le mérite réel d'avoir réveillé l'idée des hautes vertus thérapeutiques du Goudron.

DU MEDICINAL NAPHTHA.

La créosote, comme substance antiphthisique provenant du Goudron, nous introduit dans notre époque présente et nous mène historiquement à parler de la découverte nouvelle d'un médicament digne, à notre avis, d'un bien autre intérêt : il s'agit du *medicinal naphtha*, le dernier spécifique de la phthisie.

L'Angleterre, ce pays trop cruellement privilégié du fléau de la consomption pulmonaire, est devenue, depuis Bennet (l'auteur du *Theatrum tabidorum*), un foyer inépuisable de recherches ayant pour but le traitement et la cure de cette maladie, qui lui prend aujourd'hui plus d'un quart de sa population : le grand zèle est toujours signe d'un grand besoin. Au nombre de ces hommes intelligents et dévoués, qui cherchent et qui ont le bonheur de trouver assez promptement, nous devons signaler le docteur John Hastings. Soit que Beddoes et Berkeley aient fondé la croyance que le véritable spécifique de la cachexie tuberculeuse doit être en même temps une substance végétale, un carbure d'hydrogène et un produit du Goudron; soit que le passage de la créosote eût eu pour effet de fixer l'attention générale sur cette grande quantité de produits analogues qui proviennent de la distillation des bois, tels que les acides ou esprits pyroacétiques, pyroxiliques ou pyroligneux; le fait est que notre docteur arrivait à une époque où on n'employait guère, pour combattre la phthisie, que ces esprits ou vinaigres de bois, que les Anglais appellent indistinctement *naph-*

tha; et il sacrifiait à la mode, lorsque le hasard qu'il va nous raconter lui désigna l'espèce, entre tous ces esprits végétaux, qu'il devait choisir et préférer incomparablement :

« Je puis considérer, dit l'auteur du livre, *Pulmonari Consumption successfully treated vith naphtha* (p. 153; London, 1845), comme une bonne fortune d'être tombé, pour mes premières expériences, sur le naphtha qu'on appelle esprit pyroacétique; car j'ignorais alors qu'il y eût un naphtha entre tous qui méritât la préférence, et ce n'est que dans la suite que j'ai pu distinguer, par des effets comparatifs sur le malade, l'importance de ma découverte. Ainsi, je dois avouer que j'ai été le jouet du hasard, car c'est le pharmacien qui me donna cette espèce, plutôt que je ne la demandai moi-même. »

On pense qu'une fois bien établie la supériorité de ce naphtha sur tous les autres, les soins de M. Hastings tendirent tous à la découverte d'un critérium qui pût invariablement le distinguer de l'esprit pyroxilique, généralement employé alors; la chose en valait la peine, puisque celui-là guérit la phthisie, et que celui-ci en aggrave tous les symptômes. Notre docteur trouva donc que le bon naphtha est incolore, transparent, d'odeur agréable, éthérée et alcoolique; de saveur chaude sans sensation de brûlé; que son poids spécifique est 0,823; que mêlé à l'eau il produit une élévation de température; que mêlé à l'acide nitrique il conserve sa limpidité naturelle.

Le docteur Ure entra bientôt dans les vues de M. Hastings, s'attacha à la distinction des deux sortes de naphtha, et trouva que l'esprit pyroxilique mêlé à l'acide nitrique prend une couleur rouge et qu'il n'y a pas d'effervescence ; dans le même cas, l'esprit pyroacétique ne change point la couleur, mais il y a effervescence et élévation de chaleur. En général, conclut M. Ure, l'esprit pyroacétique le meilleur ne doit pas blanchir l'eau distillée. Mais le savant qui se voua le plus généreusement à ce travail de distinction qui occupait déjà les chimistes, est le jeune docteur HOCKEN; le zèle de la science vient de l'enlever au corps médical de Londres, qu'il avait déjà honoré de plusieurs ouvrages pleins de conscience et de savoir.

Pour M. Hocken, il ne s'agit pas de distinguer l'esprit pyroacétique de l'esprit pyroxilique : il y a, semble-t-il dire, une foule de substances comprises sous le nom de naphthes; l'important est de déterminer celui qui est bon contre la phthisie, pour l'appeler *medicinal*, reléguant tous les autres dans la catégorie des non médicinaux. Voici le tableau résumé de ses épreuves :

RÉACTIFS.	MEDICINAL NAPHTHA.	NON MEDICINAL NAPHTHA.
Teinture de tournesol.	Effet nul.	Est rougie.
Iode.	Dissolution facile.	Dissolut. moindre mais plus prompte.
Huiles essentielles. . .	Dissolution facile.	Plus complète et plus prompte.
Huiles fixes (bouillies avec).	Restent limpides.	Deviennent laiteuses.
Acide sulfurique concentré.	Couleur chocolat.	Même phénomène.
Solut. d'oxal. d'ammon.	Format. d'aiguilles cristallisées. . .	Devient laiteuse mais plus abondante.
Solut. de nitrate de baryte.	Nuage blanc. . .	Même phénomène.
Après combustion. . .	Résidu aqueux. .	Sans résidu.

Ainsi, conclut M. Hocken, le plus facile et le meilleur criterium est celui que fournit la teinture ou le papier de tournesol.

A la sollicitude qu'on mit à différencier le naphthe médicinal du naphthe non médicinal, on peut deviner la valeur thérapeutique de cette matière. Avant de parler des cas de guérisons opérées par M. Hastings et un grand nombre d'autres praticiens anglais qui marchent sur les traces de l'inventeur, traduisons brièvement quelques expériences curieuses et décisives pour ceux qui ont besoin de voir pour croire.

Première expérience. Pour constater l'effet chimique de cette substance sur les tubercules, le docteur Hastings mit dans un tube recourbé en U du medicinal naphtha et des crachats de poitrinaire, que le microscope avait déclarés très-riches en globules tuberculeux. Ayant fait chauffer pour produire une ébullition, le naphtha fut évaporé et il ne resta qu'une masse amorphe, sans trace de globules morbides.

Deuxième expérience. Ayant déposé de la sécrétion tuberculeuse très-riche sur l'objectif d'un microscope, on y versa une goutte de naphtha; au même instant les globules tuberculeux disparurent, et le résidu fut une masse informe en tout semblable à celle qui resta de la première expérience.

Troisième expérience. Ayant pris une portion d'intestin grêle d'enfant, on y introduisit du crachat chargé de matière tuberculeuse et on le suspendit par les deux bouts dans l'ouverture d'un large bocal qui contenait au fond une petite quantité de naphtha; la courbure de l'intestin descendait 5 centimètres environ au-dessus du liquide; alors on produisit, à l'aide d'une lampe à alcool, l'ébullition lente du naphtha. Après une heure d'opération, on examina l'état des globules tuberculeux qu'on avait enfermés dans l'intestin : ils étaient détruits, et la masse du résidu était semblable à celles des expériences précédentes.

Ces trois épreuves sont concluantes. M. Hastings, qui jusque-là avait administré son medicinal naphtha sous la forme liquide ou en gouttes délayées dans de l'eau, put induire que la méthode d'inhalation topique aurait ses avantages locaux sur la dégénérescence organique des poumons. Dans les cas même les plus avancés, dit l'auteur, nous avons constamment retiré de ce dernier mode d'administration l'allégement des symptômes qui désespèrent les poitrinaires. Souvent l'expectoration devient plus copieuse, mais la toux prend toujours un caractère plus doux.

La conception pathologique sur laquelle notre savant spécialiste fonde son application du naphtha n'est pas facile à saisir ; il semble qu'il ne voit dans la consomption pulmonaire qu'une dégénérescence ou déperdition du tissu adipeux, un pur amaigrissement ; ce qui lui fit adopter, dit-il, une matière médicamenteuse très-riche en carbone et en oxygène. Au fond, cela revient aux vues de Beddoes ; d'ailleurs, pour les Anglais, un poitrinaire qui engraisse est un malade qui guérit : ils sont toujours sur la balance, comme on le verra par l'exemple que nous citerons bientôt.

Nous ne produirons pas à l'appui de notre admiration pour le naphtha les nombreuses guérisons opérées au moyen de cette substance. M. Hastings lui-même a dû transformer sa petite brochure en un volume in-octavo pour reproduire les succès qu'ont obtenus plusieurs grands praticiens d'Angleterre, qui viennent d'adopter sa méthode et son spécifique : notre intention de publier prochainement la traduction de cet ouvrage nous dispense de faire ici un double emploi d'érudition. Mais nous ne pouvons pas passer sous silence la cure qui a fait à notre auteur plus de réputation que n'eût fait celle de trois cents phthisiques pauvres. Ce que nous allons traduire ci-dessous a le mérite d'être écrit par le malade lui-même, revenu à la santé.

M. Seabrook, intendant de S. A. R. la duchesse de Kent, écrit au docteur Hastings et l'autorise à faire de sa lettre l'usage qu'il jugera convenable.

« Frogmore-House, 27 juillet 1844.

« En juin 1842, il y avait déjà deux mois que je me sentais indisposé : à mon lever le matin je me sentais lourd, je suais quelquefois la nuit, et ne pouvais m'empêcher de tousser et de cracher. Je fis connaître mon état à M. Merriman, apothicaire de la famille de Son Altesse. Après examen, il me dit que j'étais très-délicat, et il me fit une prescription ; mais mon état empirait, je perdais beaucoup de mon poids. En arrivant à Windsor, sur la fin de juillet, je consultai M. Brown, apothicaire de la reine, qui m'examina et me traita ; mais je voyais bien à la mine des gens qui m'environnaient que depuis cette consultation il s'était répandu de tristes prévisions sur mon état ; pour m'en assurer, je revins à M. Brown, et je le priai de me dire sans détour sa pensée et s'il croyait pouvoir me guérir : « Je n'ose pas dire que je le puis, répondit-il. *J'ai vu des cas plus avancés que le vôtre en réchapper ; j'en ai vu qui l'étaient moins et qui ont mal fini.* »

« Le 17 août, le docteur Chambers vint me voir et opina plus favorablement de mon état. Sous son traitement je repris lentement quelque force et je m'inquiétai moins. Cependant la diarrhée se déclara et me mit en trois jours plus bas que je n'avais jamais été. Je dus suspendre les travaux de ma charge; je me retirai à Hastings, et là, du 1er novembre au 14 janvier 1843, je suivis les prescriptions du docteur Duke. En cet endroit, mon mal fit des progrès, et quand j'en partis, la toux était si douloureuse que je pouvais à peine parcourir la longueur de ma chambre; les sueurs nocturnes étaient abondantes, et je ne pouvais plus me coucher sur le côté droit ni sur le dos. Alors M. Duke dit à mon frère de m'enlever de ce pays, s'il ne voulait m'y voir mourir sous peu.

« On me porta à *Clarence-House*, où dès le lendemain le docteur Chambers revint me voir. Une légère amélioration me permit au mois d'avril d'aller respirer la campagne; mais je rentrai sans bénéfice à *Clarence-House* à la fin de mai. Mon état fut stationnaire jusque vers la mi-juin, époque à laquelle je me rendis aux eaux de Hombourg, où je restai trois mois. D'abord ces eaux semblèrent me faire du bien, mais à mon retour en Angleterre il n'y avait pas de mieux appréciable, et à mon arrivée à Londres j'étais si faible que j'étais incapable de marcher l'espace de cent yards; très-amaigri, je perdais tout espoir de rétablissement comme tous ceux qui me voyaient. Là, sur l'ordre de la duchesse de Kent, MM. Merriman et Cotton vinrent me voir et m'examiner de nouveau : de leur conférence intime résulta l'opinion que les médicaments seraient inutiles ; et ils me quittèrent sans rien prescrire.

« Je résolus alors de partir pour Madère, mais la saison n'était pas assez avancée pour ce voyage ; je me résignai donc à aller essayer l'air de Brighton. C'est durant ce trajet en chemin de fer que j'eus le bonheur de lire dans un compte rendu le traitement de la phthisie par le medicinal naphtha. Cette lecture laissa dans mon esprit une impression profonde ; trois semaines après, j'achetais à Londres votre brochure et je voulus vous voir.

« A partir de cette époque, vous devez être bien plus propre que moi à raconter mon état : vous vous rappelez les conditions dans lesquelles vous m'avez pris, et les progrès que j'ai faits entre vos mains. Je dirai seulement que dès les premiers jours de l'administration de votre naphtha, je me sentis mieux ; puis mes sueurs nocturnes cédèrent, l'appétit me revint ; mon ventre, qui n'allait qu'à force de remèdes, reprit un ton si marqué, que depuis ce temps je n'ai plus eu recours aux délayants. Le 1er juin, j'ai pu reprendre les fonctions de ma charge, et je crois les avoir remplies d'une manière irréprochable et sans en ressentir le moindre inconvénient. Il serait peut-être trop fort de dire que je me porte aussi bien qu'en aucun temps de ma vie ; mais je regarde l'avenir avec l'intime confiance de le regarder longtemps. Je crois devoir ajouter pour la vérité que tous les médecins que j'ai vus, consultés et suivis avant vous, ont affirmé que mes poumons étaient tuberculisés, et dans le nombre j'en pourrais citer une douzaine qui sont les lumières de la science moderne. Au bout de trois semaines de votre traitement, le docteur Chambers m'adressait textuellement ces dernières paroles : *Prenez garde à vous, vos deux poumons sont affectés.* Quelques mois après, vous le savez, sir James Murray m'assurait qu'il restait très-peu de chose à faire pour mon complet rétablissement. Il y a peu de jours, enfin, le docteur Elliotson m'a déclaré que mes poumons sont aussi sains que mes yeux. »

Telle est la substance de la lettre. Or, le diagnostic que le docteur Hastings avait tiré en septembre 1843 ne laisse aucun doute sur l'existence d'une phthisie confirmée et d'une tuberculisation occupant les deux poumons. Un an après, l'auscultation témoignait la réduction de tous les symptômes morbides ; la capacité atmosphérique de la poitrine, calculée au *breath-meter* d'Utchinson, dépassait la moyenne (290 pouces cubes d'air) ; le poids du corps, enfin, avait acquis dans cet intervalle une augmentation de 2 stones (16 kilogrammes). A la date du 20 avril 1845, le docteur Hastings écrit : « Je viens de revoir M. Seabrook, et je puis affirmer qu'il jouit d'une parfaite santé. »

—

De retour de notre voyage scientifique, quand nous avons voulu annoncer l'introduction du Medicinal Naphtha dans la thérapeutique française, et que nous en avons indiqué à nos confrères le dépôt à la pharmacie de M. Moussu, place Vendôme, les médecins de Paris ont aussitôt pris les dictionnaires de matière médicale et les pharmacopées, pour voir ce que pouvait être cette substance, et ils n'ont rien trouvé, bien entendu. Alors on a fait plusieurs suppositions ; on a dit : Ce doit être une vieille drogue rhabillée d'un nom grec. Un intéressé a proposé de l'interdire comme remède secret, parce qu'il lui était inconnu ; un autre, plus érudit, s'est engagé à soutenir que c'est un médicament chimérique, puisqu'il n'était pas arrivé jusqu'à lui. Il eût été plus simple d'en demander des nouvelles au célèbre M. Forbes, qui nous adressa lui-même au docteur Hastings.

Au fait, qu'est-ce que le *medicinal naphtha ?* Nous en devons au moins le nom chimique à nos confrères. Disons d'abord que les Anglais appellent *naphtha* plusieurs substances diverses, entre autres quelques produits acétiques de la distillation des bois et du Goudron ; ensuite, si nous cherchons l'équivalent de la substance en question, nous trouvons qu'elle doit rentrer dans la famille des méthylènes : ainsi, l'esprit pyroxilique étant un hydrate d'oxyde de méthyle ayant pour formule $C^2 H^3 O$, Aq, le medicinal naphtha est le corps qui a pour formule $C^3 H^3 O$. Mais c'est cette ressemblance, cette analogie de composition, qui pourrait avoir les plus funestes résultats si l'on croyait pouvoir remplacer le second par le premier, que les Anglais ont pris tant de soin d'écarter avec tous les autres sous le nom de naphtha *non medicinal.* Empêcher que les médecins français ne prennent l'un pour l'autre, voilà l'objet de notre mission auprès du docteur Hastings. L'erreur a coûté trop cher à Londres pour que l'avertissement ne soit pas utile à Paris.

J'ai dit, dans l'introduction de ce livre, la manière dont je fus accueilli par ce célèbre spécialiste des affections de la poitrine, l'engagement que je pris de publier sa découverte et de propager en France sa méthode de traitement. Remercions-le publiquement ici des conseils qu'il a ajoutés par son honorable correspondance à ceux qu'il nous donna de vive voix, et faisons-lui entendre, pour la deuxième fois depuis un an que nous l'avons quitté, la prière que nous adressons à nos confrères : Il n'y a pas de chance à courir, l'expérience est faite et bien faite ; l'erreur dans le choix de la substance est impossible, nous n'avons introduit à Paris que le naphtha réellement médicinal, le même dont se sert à Londres M. Hastings (1) ; qu'on se mette en œuvre de l'appliquer contre la phthisie et les autres maladies chroniques des organes respiratoires. Pourquoi ne réaliserait-il pas en France le bien qu'il réalise tous les jours en Angleterre ?

Le mode d'emploi de cette substance est très-facile : si la tuberculisation poursuit sa marche chronique, quel que soit le degré auquel est parvenue la maladie, on l'administre à la dose de sept à dix gouttes dans une cuillerée à bouche d'eau, et cela répété trois fois par jour ; après une semaine d'usage, on élève la dose jusqu'à quinze et même vingt gouttes. Du reste et selon la prédominance du symptôme à réduire, on peut associer

---

(1) Nous avons déposé à la pharmacie de M. Moussu, 2, place Vendôme, non-seulement le *medicinal naphtha*, mais encore un *sirop* au naphtha, destiné à remplacer toutes les préparations pectorales recommandées aujourd'hui aux poitrinaires ; un *liniment* et une *eau sedative* au naphtha pour les frictions thoraciques ; une *pipette* et des *cigarettes* au naphtha pour les inhalations : toutes pratiques reconnues si avantageuses dans le traitement des affections de poitrine par M. Hastings. En un mot, l'officine de M. Moussu est le dépôt de tous les médicaments au Goudron qui portent notre approbation.

le naphtha à la scille, à la digitale, à la jusquiame, au vin de colchique et d'ipécacuanha, à la teinture de camphre, à la ciguë, à l'acide hydrocianique, etc. Cela dit, nous croirions faire injure aux praticiens français si nous leur donnions pour modèles les formules anglaises dans lesquelles entre l'une ou l'autre de ces substances accessoires. La seule observation rigoureuse est de n'administrer le naphtha sous aucune forme et de le suspendre dans la diathèse ou les accidents inflammatoires de la phthisie. Du reste, le traitement des affections pulmonaires par le medicinal naphtha est d'une telle simplicité, qu'il serait possible aux médecins d'en prescrire l'usage par correspondance.

LE GOUDRON EN FUMIGATIONS.

Nous croyons avoir démontré par l'histoire, 1° que les substances provenant des végétaux de la famille des conifères ont défrayé de tout temps la matière médicale des dépravations cachectiques des humeurs et des tissus, et que le Goudron est le remède par excellence de la phthisie et des autres altérations chroniques de la poitrine. Nous croyons avoir démontré par les faits, 2° que la médecine a procédé incessamment, par ses essais, ses découvertes et ses inventions, vers les fumigations topiques comme usage suprême du Goudron dans ces maladies. Il nous reste à démontrer par des citations, 3° que lorsque les hommes n'arrivaient pas assez vite, assez directement, la Providence, au moyen de ce que les esprits forts appellent *des hasards*, est venue les conduire comme par la main au but qu'ils cherchaient cependant, mais sans en avoir une pleine conscience.

1° On se rappelle le hasard par lequel le chirurgien-major Billard fut conduit, dès 1770, aux fumigations résineuses. Répétons-le en deux mots : Le chevalier Fautras d'Andreuil, officier d'artillerie, faisant mettre un jour du vin en bouteilles, et assistant en personne à l'opération, se trouva soulagé d'une extinction de voix par l'effet des vapeurs de la cire qu'on faisait bouillir pour sceller les bouchons. Peu après, un soldat qui succombait à la phthisie s'étant présenté, l'officier supplia le chirurgien de lui appliquer les vapeurs résineuses qui l'avaient guéri lui-même. On sait le reste : le poitrinaire fut sauvé.

2° En 1787, le docteur Rush, de Philadelphie, écrivait, comme une observation à lui personnelle, le hasard qui avait fait qu'un ouvrier poitrinaire, ne pouvant plus supporter le travail de son état, se donna pour industrie de mettre du vin en bouteilles. La guérison de cet homme, dit l'auteur, mit en grand crédit les fumigations de Goudron. Rush en adopta lui-même la pratique, qu'il dut combiner avec le bercement et l'escarpolette, les deux moyens qu'il appelle *the radical remedies* de la tuberculisation. Ses fumigations, pour le dire en passant, se faisaient en jetant en même temps dans de l'eau bouillante du Goudron et du son (*Tar and bran in boiling water*).

3° En 1795, Beddoes écrivait à la page 163 de son livre : « Une jeune dame, qui était près de mourir d'une phthisie confirmée, demeurait par hasard dans la maison d'un marchand de Goudron végétal. La médecine ordinaire ayant tout épuisé en vain, quelqu'un lui conseilla de se promener souvent dans les magasins. On choisit le lundi matin, pensant que l'établissement ayant été fermé le dimanche, l'air contiendrait plus de particules balsamiques. Cette dame se promena donc au milieu des tonneaux et elle se trouva mieux dès la première séance ; elle y revint tous les jours avec plaisir, jusqu'à ce que tous les symptômes fussent réduits et qu'elle fût complétement guérie. »

On ramassait isolément tous ces hasards, on les consignait sans titre distinctif dans les annales de la science, et nul n'y voyait un avertissement, nul ne pensait à faire surgir de là une méthode de traitement contre la phthisie ; c'eût été cependant bien simple. La Providence était donc obligée de répéter jusqu'à ce qu'elle rencontrât l'homme de génie qui pût la comprendre ; mais le voici, c'est lui-même qui parle, et c'est nous qui traduisons sur une brochure de 1817, intitulée : *An account of some experiments made vith the vapour of boiling Tar in the cure of pulmonary Consumption;* par M. Alex. CRICHTON, médecin ordinaire de l'empereur de Russie, etc.

« Un hasard (*an accident*) m'ayant suggéré l'an passé une découverte qui promet des résultats importants pour la guérison de la phthisie, je crois qu'il est de mon devoir de publier..., etc. » Mais racontons l'accident : « A peu de distance de la maison de campagne que j'habitais l'été dernier, dans le voisinage du palais impérial de Kamenoi Ostroff, se trouve une corderie. Un jour que, sans autre motif que celui de me promener, j'arrivai jusque-là, je fus tout étonné, me trouvant au milieu des vapeurs du Goudron bouillant dans de vastes chaudières, de me sentir une facilité de respiration parfaite, tandis que mes yeux souffraient beaucoup. A côté de cet atelier s'ouvrait un magasin déjà fort chargé de ces vapeurs; mais là mes yeux ne souffraient plus. L'idée subite me vint d'y faire transporter un noble poitrinaire que je soignais non loin de là et que je désespérais de sauver. J'allai trouver le propriétaire de la manufacture, qui m'autorisa aussitôt à faire cette expérience. »

Voilà un homme qui sait interpréter le hasard et mettre ses enseignements en pratique; mais examinons les résultats pratiques de sa première induction :

« J'avais vu le malade à la fin de 1816 pour la première fois; il avait déjà craché le sang à plusieurs reprises, et ses expectorations étaient chargées de pus; les sueurs, la diarrhée colliquative et la dyspnée l'avaient mis à la dernière extrémité. C'est en cet état qu'au mois de juin il se rendit au magasin de la corderie; il s'y endormit et y resta quatre heures; sa respiration devenue plus libre l'encouragea à y revenir le lendemain matin... Au bout de trois semaines d'assiduité, la toux et les crachats diminuèrent; au bout d'un mois il avait repris ses forces primitives. Chaque fois que, contre mon avis, il négligeait de se rendre à l'établissement, la toux le reprenait, je lui en faisais des reproches; enfin il devint plus exact. En septembre, lorsque nous quittâmes la campagne, je le laissai en si bon état, que je croyais sa cure complète. Alors je le perdis de vue; mais le 27 mars 1817 j'appris, par une lettre de lui, qu'il jouissait d'une bonne santé, qu'il n'avait eu recours à aucun médicament pendant l'hiver, qu'il avait journellement vaqué à ses affaires; mais qu'une toux légère l'ayant repris depuis peu, il se couchait de nouveau dans une pièce chargée de vapeurs de Goudron pendant la nuit seulement. »

Sir CRICHTON ne s'arrêtera pas là : le succès et la simplicité des moyens l'enhardissent. De retour à Saint-Pétersbourg, il demande et obtient de l'impératrice la permission de poursuivre ses expériences dans l'hôpital des pauvres ; Sa Majesté lui accorde une salle de cinq lits, et deux médecins sont nommés pour y suivre le traitement par les fumigations et dresser le rapport des résultats. Il obtient une chambre de trois lits dans l'Aboukoff ou hôpital de la ville. Sur ces huit cas de phthisie confirmée, cinq aboutirent à la guérison, les autres servirent au perfectionnement de l'application. Sir CRICHTON publia alors son *Account*, et l'Allemagne et l'Angleterre se mirent en œuvre de répéter les expériences de Saint-Pétersbourg.

HUFELAND et NEUMANN font disposer à la hâte un quartier de l'hôpital de la Charité, à Berlin, et y déposent, le 17 mars 1818, cinquante-quatre phthisiques avérés. Les précautions exigées par le docteur Crichton étaient loin d'y être bien observées; cependant, au bout de cent dix jours, Hufeland, comptant ses morts et ses guérisons, écrivait dans son Journal : « La proportion de celles-ci est plus que satisfaisante pour le praticien, si mal habitué aux réussites de ce genre. Faisons nos remercîments à l'inventeur : les fumigations de Goudron sont la médication la plus efficace que nous connaissions; elle mérite de devenir populaire. »

Le 29 août 1822, Hufeland écrivait directement à sir Crichton : « . . . Vos fumigations se continuent à la Charité; je les pratique moi-même dans ma clientèle privée. Rien ne leur est supérieur dans la phthisie atonique, trachéale, etc.; elles réussissent moins bien dans la phthisie *florida*. Un de mes malades en ville, qui est atteint d'une phthisie purulente venue à la suite d'une pneumonie, et chez lequel les remèdes les plus recommandés sont restés sans effet, n'a manifesté des signes d'amélioration qu'après s'être enfermé dans un appartement chargé de vos vapeurs de Goudron; il est enfin guéri par ce moyen. »

La distinction morale et scientifique d'Hufeland, et son Journal, servirent puissamment à répandre la pratique des fumigations de Goudron en Allemagne. Les mémoires se multiplièrent : PAGENSTECHER, d'Elberfeld, entre autres, publia la cure surprenante d'une phthisie arrivée bien avant dans le troisième degré, puisque l'œdème avait déjà envahi les membres inférieurs, et que ce médecin jugeait lui-même son malade perdu.

A Vienne, en Autriche, où de temps immémorial les hôpitaux et les ateliers populeux sont parfumés le matin avec la fumée de bourgeons de sapin, on pense bien que HILDEBRAND, qui faisait déjà fumer aux poitrinaires des feuilles de tabac trempées dans une solution saturnine, dut adopter les fumigations de Goudron. Il les appliquait dans tous les cas : ainsi, dans l'état inflammatoire, où il est prescrit de les suspendre,

Hildebrand les réduisait aux émanations odorantes qui s'élèvent d'un vase rempli de Goudron froid qu'on remuait de temps en temps au milieu de la salle.

En Angleterre, M. James Forbes devait réaliser le proverbe que *nul n'est prophète en son pays*. Les fumigations ont partout été accompagnées d'améliorations et souvent suivies de guérisons; à l'hôpital militaire *Fort-Pitt*, elles n'ont jamais été que funestes et désastreuses ! Ce jugement inattendu frappa sensiblement le docteur Crichton; c'est sous cette impression qu'il composa le premier chapitre de son beau livre (1). Notre maître y signale en détail les causes de l'insuccès des vapeurs à Londres, et les range sous trois chefs principaux : 1° mauvaise température; 2° mauvaise préparation; 3° mauvaise application; et il démontre ces trois points par l'état des lieux et la négligence qui présida aux expériences.

Chose remarquable, tandis qu'à Londres M. Forbes déclare funeste cette médication topique, sur un autre point de l'empire le docteur Lazzaretto, Italien dépaysé, se portait inventeur des fumigations de Goudron, et réalisait par ce moyen des cures merveilleuses. Racontons le fait :

En 1818 parut, à Portsmouth, une brochure dédiée aux familles, *addressed to families*, sur le traitement de la phthisie par les vapeurs de poix et de Goudron : *by inhaling the fumes of Tar and pitch.*

---

(1) *Practical observations on the effects of the vapour of boiling Tar in pulmonary Consumption.* C'est le manuel complet de la matière, le livre indispensable au spécialiste qui prétend réellement à la cure de la phthisie et des autres affections pulmonaires.

La découverte est encore un effet du hasard : l'auteur n'a pas le temps de nous le raconter en détail ; mais voici ses expressions : « The remedy... was noticed « *by an accident* (chance and popular observation have « given birth to most useful medicines) but what was « discovered without design has been applied to a « most salutary purpose. » Il est probable que ce médecin, fixé à Portsea, près Portsmouth, où se trouve un chantier de construction navale, apprit de la chronique populaire l'immunité dont jouissaient les ouvriers de cet établissement, toujours chargé des vapeurs résineuses, à l'égard des affections de poitrine. Ce qu'on peut voir dans sa brochure, c'est qu'il y a dans ce chantier une partie du local qui s'appelle ***Pitch-House***, parce que c'est là que sont les chaudières du Goudron. Or, c'est dans ce local que notre médecin envoyait les poitrinaires auxquels les traitements les plus rationnels n'avaient rien produit : c'était donc l'asile des abandonnés de la médecine. Sur le nombre des malades qu'il y envoya dans le courant de 1817, se trouvent dix-huit cas de guérison, faits pour convaincre les plus prévenus : la marche de la maladie et l'amélioration progressive sont suivies jour par jour avec une sollicitude et une intelligence qui dénotent un praticien spécial du plus haut mérite. Nous voudrions avoir l'espace nécessaire pour insérer tout au long la traduction française que le savant docteur MAC'CARTAN, de l'Académie de médecine de Paris, nous a fournie de ces dix-huit observations ; mais nous lui réservons ailleurs une plus honorable place.

LAZZARETTO ne considère pas les vapeurs de Goudron comme remède antiphthisique par elles-mêmes ou isolées de tout traitement médical; c'est de leur union bien entendue avec les médicaments recommandés par la science qu'il espère toujours des résultats heureux. Cette manière de voir est notre règle de conduite. Selon lui, la fumée résineuse est le topique des ulcères pulmonaires, et une atmosphère sous l'influence de laquelle les substances médicamenteuses qui eussent été vaines deviennent efficaces. Le praticien connaît tous les médicaments que les siècles ont préconisés; mais il sacrifie plus volontiers à la digitale, qui avait alors son temps de vogue. Il faut croire aussi qu'il comptait sur le bénéfice des vomissements, car il est rare que les premières séances de fumigations que font les malades à *Pitch-House* ne provoquent cet effet; ce qui suppose que les vapeurs qu'ils respirent sont très-denses; mais cette intention, s'il l'avait, aurait ses raisons, car on se rappelle les nombreux partisans des vomitifs que nous avons signalés dans la première catégorie des spécifiques de la phthisie.

Les critiques se sont escrimés à déterminer auquel des deux, M. Crichton ou M. Lazzaretto, revient la priorité de la découverte des fumigations goudronnées. Cette recherche, on le pense, doit nous paraître bien vaine, à nous qui savons que Beddoes les connaissait vingt-cinq ans et Rush quarante ans avant ces deux messieurs. D'ailleurs, je me chargerai de soutenir sans crainte qu'aucun de ces quatre médecins, favorisés par le hasard, ne connaissait l'autre, et qu'ils sont tous les quatre inventeurs, si c'est l'ignorance antérieure qui fonde la vérité des inventions. Si les fumigations pulmonaires de Goudron rappellent sir Crichton et non les autres, c'est que c'est lui qui les a élevées, par ses deux beaux ouvrages, de l'état empirique où elles seraient restées, au degré scientifique qui, grâce à ce savant praticien, leur est définitivement acquis.

Ceux qui n'inventent rien sont toujours bien aises de prouver que les autres n'ont rien inventé; alors la moindre trace d'analogie qu'ils trouvent dans l'histoire leur suffit pour détruire une invention nouvelle. Ils sont donc enchantés de lire que bien des siècles avant l'ère chrétienne la médecine envoyait déjà les phthisiques dans les forêts de pins de la Libye et de l'île de Crête respirer les émanations balsamiques de ces arbres, lesquelles avaient la propriété bien reconnue de guérir les maladies de poitrine. Ce passage de Pline surtout a été mis en avant : « Silvas eas quæ picis resinæque gratia raduntur utilissimas esse phthisicis, « satis constat; et illum, cœli aera, plus ita quam « navigationem Ægyptiam, plus quam lactis, her« bidos per montium potus, proficere. » Ainsi, l'air des forêts résineuses valait déjà mieux aux poitrinaires que les pratiques les plus vantées. Mais si vous avez remarqué qu'en thérapeutique les novateurs ne manquent jamais d'exhumer à l'appui de leur pratique tout ce qui, dans les âges, a quelque trait de ressemblance avec elle, vous aurez vu que les détracteurs se servent pour détruire l'innovation des mêmes arguments qui servent aux autres pour la soutenir et la justifier. Ainsi, il n'y a pas de partisan des fumigations goudronnées qui n'ait reproduit cette citation que la critique s'est le plus souvent dispensée d'aller puiser ailleurs.

Le jugement de M. Forbes, il faut le reconnaître, a prévalu sur les belles expériences de Lazzaretto. C'est ici le cas de dire què les grandes autorités reviennent toujours cher à un pays. L'Angleterre, qui devait recueillir le plus grand bénéfice des vapeurs de M. Crichton, les a constamment rejetées sur un mot de M. Forbes : les absents ont tort; mais l'exemple n'a pas prévalu en dehors de l'île. Aux Etats-Unis, la négation du célèbre médecin de Londres n'a pas empêché le docteur MORTON, de Philadelphie, de se livrer à des études comparatives sur les effets thérapeutiques de toutes sortes de fumigations. L'auteur des *Illustrations of pulmonary Consumption* (1834), après avoir essayé de toutes les substances recommandées, déclare n'avoir rien trouvé de comparable aux vapeurs de Goudron produites et administrées selon la méthode de sir Crichton : « En vérité, dit-il en terminant une observation, ce que j'ai vu de leurs effets est prodigieux (*like a charm*); dans les catarrhes chroniques de la poitrine surtout, il n'est pas de médication qu'on puisse rapprocher de ces fumigations.

Morton nous conduit jusqu'à l'époque actuelle. Si on prend donc pour des inhalations résineuses les émanations végétales que les Grecs prescrivaient aux phthisiques d'aller respirer dans les forêts de pins ou de sapins, je crois pouvoir conclure que les fumigations de Goudron n'ont jamais cessé d'être recommandées dans le traitement curatif des maladies pulmonaires. — Mais s'il en est ainsi, nous dira-t-on, pourquoi tant de peines pour rappeler ce qu'on n'a jamais oublié, pour rétablir ce qui n'est jamais tombé ?

Ainsi, vous prouvez que l'antiquité avait entrevu vos fumigations, que le moyen âge les a appliquées, que le XVIIIe siècle les a renouvelées, que le XIXe siècle les a perfectionnées et consommées; à quoi se réduit donc le mérite de votre livre? — Nous pourrions répondre en deux mots : Nous avons pensé à la France, que nous n'avons pas vue figurer dans l'histoire des nations qui ont pratiqué les fumigations de Goudron; mais comme nous devons une réponse sur la même question à un membre de l'Académie de médecine, nous la lui ferons publiquement et elle servira pour les autres.

A mon retour d'Angleterre, où j'avais été voir le noble vieillard sir Crichton, M. Hastings, et visiter l'hôpital *for Consumption*, je publiai une circulaire pour annoncer l'introduction nouvelle des vapeurs de Goudron et du *medicinal naphtha* à Paris. M. le docteur MAC'CARTAN, ayant lu notre lettre, prit aussitôt la plume et nous engageait en ces termes à faire une correction dans notre prochaine publication : — « Vous dites, Monsieur, en parlant des fumigations de Goudron : *Remède dont la thérapeutique française prit à peine connaissance et dont elle ne fit jamais usage.* Plusieurs médecins en ont fait usage (je suis du nombre). » (*Sic.*) — Heureux d'avoir à faire une pareille correction, je courus chez le savant académicien pour apprendre les applications que j'ignorais. Voici le récit de M. Mac'cartan : « J'ai traité aux vapeurs de Goudron une demoiselle des Etangs, de l'Ile de France, qui présentait tous les signes de la phthisie; la jeune voyageuse retourna dans son pays, où elle se maria et continua à se bien porter. La même année, une demoiselle Cr......, dont le frère aîné était mort phthisique, me parut offrir les symptômes non équivoques de la phthisie ; je l'ai guérie de la même manière ; elle est mariée depuis quinze ans et n'a pas eu de récidive. Il faut observer que, dans ces deux cas, les fumigations furent accompagnées d'un traitement interne varié. — A quelle époque remontent vos deux belles cures? demandai-je. — C'était en 1821. — Et depuis cette date vous devez avoir de nombreuses observations ? — J'ai été longtemps médecin d'un bureau de bienfaisance ; mais les pauvres ne sont pas dans des conditions favorables pour mener à bien un pareil traitement. — Maintenant, parlez-moi de tous ces autres médecins français qui en ont fait usage ? — Je ne les connais pas (1) ; mais j'ai recommandé ce moyen précieux à plusieurs de mes confrères, à ceux surtout qui, ayant un service dans les hôpitaux, auraient pu mieux que moi faire d'utiles expériences. — Quelqu'un d'entre eux s'est-il mis à l'œuvre ? — Des circonstances ont empêché ces médecins d'employer le remède aussi longtemps qu'ils l'auraient désiré. — Mais l'ont-ils jamais employé? — Non, que je sache. »

Voilà l'histoire de notre pays ; M. Mac'cartan en est la personnification parfaite : les fumigations de Goudron sont excellentes dans les affections de poi-

(1) Et probablement il n'y en a point d'autres ; car M. Mac'cartan, par zèle pour l'érudition et par amitié pour M. Crichton, qu'il appelle son maître, a dû être incessamment attentif aux applications qu'on aurait pu faire en France de ce genre de médicament. Ainsi, nous pouvons assurer qu'il connaît toutes les sources littéraires où il en est fait mention.

trine; on en parle partout, on n'en fait nulle part; tout le monde les connaît, personne ne les pratique; on les regrette toujours et on ne les a jamais adoptées. M. Mac'cartan, l'élève chéri de M. Crichton, les applique deux fois il y a vingt-cinq ans; les deux guérisons qu'il en recueille ne sont pas une raison suffisante pour les vulgariser. Nous sommes ainsi faits : la connaissance d'un bon remède n'en garantit pas l'application, et le succès d'aujourd'hui ne répond pas d'une répétition le lendemain. En 1821, la *Gazette de santé* votait des remercîments à M. Mac'cartan pour la traduction de l'ouvrage de M. Crichton, qu'il promettait; sa traduction n'a pas encore paru; il est probable que la nôtre, qui n'est pas commencée, paraîtra avant.

Je crois que nous aurons fait dans cette digression : 1° la réponse à ceux qui nous demandent l'intention et l'utilité de notre livre; 2° la correction exigée par M. Mac'cartan. Je sais que nous ne sommes pas quitte envers lui des bons conseils et des lumières qu'il nous a fournis sur cette matière; mais notre reconnaissance sera plus explicite dans notre prochaine publication. Employons l'espace qui nous reste à exposer la méthode d'application des vapeurs de Goudron.

Mais, d'abord, la conception pathologique sur laquelle se fonde en raison l'emploi du Goudron et autres produits du pin et du sapin, est la même que celle qui justifia de tout temps l'emploi des baumes et des aromes. La phthisie est une cachexie localisée dans les poumons, ou mieux une dépravation générale des tissus et des humeurs, particulièrement manifestée par la dégénérescence tuberculeuse du parenchyme pulmonaire:

desséchement, émaciation, marasme putride, consomption, voilà les éléments compris dans le mot complexe *phthisie*, terme qui reste à lui seul la meilleure définition de cette maladie; induration, coction, suppuration, cicatrisation, voilà en quatre phases la signification complète du mot *tuberculisation*, terme qui, soit dit en passant, n'exprime que le fait local de la maladie; d'où humecter, raffermir, purifier, réparer, forment les quatre intentions principales du traitement général; et dissoudre, mûrir, modifier et incarner ou cicatriser, remplissent les quatre intentions du traitement local correspondant aux quatre phases tuberculeuses. De là sortent, avec leurs caractères requis : la diète, la médication générale et l'application locale, ainsi résumées : 1° nourriture substantielle, 2° médication interne tonique, 3° application topique antiputride.

Hors la marche naturelle de l'affection, les accidents qui peuvent survenir réclament la présence du médecin, et de sa part des modifications exceptionnelles et passagères qu'il faut apporter à la règle générale établie dans ces trois points. Or, si l'on considère que le plus ordinairement le phthisique meurt des ravages profonds de la tuberculisation dans les poumons, on jugera que le traitement local ou les fumigations, sans exclure les moyens généraux, est la plus importante partie de la thérapeutique de la phthisie; mais cette opinion se confirmera encore davantage si l'on songe que les fumigations au Goudron, agissant en quelque sorte d'une manière endermique par la surface muqueuse des organes respiratoires, vont porter dans toute l'économie le bénéfice de leurs propriétés anti-cachectiques par excellence. Ainsi, les vapeurs de Goudron sont dans le traitement de la maladie plus qu'une atmosphère, plus qu'un milieu, mieux qu'un auxiliaire : elles sont remède du tubercule d'abord, et ensuite un élément actif contre la dépravation générale de l'organisme; pour en accroître l'action, l'eau de Goudron, les émulsions suaves du pignon, les infusions aromatiques des turions et de l'écorce du pin sont à la disposition du praticien et du malade; d'où, à la rigueur, le pin peut fournir toutes les indications de la médecine de la phthisie.

Il ne nous reste, je crois, qu'à exposer la meilleure méthode de production et d'administration thérapeutique des fumigations de Goudron. Or, dans le nombre de celles que l'on a proposées à cet effet, nous pensons que celle qu'a décrite avec tant de soin et employée avec tant de succès le docteur Crichton, se distingue des autres par la prévision et l'appréciation intégrale de toutes les circonstances et accidents que peut rencontrer sur son passage le médecin spécialiste des maladies de la poitrine. Nous allons donc reproduire cette méthode dans toute son intégrité originelle. Quand, trente ans après son premier essai, nous avons été consulter au fond de l'Angleterre l'ex-médecin de l'empereur de Russie, pour savoir s'il avait introduit quelque modification inédite dans son procédé primitif; après quelques conseils d'amitié personnelle dont le souvenir nous est bien cher : « Prenez mon ouvrage de 1823, me dit le noble vieillard, ce livre suffit au praticien qui a l'intelligence de son état. » C'est donc dans ce livre que nous allons recueillir et traduire les notions nécessaires à celui qui se vouerait à cette spécialité.

Nos fumigations ne sont pas une inhalation proprement dite, ce n'est pas d'une boîte et par des tuyaux médiats que le malade doit aspirer et absorber le médicament : les vapeurs de Goudron sont destinées à charger l'atmosphère dans laquelle doit vivre le poitrinaire ; ainsi, les appareils plus ou moins ingénieux que l'on a imaginés pour ce genre de médication topique sont inutiles, comme on le verra par ce qui suit. Nous avons deux points à étudier : 1° le mode d'emploi desdites vapeurs ; 2° les conditions de la température dans les hôpitaux ou les appartements des poitrinaires.

Qualités de la matière. Le meilleur Goudron pour fumigations est celui qu'on utilise dans la marine et les corderies ; il vient ordinairement de la Norwége. Les expériences de M. Crichton l'ont mis à même de marquer d'une certaine préférence celui qu'on extrairait des racines du pin blanc ; mais le premier suffit. Cependant le Goudron du commerce étant chargé d'impuretés, il est bon de le passer au tamis à une douce température ; il contient aussi un acide pyroligneux qui, par sa volatilité, s'évapore bien avant le degré d'ébullition, produit des irritations aux muqueuses bronchiques et provoque la toux. Pour neutraliser cet élément nuisible, il faut ajouter de 60 à 90 grammes de sous-carbonate de potasse par kilogramme de Goudron. Pour n'avoir pas pris cette précaution du plus simple bon sens, bon nombre de médecins ont rejeté bien loin cette médication, qui accuse aujourd'hui leur ignorance. Ce carbonate de potasse doit être intimement mêlé ; pour cela il convient de remuer en ajoutant peu à peu la quantité requise de ce sel dans le Goudron, qui doit être choisi le plus liquide possible.

Qualités des vapeurs. A la surface du mélange laissez tomber quelques gouttes d'eau, surtout si le temps est chaud et l'air sec : l'évaporation aqueuse prévient le dessèchement des voies respiratoires. Placez la capsule qui contient la matière sur quelques charbons ou sur la flamme d'une petite lampe à l'esprit de vin (1), et menez jusqu'à l'ébullition douce. Si les vapeurs balsamiques se dégagent blanches et épaisses, c'est un signe que le feu est trop vif ou le Goudron impur. Avec un peu d'habitude, le médecin distingue à l'odeur si la matière est de bonne qualité pour cet usage ; en général, la sensation ne doit jamais être désagréable, pour les poitrinaires surtout. Le dégagement au-dessus du vase doit être presque invisible, à plus forte raison dans l'atmosphère de la chambre. Le même Goudron peut servir plusieurs fois, mais seulement celui qui coule par la décantation ; car la capsule doit être chaque fois lavée et bien nettoyée des croûtes qui

(1) En décrivant l'appareil imaginé par M. Crichton pour produire les vapeurs de Goudron, nous aurions craint d'en imposer la nécessité aux praticiens et aux malades ; un vase quelconque pouvant aller sur le feu peut en tenir lieu. La propreté du vase, après chaque ébullition, est seule de rigueur. Du reste, ceux qui veulent les instruments appropriés à leur usage exclusif trouveront l'appareil dont nous nous servons dans notre pratique à la pharmacie, 2, place Vendôme. On y trouve aussi tout préparé le mélange du Goudron de Norwége avec le sous-carbonate de potasse, le Medicinal Naphtha et le sirop antiphthisique.

auraient pu se former dans l'ébullition précédente. On ajoute toujours un peu de Goudron neuf.

Les inhalations de vapeurs de Goudron, soit à l'aide d'un tube, soit à l'aide d'une vessie, dit notre maître, ne valent jamais une atmosphère générale qui enveloppe le malade nuit et jour.

Les vapeurs, dans une chambre si bien close qu'elle soit, surtout si on y fait du feu, finissant par s'épuiser au bout d'un temps plus ou moins long, il faudrait en produire de nouvelles; ordinairement, c'est chaque cinq ou six heures qu'il est prescrit de remettre le Goudron sur le feu. Une ébullition de huit à dix minutes suffit pour charger une chambre de grandeur moyenne.

Dans les hôpitaux, il ne faut jamais faire ses expériences dans de grandes salles contenant un trop grand nombre de poitrinaires, ce sont là deux obstacles à la réussite : dans le premier cas, parce qu'il est difficile d'y renouveler l'air et d'y maintenir l'uniformité de température; dans le second cas, parce que la respiration et les exhalaisons putrides des crachats vicient l'air et entretiennent la contagion.

Dans la pratique privée, la perfection du traitement exige deux chambres contiguës, que l'on maintient régulièrement à la température constante de 16 à 18° centigrades. Pour renouveler l'air de l'une, le malade passe dans l'autre; celle-ci doit être récemment chargée de vapeurs, et ce passage doit se faire le matin et le soir. Les portes et les fenêtres seront bien fermées, pour empêcher les courants d'air, qui détruiraient en un instant l'effet d'une longue médication; car l'uniformité de la température est une condition indispensable à la réussite.

Le vase où se dégagent les vapeurs doit être le plus éloigné possible du malade : les émanations du Goudron se propagent assez rapidement dans l'atmosphère pour que la proximité soit nécessaire.

Précautions générales. Il faut procéder aux fumigations avec une intelligente modération : commencer par les faire légères et en accroître l'intensité en suivant la tolérance du malade. Si l'expectoration est abondante sans douleurs vives dans la poitrine, la respiration, dès la première épreuve, doit se trouver sensiblement facilitée. Dans les symptômes d'irritation ou les accidents inflammatoires, suspendez les vapeurs de Goudron et produisez-en avec des herbes émollientes, en combattant l'irritation avec les moyens ordinaires. Mais on ne doit pas s'effrayer, au commencement, des maux de tête et de l'augmentation des sueurs qui se déclarent ; il faut au contraire s'y attendre et poursuivre le traitement. A la plus légère apparence d'hémoptysie, supprimez le Goudron.

Si le médecin s'aperçoit de la formation d'un nouveau dépôt tuberculaire, ce qui se manifeste extérieurement par une aggravation de la toux et autres signes propres à l'irritation interne, modifiez les vapeurs en mettant alors dans la capsule 1/2 litre d'eau sur 60 grammes de Goudron, et faites chauffer à l'ordinaire. S'il se déclare un ramollissement de tubercules qui passent à la phase d'excavation, ce qui est marqué par une abondance inusitée de crachats purulents, augmentez au contraire la force des vapeurs de Goudron sans eau.

Après un mois de reclusion dans son appartement, le malade sera très-sensible aux transitions de température et d'air vif; il ne faut pas les affronter, mais procéder graduellement à l'habitude de ces nouvelles conditions. Lorsque, enfin, après deux ou trois mois de traitement non interrompu, le poitrinaire se sent très-bien et qu'il éprouve le besoin ou le désir d'un air plus frais, choisissez un beau jour de soleil, c'est un moyen d'éprouver la réalité de sa situation; conduisez-le à la promenade : s'il s'en trouve mieux, c'est de très-bon augure. Du reste, le médecin demeure juge de toutes les précautions et permissions que nous ne pourrions déterminer dans toutes les circonstances possibles.

Dans les hôpitaux, il faut régler le nombre des phthisiques à la quantité d'air qu'on peut leur donner : le moins de malades dans une salle est toujours le mieux. La constance de température est de rigueur; le renouvellement indispensable de l'air doit être procuré avec de grandes précautions. En général, plus la période de la tuberculisation est avancée, moins il faut rapprocher les malades dans les salles; l'haleine et l'émanation des crachats purulents ont bientôt corrompu l'air nécessaire à la respiration.

Il resterait sans doute un grand nombre d'autres prescriptions, si on voulait compléter les règles de conduite du médecin; il est probable même qu'on ne parviendrait jamais à prévoir tous les cas et accidents qui peuvent se présenter. Le principal est donné; le praticien attentif et judicieux reste l'arbitre de tout ce qu'il croira devoir ajouter ou modifier aux observations générales que nous venons de lui adresser.

Telles sont les rigueurs de la médication topique aux vapeurs de Goudron. Quand le médecin écrit et formule, il ne s'arrête qu'à la perfection; malheureusement quand il en faut venir à la pratique, il est rare qu'il ne soit pas obligé de faire plusieurs exceptions à sa propre règle; en un mot, le médecin demande toujours le plus pour obtenir le moins. Ainsi, M. Crichton exige deux chambres pour le traitement : est-ce à dire que ceux qui ne peuvent les avoir soient privés absolument du bénéfice des fumigations? Non sans doute : que tout poitrinaire fasse ce qu'il pourra pour s'approcher le plus possible de la rigueur exigée; ne pouvant rien se donner de l'accessoire, que le pauvre se donne les vapeurs de Goudron, c'est l'essentiel. Certes, la Providence doit avoir voulu que cette médication fût la moins exigeante de toutes : que l'ouvrier en remplisse son atelier, l'employé sa chambre à coucher, la mère de famille son logis; qu'on se les administre quand on pourra, où l'on pourra, comme on pourra. Les vapeurs et l'eau de Goudron ne sont, sous tous les rapports, à la portée du pauvre que pour marquer qu'elles sont faites pour le peuple : les meilleurs remèdes ne sont jamais aristocratiques.

Il est une autre observation que nous devons à nos confrères et aux malades touchant l'effet des premières séances de fumigations : selon M. Crichton, le malade peut éprouver, les premières fois qu'il est soumis aux vapeurs, des picotements d'yeux, des céphalalgies et une augmentation de sueurs colliquatives, sans que cela contre-indique la continuation du médicament; mais il peut arriver aussi qu'il se manifeste des nausées et même des vomissements copieux. Or, à notre avis, ce dernier accident n'indique pas non plus la suspension des fumigations. Le savant mémoire du docteur Lazzaretto ne contient pas un cas de guérison, sur les dix-huit qu'il rapporte, qui n'ait offert, au début des séances à *Pitch-House*, des crises de vomissements abondants. L'intention même d'un pareil effet trouverait facilement sa justification dans l'opinion des spécialistes qui ont traité la phthisie exclusivement par les émétiques de toutes les espèces. Si le praticien donc voyait la nécessité d'un dégagement par le haut, il n'aurait qu'à charger l'atmosphère d'une plus forte quantité de vapeurs de Goudron, il est infaillible qu'il n'arrive à son but sans recourir aux autres moyens recommandés par la thérapeutique ordinaire.

Ici finit notre tâche d'historien. Si nous n'avons pas épuisé la matière des spécifiques de la phthisie, si nous en avons oublié ou ignoré quelques-uns, ceux que nous avons signalés suffisent au moins à la preuve que cette cruelle maladie n'a pas été de tout temps réputée incurable : on ne déploie pas tant de zèle à la recherche d'un remède qui doit s'adresser à un mal irréparable. Du reste, ce qui est incomplet ou défectueux dans notre livre est notre faute ; mais si nous avons éveillé l'attention des médecins et le désir des malades à l'égard des substances précieuses que le pin et le sapin fournissent à la médecine et spécialement à la thérapeutique des affections de la poitrine, si nous avons donné aux praticiens la fantaisie de tenter les vapeurs de Goudron et le medicinal Naphtha, nous croirons avoir suffisamment mérité de la science et de l'humanité. Tout ce qui peut provoquer l'expérience de ces médicaments conduit à la conviction que nous avons acquise de leurs vertus.

CONCLUSION.

L'histoire des remèdes spécifiques de la phthisie nous a retracé les progrès que la thérapeutique spéciale de cette cruelle maladie a faits dans la voie de son traitement curatif. — Maintenant que vous nous avez détaillé, nous dira-t-on, les ressources que la médecine a déployées dans le cours des siècles pour arriver à la victoire de ce fléau, nous donnerez-vous votre traitement? ce serait la conclusion pratique de votre livre, en même temps que la leçon morale de l'histoire. Le Goudron et ses fumigations, comme découverte suprême du progrès de la science, serait-ce là votre médication? — Ces questions sont trop judicieuses pour que nous ne nous empressions pas d'y répondre.

Nous l'avons insinué en plusieurs passages de ce travail, quelle que soit notre confiance dans les vapeurs de Goudron, nous ne réduisons pas absolument la cure de la phthisie à l'action seule de ce médicament, ce serait renier gratuitement l'expérience de nos devanciers en ce genre; car tous les partisans des fumigations que nous connaissons, et ils sont nombreux, ont combiné aux moyens fumigatoires les substances médicamenteuses reconnues par la thérapeutique rationnelle. Ainsi, nous avons vu, par exemple, le docteur Lazzaretto administrer la digitale et autres agents généraux en même temps que les vapeurs topiques ; sir Crichton a consacré les dernières feuilles de son grand ouvrage à la transcription de vingt-huit formules diverses, ayant pour but les variétés et les accidents de la maladie ; enfin M. Mac'cartan a grand soin d'observer, pour les deux cas de guérison qu'il réalisa il y a vingt-cinq ans, que les fumigations de Goudron furent combinées à un traitement interne varié. Nous pensons comme nos maîtres, nous ferons donc comme eux. La connaissance que nous avons de la *matière médicale* la mieux recommandée dans les âges nous met d'ailleurs à même de suffire à tout événement, et nous croyons avec une certaine confiance que ceux qui liront notre livre seront dispensés d'aller puiser ailleurs les éléments d'une médication complète de la phthisie ; car si les sept ou huit catégories de spécifiques que nous y avons déroulées ne servent pas à autre chose, elles fourniront au moins à la médecine rationnelle les matériaux nécessaires à la composition d'une hygiène, d'une pharmacopée et d'une diète assez riches pour subvenir à tous les cas : le choix et la combinaison des substances pourraient seuls embarrasser le praticien ; mais l'abondance des ressources n'a jamais nui entre les mains du médecin français. Avec la meilleure volonté, il nous semble impossible d'arrêter *a priori* ou en l'absence des faits un système de médication contre la phthisie : l'observation intelligente et les événements peuvent seuls inspirer les associations opportunes. Cependant, comme au milieu des variations il reste toujours quelque chose de fixe, et que les exceptions elles-mêmes supposent une règle générale, nous allons essayer de tracer le fond du traitement que nous avons adopté pour notre pratique spéciale des affections pulmonaires.

Si, avant de donner notre traitement spécial, nous étions mis en demeure de déclarer la manière de voir touchant l'essence morbide de la phthisie qui nous sert à le justifier, nous dirions franchement que notre conception n'est autre chose que le résultat éclectique de toutes celles qu'en ont fournies les nosologistes depuis Hippocrate. Ecartant seulement la conception erronée et systématique de Broussais, nous poserions la phthisie comme une maladie générale de nature hyposthénique, manifestée ou localisée dans les poumons ; mais une fois le fond général de cette affection bien distingué de son fait partiel et local, une fois l'essence bien distincte de son phénomène, il reste un point très-important à déterminer, si on ne veut pas que les lumières de la pathologie soient perdues pour la thérapeutique. Expliquons notre pensée.

Quelle est la source ordinaire des plus grandes souffrances et de la mort des poitrinaires? sont-ce les symptômes généraux provenant du fond essentiel de la maladie, ou bien les désordres locaux produits par les tubercules dans le tissu pulmonaire? Rendons encore ces questions plus sensibles, la chose en vaut la peine ; pour cela, supposant un instant avant de l'admettre que la PHTHISIE soit le fait collectif de l'*hectisie* et de la tuberculisation, — c'est une conception comme une autre, — lequel de ces deux éléments intégrants de la maladie amène le plus souvent la mort du phthisique?

L'observation répond : C'est la tuberculisation ; et le malade répond que c'est dans la poitrine qu'il souffre. Le fait est donc constant pour la majorité des cas : le poitrinaire souffre plus et meurt plus tôt par les poumons ; et en effet, la fièvre hectique trouverait encore longtemps matière à consumer dans l'organisme, lorsque les excavations pulmonaires et la pourriture pectorale emportent le sujet. Or, que peut-il résulter en pratique de cette observation ? Le résultat pratique est facile à prévoir : c'est que le poumon doit fixer principalement l'attention du médecin ; c'est que le tubercule, qu'il soit cru, cuit ou creux, requiert la partie la plus active du traitement ; en un mot, c'est que, dans la thérapeutique de la phthisie, la tuberculisation, qui est le fait local, réclame une sollicitude plus spéciale que l'hectisie, qui en est le fond général.

Mais j'entends les logiciens radicaux : — Si le tubercule, disent-ils, n'est qu'un effet, ne vaudrait-il pas mieux le saper dans sa cause ? — Sans doute ; mais l'expérience répond que quand on parviendrait, par une médication interne, à détruire le levain morbide, les excavations pulmonaires n'en persisteraient pas moins comme ulcères putrides et atoniques. Au reste, il ne faut pas entendre que nous excluons les remèdes généraux qui s'adressent à la cachexie, bien s'en faut ; nous prétendons seulement que les remèdes topiques pressent davantage.

De cette manière analytique de concevoir la phthisie résulte la division des quatre éléments principaux qui constituent notre traitement spécial et leur classification en cet ordre : 1° médication topique ou locale,

2° médication interne ou générale ; 3° diète spéciale ou régime du phthisique, 4° adjuvants intermédiaires ou médicaments accessoires.

Médication topique ou locale : Les fumigations de Goudron. Mais comme la tuberculisation peut subir accidentellement des modifications inflammatoires, la raison indique qu'il faut faire des vapeurs de divers degrés pour y subvenir : 1° si le tubercule, quelle que soit sa période morbide, poursuit la marche chronique qui lui est naturelle, nous faisons des fumigations de Goudron *sèches*, c'est-à-dire que c'est du Goudron pur que nous les dégageons ; 2° s'il existe ou s'il se manifeste de légers signes d'irritation pulmonaire ou bronchique, nous faisons des fumigations *humides :* nous entendons par cette épithète les vapeurs dégagées du Goudron mêlé à une égale quantité d'eau ; 3° si l'irritation paraît intense, la toux pénible, l'expectoration difficile et marquée de points ou de filets sanguins, nous faisons des fumigations *aqueuses*, c'est-à-dire des vapeurs d'eau couvrant au fond du vase une très-petite quantité de Goudron, ayant soin de remuer de temps en temps le mélange ; 4° s'il y a, enfin, inflammation évidente ou signe d'hémoptysie, le Goudron est complétement supprimé et nous faisons des fumigations *émollientes* aux herbes pectorales, calmantes, sédatives, narcotiques, etc., selon la gravité de l'accident. Il est bien entendu que le Goudron, dans ces diverses opérations, doit toujours être saturé de sous-carbonate de potasse, surtout dans les deux premières. Nous ne marquons que quatre espèces ou degrés de fumigations ; mais on conçoit que, depuis la première jusqu'à la troisième inclusivement, il est possible de faire un grand nombre de degrés intermédiaires; de même dans la quatrième, depuis la vapeur d'une décoction de bouillon-blanc jusqu'à celle d'une décoction de belladone, il doit y avoir bien des moyens termes.

Médication interne ou générale : 1° Le medicinal naphtha, en commençant par sept gouttes dans une cuillerée à bouche d'eau, trois fois par jour, et en augmentant la dose jusqu'à quinze gouttes, selon la tolérance du malade et l'amélioration constatée par le médecin. 2° Comme le medicinal naphtha s'associe facilement aux diverses substances médicamenteuses recommandées en pareils cas par la médecine rationnelle, nos formules accidentelles sont toujours des préparations magistrales, dans lesquelles entre invariablement ce spécifique nouveau. 3° Il est, enfin, des circonstances où nous croyons utile de remplacer les fumigations goudronnées par des inhalations de medicinal naphtha, au moyen des appareils dont nous avons parlé (les cigarettes et la pipe de verre).

Diète spéciale. Régime tonique : alimentation succulente et grasse sous un petit volume, petits repas répétés; les mets doivent être assez fortement salés et aromatisés. Ici le détail serait trop multiple : en général, parmi les viandes, nous choisissons les noires et les vieilles; parmi les végétaux, les crucifères et particulièrement le cresson; les fécules sont d'un très-bon usage. Pour boisson d'ordinaire, le vin de Bordeaux et l'eau de Goudron, mêlés ou non, selon le goût du malade. Si l'eau de Goudron inspire quelque répugnance, il faut la faire plus légère ou la corriger avec quelques gouttes d'huile de girofle ou de muscade. Le praticien comprend la latitude immense qu'il a dans le choix que lui fournissent les deux règnes organiques; nous le renvoyons du reste, pour de plus précises informations, à la catégorie des spécifiques nutritifs; il y remarquera la *graisse* comme spécialement indiquée pour combattre une maladie dont l'effet primitif est l'amaigrissement.

Médicaments intermédiaires ou accessoires. Nous comprenons sous ce titre une foule de petits soins dont se peuvent aider le médecin et le malade dans le cours d'un traitement spécial : tels que les applications dérivatives à la surface du corps, les tisanes et autres préparations internes qui passent par l'estomac, les lavements amidonnés ou opiacés, etc. Nous renvoyons le lecteur intéressé aux cinq premières catégories de spécifiques; nous sommes persuadé qu'il y trouvera matière à satisfaire toutes ses intentions thérapeutiques. Quant à nous, dans la médication accessoire comme dans l'essentielle, les substances provenant du pin et du sapin suffisent à toutes ces indications : ainsi, les frictions, lotions et fomentations superficielles sont faites avec le *medicinal naphtha;* nos meilleures émulsions et décoctions sont aux pignons de pin; notre meilleure infusion est celle de bouts de sapin; nos pilules toniques et fébrifuges contiennent toujours du Goudron ou de l'écorce de conifère; notre sirop est au medicinal naphtha; nos bains, enfin, si nous en prescrivions, seraient faits d'une décoction de branches et de feuilles de pin ou de sapin. Ces deux arbres fournissent, à notre avis, la pharmacopée complète du poitrinaire.

Nous pouvons recommander la sauge, les polygala, le lichen, etc.; mais notre mission spéciale est la formule d'un traitement intégral par le Goudron et les produits qui ont la même origine végétale.

En réduisant notre traitement à sa plus grande simplicité, nous dirons : Etant donné un cas de phthisie qui poursuit sa marche chronique, pure de toute complication ou inflammation accidentelle : 1° les vapeurs de Goudron, en vue des tubercules ; 2° le Medicinal Naphtha, en vue de la cachexie générale ; 3° une alimentation tonique avec l'eau de Goudron ; 4° une décoction pectorale ; 5° la persévérance des soins, le calme des passions et la tranquillité de la conscience : tels sont les éléments au moyen desquels il est possible de faire mentir souvent le pronostic fatal des partisans de l'incurabilité.

Le livre est terminé ; mais l'auteur ne sera au comble de ses vœux que lorsque, à la porte de Paris et au bout d'une allée de pins et de sapins, s'élèvera une maison de santé sur le fronton de laquelle on lise de bien loin : FUMIGATIONS DE GOUDRON ; c'était, il y a vingt ans, le désir du docteur Mac'cartan ; c'était, plus près de nous, le désir du docteur Roques ; c'est le nôtre, et nous espérons le voir satisfait.

APPENDICE.

Au moment de livrer notre ouvrage à la publicité, nous recevons d'Allemagne la communication d'une grande découverte dont l'objet se rattache immédiatement à nos travaux, et nous paraît le complément providentiel de tout ce que nous avons déjà écrit sur les destinées thérapeutiques des conifères dans les divers âges de la médecine.

Ainsi, tandis qu'en vue du présent nous exhumions, à Paris, le passé médical des substances qui proviennent du pin et du sapin, de l'autre côté du Rhin, un des ces penseurs allemands qui ne s'arrêtent que lorsqu'ils sont arrivés et qui cherchent encore lorsqu'ils ont trouvé, leur préparait un avenir social que nous étions loin de pressentir, malgré notre admiration.

Ceux qui ont lu seulement la dernière partie de notre livre, et qui connaissent les usages multiples auxquels l'industrie a soumis les produits de cette famille végétale, se demanderont sans doute avec curiosité ce qu'il restait à faire du pin que les sciences et les arts n'en eussent déjà fait? C'est là le mot de la découverte; nous ne tenterons pas longtemps la patience du lecteur ; mais, en vérité, nous ne pouvons pas nous empêcher de faire remarquer qu'il y a des époques sociales tellement vouées à l'exploitation d'une idée ou d'une matière, qu'il semble que tout concourt à les manifester sous leurs diverses formes jusqu'à ce que tout ce qu'elles renferment d'utile soit épuisé, connu, approprié et utilisé. Dans peu, c'est notre conviction, il sera difficile en effet de nier que notre époque ne soit vouée ou prédestinée à l'exploitation intégrale de mille produits du conifère.

L'invention allemande a pour titre : *Laine végétale ou forestière* (*Waldwolle*). L'inventeur paye ainsi son tribut à l'industrialisme moderne : il croit mieux recommander sa découverte en l'annonçant au monde par le nom d'une substance d'utilité matérielle ; c'est sa manière de voir, et nous sommes forcé de convenir qu'il a raison. Il lui eût été facile pourtant de la signaler comme un événement scientifique et médical ; mais ne lui contestons pas son droit, puisque de notre côté nous sommes libre de l'envisager du point de vue qu'il nous convient. Nous ne ferons donc que passer sur les productions industrielles, pour nous arrêter plus spécialement sur les produits secondaires qui regardent la médecine et intéressent nos malades.

Or, quelle est la partie du pin dont on puisse faire de la laine ? Nous ne voulons exercer le génie de personne : c'est la feuille ; c'est cette aiguille verte, mince, courte et ténue qui, par une suite de décoctions et de macérations plus ou moins chimiques, et par le fait d'une série d'opérations mécaniques dont l'auteur ne nous révèle pas le secret, devient de la laine ; il vaudrait mieux dire de la *filasse*, si ce mot n'avait pris par l'usage une signification qui emporte avec elle l'idée de quelque chose de rude et de grossier ; car la *Waldwolle* ressemble beaucoup mieux aux brins de chanvre et de lin qu'à un flocon de toison animale. On nous en a montré des échantillons à divers degrés de finesse, et nous avons fait comme tous les autres : en voyant tous ces produits nouveaux, nous nous sommes demandé avec une certaine inquiétude le préjudice que vont subir, dans le commerce, toutes les matières précieuses qu'ils pourront remplacer dans la fabrication et la confection d'une infinité de tissus de première nécessité. Mais ne parlons pas de ce qu'on pourra faire avec la laine végétale, parlons de ce qu'on en a déjà fait.

L'inventeur, M. Weiss, membre de la société d'agriculture de Brunn, en Moravie, déjà renommé pour ses études, doit être un de ces savants qui connaissent de longue date les propriétés thérapeutiques du conifère ; car le premier soin qu'il a mis à utiliser la matière de sa découverte a eu pour objet la médecine et l'hygiène : ainsi, on a commencé par faire avec la laine végétale des matelas et des couvertures piquées, vulgairement appelées *courtes-pointes*. Pénétré donc des vertus salutaires que les anciens avaient déjà reconnues à toutes les parties du pin aussi bien qu'à toutes les substances qui en proviennent, notre auteur a pensé qu'on ne pouvait pas mieux faire que de recommander ces articles aux hospices et aux casernes militaires, qui en feraient l'épreuve sur une vaste échelle et sous les yeux d'hommes spéciaux pour en apprécier les résultats. Les autorités compétentes ayant été consultées sur cette proposition d'expérience, le grand hôpital général de Vienne, *Allgemeine Krankenhause*, reçut cinq cents couvertures il y a quatre ans... On peut se dispenser de reproduire les témoignages favorables que contiennent les rapports du directeur et des médecins en chef de cet établissement, quand on doit dire qu'une nouvelle commande d'autant vient d'être adressée à la fabrique de Trebnitz.

L'impulsion était donnée, il n'en faut pas davantage aux bonnes choses : la caserne et l'hospice de la Charité à Berlin, la clinique des sages-femmes à Breslau demandèrent les articles de literie à la laine végétale, et partout les effets salutaires viennent justifier les prévisions de l'inventeur.

Nous ne détaillerons pas les avantages domestiques qu'il y aurait à remplacer par le produit nouveau les crins et autres matières animales ou végétales qui servent à rembourrer les objets mobiliers, tels que fauteuils, divans, etc. L'inventeur insiste beaucoup sur l'économie du prix de revient et sur l'agrément d'avoir des meubles qui repoussent les insectes et la vermine, au lieu de leur offrir un attrait comme ceux que nous possédons. D'autres apprécieront ces divers avantages ; quant à nous, le point de vue médical seul nous importe.

Quel est donc l'élément sur lequel se fonde le bénéfice que l'hygiène et la médecine doivent retirer de l'usage des effets confectionnés avec la laine végétale ? C'est l'odeur ou l'arome qui s'en dégage. L'inventeur, nous l'avons prévu, connaissait l'opinion de THÉO-

PHRASTE, de DIOSCORIDE et de PLINE sur l'heureuse influence des émanations balsamiques que les personnes malades et celles qui se portent bien ressentent dans les forêts de pins. Ayant eu l'occasion d'examiner une de ces courtes-pointes, nous pouvons assurer qu'il serait difficile d'envelopper l'homme dans une atmosphère odorante plus agréable et plus saine que celle que laisse exhaler cette couverture ; et l'on se figure aisément par ce fait isolé qu'une salle d'hôpital, fétide et malsaine de sa nature, ne devienne, par l'adoption de ces articles, un milieu salutaire pour ceux qui sont obligés d'y vivre, sains ou malades. Ainsi, la première destination de la laine végétale a eu pour objet de produire une sorte d'exhalation ou fumigation dont la poitrine recueillit la première et propageât au reste de l'organisme les effets médicamenteux. Que la Prusse et l'Autriche aient, avant toutes les autres nations, adopté les fruits de cette découverte, il n'en faut pas mettre toutes les raisons sur la proximité ; ceux qui auront lu dans notre livre que de temps immémorial les hôpitaux de Vienne sont parfumés et assainis tous les matins avec la fumée de feuilles de sapin, et que l'hôpital de la Charité de Berlin fut le premier établissement public qui accueillit et mit à l'épreuve les vapeurs de Goudron, s'expliqueront mieux cette priorité ; d'ailleurs, nous pouvons dire, pour l'avoir constaté dans les livres et sur les lieux : L'Allemagne n'a jamais oublié la recommandation que les Grecs ont écrite dans les annales de la thérapeutique en faveur des substances balsamiques provenant des conifères... Mais nous avons d'autres produits que la laine végétale à signaler dans cette découverte.

Un autre produit, résultant de la coction des feuilles du pin, mérite de nous occuper un instant : « Depuis longtemps, dit le manuscrit, la médecine ne s'était enrichie d'un agent aussi énergique ; » il s'agit du résidu aqueux de la décoction elle-même. Administré comme bain, ce liquide a produit des effets surprenants sur les rhumatisants, les scrofuleux et les phthisiques ; comme matière à lotions et à cataplasmes, cette eau est maturative et détersive au plus haut degré ; les ulcères chroniques ou indolents prennent à son application le ton et l'activité nécessaires à la cicatrisation. Comme on le voit, la découverte vient moins nous apprendre du nouveau que confirmer et compléter ce que le lecteur savait déjà pour l'avoir lu ou deviné dans les pages de notre livre. Nous sommes enclin à croire que les expériences qu'on fait aujourd'hui sur la goutte avec cette décoction auront des résultats avantageux ; mais c'est principalement dans les affections d'atonie cachectique que les réussites lui sont le mieux assurées.

L'administration cutanée ou périphérique n'est qu'un commencement ; c'est surtout à l'intérieur que cette décoction a d'admirables effets : ici le mémoire reproduit presque les vertus que Berkeley attribuait à l'eau de Goudron ; si l'auteur eût aimé les autorités et les citations, il aurait pu répéter ce que l'antiquité et le moyen âge ont dit de l'infusion et de la décoction des turions de pin. L'identité des choses lui en donnait le droit et lui en faisait, selon nous, un devoir. A la vérité, nos aïeux ne font pas mention de la transformation acide que subit cette décoction, et ils ont perdu ainsi une sorte d'acide formique qui agit merveilleusement sur la peau. Le savant docteur Schernhorst, ayant présidé aux expériences médicinales qui ont donné lieu à toutes ces assertions, en a publié une attestation circonstanciée, ce qui leur constitue un précédent suffisant pour entrer à titre d'observation pratique dans la science médicale.

Cette décoction, étant évaporée et concentrée, a laissé un *extrait* dont l'action diaphorétique a manifesté la plus heureuse influence sur les catarrhes chroniques de la vessie ou de la poitrine. L'idée naturelle et spontanée qui devait venir à l'inventeur, à propos de cet extrait, était toute simple : dissout dans l'eau ordinaire, il pouvait servir à faire un liquide qui eût toutes les propriétés externes et internes de la décoction primitive; mêlé à l'eau chaude en proportion convenable, il devait fournir la matière d'un bain balsamique ou aromatique, pour les malades qui ne peuvent quitter leur chambre ou se procurer des branches de pin ou de sapin. M. Weiss en a fait des bains portatifs.

Les feuilles du conifère ne sont pas encore épuisées : la distillation ordinaire en produit une sorte d'huile essentielle que l'on croirait *a priori* devoir être analogue à l'essence de térébenthine; il n'en est rien cependant, de l'aveu des chimistes allemands qui ont comparativement étudié ces deux substances. L'inventeur la destine à remplacer, comme succédané immédiat, l'huile de Cajeput, qui nous vient à grands frais des Indes orientales. Excitante, nervine, tonique et diurétique comme celle-ci, l'huile de feuilles de pin, prise à l'intérieur, a démontré des vertus réelles contre les rhumatismes, l'œdème, l'hydropisie et autres affections de nature atonique ; à l'extérieur, les frictions donnent aux muscles une activité qu'on recherche dans un grand nombre de cas. Les plaies invétérées, enfin, et les blessures récentes, dit le mémoire, ont trouvé leur véritable baume ; M. Weiss lui a donné le nom d'*essence silésienne*, et il lui croit un avenir pharmaceutique que nous sommes loin de vouloir nier.

Maintenant, que la fabrication de la laine végétale laisse pour résidu suprême une quantité de matière ligneuse telle, que la fabrique puisse y trouver le combustible qui lui est nécessaire et au delà ; que l'huile essentielle de Silésie puisse être employée avec économie comme liquide gazogène à l'éclairage, ou comme les fines laques dans l'ébénisterie ; qu'il reste encore au fond de la découverte plusieurs autres productions d'utilité industrielle, comme le promet l'inventeur : ces réalités et ces promesses sont faites sans doute pour éveiller les sollicitudes de l'économiste et du spéculateur. Chacun son lot, et chacun peut l'avoir très-beau ; le nôtre, dont l'objet n'excitera probablement qu'un intérêt fort secondaire, nous suffit, à nous qui n'avons mission de considérer les choses que par leur côté médical. Concluons :

L'industrie et la médecine ont aujourd'hui les yeux fixés sur le pin, et il va être démontré, selon le pressentiment des siècles passés, que la richesse et la santé circulent avec la séve dans les fibres de cet arbre. Ceux qui rêvent les grandes entreprises et la grande activité des forces, la moralité de l'argent pour la moralité des hommes, se tourneront vers le Nord avec un regard d'envie : à quelques milles de Breslau s'élève un vaste établissement que M. de Humboldt, la science et la conscience de l'Allemagne, laisse nommer de son nom : c'est là que sur une vaste échelle vont être exploités la laine végétale et tout ce qui en dépend. L'initiative appartient à l'industrie, c'est le caractère de notre époque ; mais la science et la médecine trouveront leur compte, quels que soient leurs moyens d'introduction.

Pour nous, si nous avons constaté qu'il n'est pas dans la création un végétal qui ait plus de droits à la reconnaissance de l'humanité que le pin et le sapin, notre ambition est satisfaite. Formons des vœux pour que rien ne s'oppose au beau mouvement qui se manifeste en Europe en faveur des conifères : le retard serait toujours un temps perdu et irréparable. La seule partie de la plante que l'homme n'eût pas encore utilisée va fournir peut-être les éléments d'une révolution industrielle ; la feuille, dis-je, dont il s'est perdu tous les ans des millions de quintaux, va être transformée en une substance précieuse de première nécessité, et convertie en argent sous toutes les formes qu'elle peut prendre. La médecine elle-même, qui, dans son admiration, croyait avoir épuisé la matière du pin sous toutes les formes thérapeutiques, va être convaincue d'avoir oublié la plus féconde de toutes ses parties : la décoction de feuilles de pin, d'où sort la laine végétale, devenant potion médicamenteuse et bains médicinaux, ouvre au conifère une destinée nouvelle. Qui dira le coup que cette exploitation peut porter aux établissements d'eaux minérales !

Remercions sincèrement ici MM. Friedlander et Schlesinger de nous avoir fourni le seul renseignement qui existe aujourd'hui en France sur cette importante découverte; ils auraient sans doute mieux trouvé que nous pour une annonce littéraire; mais sous le rapport scientifique et médical, nous ne connaissons personne qui eût un titre plus spécial que le nôtre pour en parler au pays. Une correspondance prochaine avec l'inventeur nous mettra bientôt à même d'expérimenter l'*extrait* et l'*essence silésienne* de feuilles de pin, et notre pharmacie se fera un devoir de compléter, par ces deux produits, la collection pharmaceutique que nous lui avons confiée.

Qu'on jette un coup d'œil sur une carte botanique du globe, qu'on mesure l'étendue de la surface terrestre qui est aujourd'hui couverte de pins et de sapins, qu'on regarde ensuite les montagnes vides, les landes incultes et les marais déserts qui attendent leur véritable végétation; qu'on se souvienne, enfin, que ces arbres viennent partout, sans soins et sans culture, et on verra que l'objection envieuse de quelque systématique d'outre-Rhin ne mérite pas d'être prise en considération, lorsqu'on la met en face des grands intérêts humanitaires que recèle la découverte de la laine végétale.

FIN.

NOTE. — Le nom du praticien cité aux pages 385 et 391, et dont l'auteur ne s'est point souvenu, est AUTHENRIETH.

TABLE ANALYTIQUE DES MATIÈRES.

Pages.

INTRODUCTION. — RÉCIT DU VOYAGE MÉDICAL DE L'AUTEUR. — Sa première idée des vapeurs de Goudron dans le traitement des maladies de poitrine. — Etude de Berkeley, l'inventeur de l'eau de Goudron.— Départ pour l'Allemagne. — Etudes à l'hôpital de la Charité, à Berlin. — Retour et départ pour l'Angleterre. — Visite à sir Alexandre Crichton, inventeur des fumigations de Goudron, à Bath. — Visite à l'hôpital *for Consumption* de Londres. — Visite à M. Hastings.— Introduction du Medicinal Naphtha dans la thérapeutique française. 1

PREMIÈRE PARTIE.

VUES THÉORIQUES.

§ 1er. — *De la spécialité en médecine pratique.* — Avantages immédiats de la spécialité médicale. — Inconvénients de l'universalité. — La spécialité engendre le spécifique et le spécialiste, les deux éléments nécessaires de la médecine. 23

§ 2. — *Les trois instincts de notre époque.* — Le grand nombre des médecins, la direction nouvelle de l'esprit philosophique et la tendance des malades provoquent l'établissement de la spécialité médicale. 31

§ 3. — *Le spécifique.* — La recherche philosophique moderne de l'*espèce* essentielle de la maladie en général, conduira infailliblement la médecine aux remèdes spécifiques. 44

§ 4. — *La médecine et le médecin.* — Leur véritable définition, du point de vue de l'utilité ou de l'humanité souffrante. — Classification des médecins faite de ce point de vue. 53

§ 5. — *Qu'est-ce que la maladie en général?* — La vie, la santé, la maladie et la mort définies enfin selon le dogme chrétien; vanité des autres définitions plus ou moins savantes. 60

§ 6. — *Qu'est-ce que la maladie en particulier?* — Suite et développement du paragraphe précédent. 72

Pages.

DEUXIÈME PARTIE.

PATHOLOGIE SPÉCIALE DE LA PHTHISIE.

CHAPITRE IER.

INTRODUCTION. 85

MALADIES DE POITRINE. — Signification de cette expression vulgaire sous laquelle les médecins voilent aux phthisiques la vérité de leur position. — Inutilité de ce mensonge, si on professe la curabilité de la phthisie. — Conception chrétienne de cette affection. — Le tubercule est un effet et non pas la cause de la phthisie. — Étude du tubercule dans ses trois périodes de développement; — sa cicatrisation constatée, et partant la guérison de la phthisie ; — sa propagation aux autres tissus ; — sa composition chimique. 89

CHAPITRE II.

DIAGNOSE SPÉCIALE DE LA PHTHISIE. — Est très-facile, les caractères de cette maladie étant très-distincts. — Moyens ingénieux de diagnostic.—Auscultation médiate et immédiate correspondant aux trois degrés de la phthisie. — Signes pris de la respiration, de la voix, de la toux, de l'hémoptysie ; du pouls pectoral, des crachats, du décubitus, du moral des malades, de la fluctuation hippocratique, de la fièvre hectique. — Mort naturelle du poitrinaire. — Preuves de la curabilité. 118

CHAPITRE III.

VARIÉTÉS ET COMPLICATIONS DE LA PHTHISIE. — 1° Les cinq variétés de Laennec. — La chute des feuilles. — Statistique comparative de la mortalité dans les quatre saisons. — 2° *Complications.* La phthisie est la maladie générale qui reste la plus pure dans sa marche morbide. — Suite des erreurs de diagnostic. — Règle de conduite pour le spécialiste. 136

CHAPITRE IV.

DE L'HÉRÉDITÉ ET DE LA CONTAGION DANS LA PHTHISIE. — 1° L'hérédité : Critique de la logique de ceux qui la nient. — Sa source dogmatique et religieuse ; — est une loi de la nature humaine dans le bien comme dans le mal. — Observations des auteurs à ce sujet. — Portrait du phthisique pris d'Hippocrate, d'Aretée et de M. Staub. — 2° La contagion n'est qu'un corollaire de la loi d'hérédité. — Ce que c'est que la phthisie acquise. — Caractère de la contagion. — Les va-

Pages.

peurs de Goudron, comme moyen anticontagieux en même temps que curatif. — Exemples de contagion. 145

CHAPITRE V.

SÉMÉIOTIQUE DES DOIGTS ET DES ONGLES HIPPOCRATIQUES. — Ce que c'est. — Signe pathognomonique de la phthisie. — Description de cette déformation. — Explications vaines qu'en ont tentées les savants. — Est le signe vulgaire dont se sert la Providence pour annoncer la phthisie quand encore aucun symptôme ne l'accuse. 162

CHAPITRE VI.

CAUSES DE LA PHTHISIE. — 1° *Causes pathologiques.* Contradictions logiques des auteurs à ce sujet. — Loi merveilleuse d'antagonisme entre certaines maladies — 2° *Causes hygiéniques.* Les temps, les lieux, les habitations, la nourriture, les vêtements, les travaux excessifs du corps et de l'intelligence. — Nouvelle explication de la phthisie acquise. — 3° *Les professions.* Par le milieu, l'œuvre ou la matière qu'elles imposent à l'ouvrier. — Statistique des professions et des genres de vie nuisibles ou avantageux avant ou pendant la phthisie. — 4° *Causes morales.* Sont les plus propres à développer ou à engendrer la phthisie. 168

CHAPITRE VII.

DES CHIFFRES DANS LA PHTHISIE. — Vanité du probabilisme en pathologie. — Le nombre rigoureux tue l'aphorisme en voulant le fonder. — Observations numériques établies par les auteurs sur diverses particularités du corps des malades. — Portion énorme que la phthisie prend dans l'humanité : en Angleterre, en France et à Paris. — Statistique de l'automne de 1845 à Paris. 186

CHAPITRE VIII.

DE LA LOI D'ANTAGONISME MORBIDE APPLIQUÉE A LA PHTHISIE. — Observations curieuses qui la constatent entre la phthisie et les fièvres intermittentes. — Propositions recueillies à son appui dans les auteurs mêmes qui la nient. — Notre conclusion inouïe : *La phthisie a horreur des autres maladies.* — Contraste de la cachexie scrofuleuse et de la cachexie tuberculeuse, en réponse à M. Lugol, qui les voit identiques. — L'antagonisme est ce que les anciens appelaient affinité : *Affinitas morborum.* 196

CHAPITRE IX.

MALADIES ACCESSOIRES DE LA POITRINE. — Nous n'avons pris que celles contre lesquelles les traitements rationnels ont

Pages.
échoué, et que le Goudron, sous la forme de fumigations, et le medicinal Naphtha ont guéries radicalement. 210

§ Ier. *La pneumonie ou péripneumonie chronique.* 212

§ II. *La bronchite chronique* (catarrhe de poitrine). 217

§ III. *La laryngite ou phthisie laryngée et la trachéite chroniques.* 223

§ IV. *La coqueluche des enfants.* 231

§ V. *Le coryza chronique* (rhume de cerveau), *la punaisie.* 235

§ VI. *L'asthme.* 238

CHAPITRE X.

PRONOSTIC DE LA PHTHISIE. — Fausseté de la proposition de M. Louis : *La phthisie se termine presque toujours par la mort ;* et dialogue à ce sujet. — Le sentiment de l'espérance qui accompagne le poitrinaire ne peut pas être une erreur. 240

TROISIÈME PARTIE.

THÉRAPEUTIQUE DE LA PHTHISIE.

CHAPITRE IER.

TRAITEMENT DES AUTEURS. — Pourquoi un traitement dans les livres qui nient la curabilité de la phthisie ?— Outre l'inconséquence, cette négation est une erreur et une impiété. — Tableau synoptique d'un traitement théorique complet. 247

CHAPITRE II.

TRAITEMENT PRÉVENTIF DE LA PHTHISIE OU PROPHYLAXIE. — Moyens de s'opposer à l'hérédité. — Moyens de conjurer l'héritage quand on ne l'a pas prévenu. — Soins de l'enfant prédestiné. — Soins de l'adolescence, de la puberté et de toute la vie. — L'hygiène de l'Evangile est infaillible. — Moyens de prévenir et de combattre la contagion : l'eau et les fumigations de Goudron. 253

CHAPITRE III.

TRAITEMENT PALLIATIF DE LA PHTHISIE. — Les partisans de l'incurabilité ne veulent qu'adoucir la voie du trépas.— Alimentation et médication. — Qualités requises dans la première, dans la deuxième et dans la troisième période.—L'eau de Goudron serait la meilleure recommandation. — Climats, localités et températures les mieux appropriés à l'état des poitrinaires. — Les marais pour l'antagonisme morbide. — Les voyages pour les diverses circonstances qui leur sont

Pages.

QUATRIÈME PARTIE.

TRAITEMENT SPÉCIFIQUE DE LA PHTHISIE.

INTRODUCTION. — L'auteur y marque les progrès incessants qu'a faits la thérapeutique des affections de la poitrine, pour aboutir à l'application générale des substances balsamiques comme moyen de transition pour arriver au Goudron, qui est le spécifique par excellence de la phthisie. 399

CHAPITRE Ier.

SPÉCIFIQUES BALSAMIQUES ET AROMATIQUES. — Les *baumes* passèrent de la pratique des embaumements à celle de la médecine, comme ils passèrent des Egyptiens aux Grecs. — Citations antiques de leurs propriétés pectorales. — Admiration du moyen âge pour les baumes. — Révolution médicale dont ils sont la cause à la fin du XVIe siècle. — Leur triomphe : *Balsamum triumphans* de Castelli. — Passent dans la matière médicale moderne avec toutes leurs vertus. — Leur mode d'administration chez les anciens. — Formules utiles qu'ils fournissent contre les maladies de poitrine. — La *mumie* ou momie, et le pétrole des Barbades. 405

CHAPITRE II.

SPÉCIFIQUES FUMIGATOIRES OU TOPIQUES. — La fumigation est la dernière et la meilleure forme des médicaments dans le traitement des maladies de poitrine ; mais les baumes ont fourni les meilleures. — Origine antique des fumigations. — L'air, les gaz, les émanations méphitiques, l'hydrogène carboné sont les plus rationnels. — Les vapeurs ont pour objet d'atténuer l'action de l'oxygène de l'atmosphère. Cette intention explique la plupart des fumigations pectorales imaginées dans les âges.—Méthodes de Bennet, Willis, Buchoz, Beddoes, Billard ; de Gannal, etc. 431

CHAPITRE III.

DU GOUDRON COMME SPÉCIFIQUE SUPRÊME DE LA PHTHISIE. — Etude scientifique et religieuse du pin et du sapin. — La médecine est née du premier raisonnement que fit l'homme en voyant la fraîcheur perpétuelle de ces arbres. — L'induction naturelle les indique comme remède de la phthisie. — Toutes les parties de ces végétaux sont pectorales. — Vertus des pignons de pin reconnues dans les anciens oracles et par les médecins grecs.—Les bouts de branche, l'écorce, la résine, la térébenthine, les cônes ; mais le Goudron est le résumé de

Pages.

toutes les vertus thérapeutiques de l'arbre. — Préparations anciennes des substances conifères contre la phthisie. — Le vin de Goudron, *vinum picatum*, etc. 450

L'Eau de Goudron de Berkeley, évêque de Cloyne; son étude du pin, du sapin et du Goudron; préparation de cette Eau; ses propriétés merveilleuses. — L'avenir que nous prévoyons à l'Eau de Goudron dans la médecine et l'hygiène. 461

La Créosote est l'élément chimique le plus actif du Goudron. — L'admiration qu'elle suscita il y a quinze ans. — Appliquée contre la phthisie tuberculeuse par plusieurs médecins; beaux résultats obtenus. — Le Goudron dans sa composition naturelle lui est préférable. 466

Le medicinal Naphtha, dernier spécifique de la phthisie. — Sa découverte par le docteur Hastings, de Londres. — Est une sorte d'hydrate de méthylène. — Moyen de le distinguer de tout autre naphtha non médicinal. — C'est nous qui l'avons introduit en France avec la méthode d'administration de l'inventeur. — Expérience curieuse de ses effets sur les tubercules du poumon. — Cas de guérison remarquable d'un phthisique de la cour d'Angleterre. — Condition pathologique de son emploi. — Notre dépôt à Paris, place Vendôme, 2. 469

GOUDRON EN FUMIGATIONS. — Dernier terme de la thérapeutique des affections pulmonaires. — Les *hasards* providentiels qui ont concouru à leur découverte : expériences de Rush en Amérique, de Beddoes en Angleterre, de M. Crichton en Russie, de Hufeland, Hildebrand et Pagenstecher en Allemagne, de Lazzaretto à Portsea, etc. — Ces fumigations sont vieilles dans la médecine. — Réponse à M. Mac'cartan, et dialogue avec cet académicien. — Conditions morbides et modes d'administration des vapeurs de Goudron, d'après notre maître, le docteur Crichton, médecin de l'empereur de Russie. 480

CONCLUSION DU LIVRE. — Idée de notre traitement complet de la phthisie en quatre points principaux. 503

APPENDICE.

L'auteur y fait connaître une découverte importante qu'on lui communique d'Allemagne. — Exploitation industrielle et médicale des feuilles de pin. — *Laine végétale* et divers produits médicamenteux qui en proviennent. 511

FIN DE LA TABLE ANALYTIQUE.

Paris. Imprimerie d'ALEXANDRE BAILLY, rue du Faub. Montmartre, 10.

www.ingramcontent.com/pod-product-compliance
Ingram Content Group UK Ltd.
Pitfield, Milton Keynes, MK11 3LW, UK
UKHW022320190726
13856UKWH00001B/121

9 782011 901248